Springer-Lehrbuch

Stefan K. Beckers
Rolf Rossaint (Hrsg.)

Anästhesie, Intensivmedizin, Notfallmedizin, Schmerztherapie ... in 5 Tagen

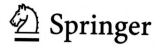 Springer

PD Dr. med. Stefan Beckers, MME
Universitätsklinikum Aachen
Klinik für Anästhesiologie
RWTH Aachen
Aachen

Prof. Dr. med. Rolf Rossaint
Universitätsklinikum Aachen
Klinik für Anästhesiologie
RWTH Aachen
Aachen

ISBN 978-3-642-16011-0   ISBN 978-3-642-16012-7 (eBook)
DOI 10.1007/978-3-642-16012-7

Die Deutsche Nationalbibliothek verzeichnet diese Publikation in der Deutschen Nationalbibliografie;
detaillierte bibliografische Daten sind im Internet über http://dnb.d-nb.de abrufbar.

Springer Medizin
© Springer-Verlag Berlin Heidelberg 2014

Planung: Dorit Müller, Heidelberg
Projektmanagement: Axel Treiber, Heidelberg
Lektorat: Martina Kahl-Scholz, Möhnesee
Projektkoordination: Heidemarie Wolter, Heidelberg
Umschlaggestaltung: deblik Berlin
Fotonachweis Umschlag: (c) Sonja Werner, Köln
Satzherstellung: Fotosatz-Service Köhler GmbH – Reinhold Schöberl, Würzburg

Gedruckt auf säurefreiem und chlorfrei gebleichtem Papier

Springer Medizin ist Teil der Fachverlagsgruppe
Springer Science+Business Media
www.springer.com

Vorwort

Das vorliegende Buch wurde speziell für Medizinstudierende zur schnellen und zielgerichteten Prüfungsvorbereitung auf das »letzte Staatsexamen« zusammengestellt und fokussiert auf examensrelevante Fakten.

Der formale Aufbau dieses Buches entspricht einem 5-tägigen Repetitorium, in dem kompakt der dargestellte Lernstoff maximal innerhalb einer Woche erarbeitet werden kann. Inhaltlich orientiert sich das Buch am Gegenstandskatalog sowie den prüfungsrelevanten Themen aller Hammerexamina der letzten Jahre. Besonderen Wert haben wir dabei auf bisherige und potentielle Fragen des IMPP gelegt, die nach dem Durcharbeiten dieses Buches korrekt beantwortet werden können sollen. Dieses Buch kann keine umfassenden Standardwerke ersetzen, aber es kann sie sinnvoll – vor allem in der Lernphase – ergänzen.

Unser besonderer Dank gilt allen beteiligten Autoren aus den Kliniken für Anästhesiologie und Operative Intensivmedizin sowie der Notaufnahme der Uniklinik RTWH Aachen. Zudem gilt unser besonderer Dank dem verantwortlichen Mitarbeiter des Springer Verlags Herrn Axel Treiber sowie der Lektorin Frau Dr. Martina Kahl-Scholz, die uns während der gesamten Entwicklungszeit unterstützt haben und dafür Sorge trugen, dass das Buch in das Gesamtkonzept dieser Buchreihe passt.

Wir wünschen allen Lesern Motivation und Spaß beim Lernen und natürlich viel Erfolg bei den schriftlichen und mündlichen Prüfungen des Staatsexamens.

Stefan K. Beckers
Rolf Rossaint
Aachen, im Oktober 2013

Inhaltsverzeichnis

Tag 5 – Notfallmedizin und Schmerztherapie 301

C. Mitschke, H. Wilms, C. Windhagen

Mitarbeiterverzeichnis

Assistenz-, Fach- und Oberärzte der Kliniken für Anästhesiologie und Operative Intensivmedizin und Intermediate Care sowie der zentralen Notaufnahme der Uniklinik RWTH Aachen:

S. Beckers
S. Beemelmanns
C. Beißner
S. Bergrath
J. Bickenbach
H. Biermann
J. Brokmann
M. Brozowski
M. Fries
A. Follmann
N. García Piñeiro
F. Kezze
P. Lötscher
I.S. Na

C. Mitschke
B. Müller
J. Pantel
D. Roertgen
H. Scheer
S. Sopka
R. von Stillfried
C. Strack
M. Tang
A. van Meegern
H. Wilms
C. Windhagen
A. Zilkens

Tag 1 – Anästhesiologie

1 Anästhesiologie

S. Beckers, C. Beißner, N. García Piñeiro, F. Kezze, P. Lötscher, J. Pantel, S. Sopka, A. van Meegern, R. von Stillfried

S. Beckers, R. Rossaint (Hrsg.), *Anästhesie, Intensivmedizin, Notfallmedizin, Schmerztherapie … in 5 Tagen*,
DOI 10.1007/978-3-642-16012-7_1, © Springer-Verlag Berlin Heidelberg 2014

1.1 Vorbereitung, Einschätzung des Narkoserisikos

S. Beckers, S. Sopka, R. von Stillfried

1.1.1 Allgemeines zur Vorbereitung einer Anästhesie

Voruntersuchungen

- I. d. R. visitiert der Anästhesist den entsprechenden Patienten präoperativ, meist am Vortag der Operation.
- Aufgaben der sog. **Prämedikationsvisite** sind:
  - Einschätzung des körperlichen und psychischen Zustandes des Patienten
  - Einstufung des Anästhesierisikos
  - Auswahl des geeigneten Anästhesieverfahrens inkl. der erforderlichen Überwachungsmaßnahmen
  - Festlegung evtl. zusätzlich erforderlicher, präoperativer Untersuchungen
  - Aufklärung des Patienten (Verlaufs- und Risikoaufklärung) mit Einwilligungserklärung
  - Verminderung von Angst und Aufregung
  - Verordnung von Prämedikation
  - evtl. Risikominimierung durch zusätzliche Medikation, z. B. Verordnung von Beta-Blockern bei koronarer Herzkrankheit (KHK) oder H2-Blockern bei gastroösophagealem Reflux
  - Dokumentation der präoperativen Befunde

Klassifikationen zur Risikoabschätzung

- Der Allgemeinzustand des Patienten hat großen Anteil am perioperativen Gesamtrisiko.
- Im klinischen Alltag werden Klassifizierungsverfahren angewendet, mit deren Hilfe der Gesamtzustand eines Patienten oder einzelne Teilaspekte beschrieben werden können.

- **ASA-Risikogruppen**
- Am häufigsten wird das Risiko nach dem Schema der American Society of Anesthesiologists (ASA) angegeben:
  - ASA 1: Normaler, ansonsten gesunder Patient
  - ASA 2: Leichte Allgemeinerkrankung, keine Leistungseinschränkung
  - ASA 3: Schwere Allgemeinerkrankung mit Leistungseinschränkung
  - ASA 4: Schwere Allgemeinerkrankung mit Leistungseinschränkung, prinzipiell lebensbedrohlich mit oder ohne Operation
  - ASA 5: Patient liegt im Sterben, Tod mit oder ohne Operation innerhalb von 24 h zu erwarten

- **NYHA-Klassifikation der Herzinsuffizienz**　　　　Tag 1
- Herzerkrankungen mit den Zeichen einer Herzinsuffizienz werden nach den Empfehlungen der *New York Heart Association* (NYHA) klassifiziert.
- Generelle Symptome: Atemnot, Ermüdung, Palpitation und Angina pectoris
  - NYHA 1: Herzerkrankung, keine Symptome, normale körperliche Belastbarkeit
  - NYHA 2: Symptome bei stärkerer körperlicher Belastung
  - NYHA 3: Symptome bei leichter körperlicher Belastung
  - NYHA 4: Symptome in Ruhe oder bei geringer Belastung
- Um die körperliche Belastungsfähigkeit in anschaulicher Form zu ermitteln, wird häufig die Frage nach Atemnot beim Treppensteigen gestellt, und ob ggf. o. g. Symptome hierbei auftreten.

- **CCS-Klassifikation der koronaren Herzkrankheit (KHK)**
- klinischer Zustand von Patienten mit KHK wird nach den Empfehlungen der *Canadian Cardiovascular Society* (CCS) eingeteilt
- entscheidendes Kriterium: Auftreten pektanginöser Beschwerden in Abhängigkeit von der körperlichen Belastung
  - CCS 1: Angina-pectoris-Beschwerden bei starker körperlicher Belastung
  - CCS 2: Angina-pectoris-Beschwerden bei normaler körperlicher Belastung
  - CCS 3: Angina-pectoris-Beschwerden bei leichter körperlicher Belastung
  - CCS 4: Angina-pectoris-Beschwerden schon in Ruhe oder bei geringster Belastung

- **Kardiales Risiko verschiedener Operationen**
- **hohes Risiko**
  - Aortenchirurgie
  - große, periphere, arterielle Gefäße
- **mittleres Risiko**
  - intrathorakale und intraabdominelle Eingriffe, auch laparoskopisch/thorakoskopisch
  - Karotischirurgie
  - Prostatachirurgie
  - orthopädische Operationen
  - Operationen im Kopf-Hals-Bereich
- **niedriges Risiko**
  - oberflächliche Eingriffe
  - endoskopische Eingriffe
  - Mammachirurgie
  - Kataraktchirurgie

- Kardiale Risikofaktoren
  - Herzinsuffizienz
  - koronare Herzkrankheit (KHK)
  - periphere arterielle Verschlusskrankheit (pAVK)
  - zerebro-vaskuläre Insuffizienz
  - Diabetes mellitus (DM)
  - Niereninsuffizienz

Anamnese

- Jeder Patient erhält vor dem Narkoseaufklärungsgespräch einen Fragebogen mit einem standardisierten Fragenkatalog, der wesentliche Vorerkrankungen und Risikofaktoren erfasst und als Grundlage für eine detaillierte Befragung dient.
- Notfallanamnese:
  - körperliche Belastbarkeit (Auftreten von Dyspnoe, Angina pectoris)
  - Vornarkosen, Komplikationen
  - Allergien
  - Körpergewicht
  - Zeitpunkt der letzten Nahrungsaufnahme

Körperliche Untersuchung

- Untersuchung der **oberen Atemwege**:
  - Mundöffnung
  - Zahnstatus
  - Oropharynx
  - Reklinationsfähigkeit der Halswirbelsäule
- Inspektion der **Haut** (Zyanose, Venenstatus)
- Einschätzung der **Atemmechanik**
- Auskultation von **Herz und Lunge**
- **Regionalanästhesieverfahren**
  - Inspektion der späteren Einstichstelle
  - Test der zur Anlage nötigen Lagerung
  - vorbestehende Lähmungen oder Sensibilitätsstörungen sind zu dokumentieren
- Risikofaktoren für eine **schwierige Maskenbeatmung**
  - Vollbartträger
  - Übergewicht
  - Zahnlosigkeit
  - Alter >55 Jahre (mit zunehmendem Alter erschlafft das Bindegewebe des Pharynx und obstruiert leichter die oberen Atemwege)
  - Schnarcheranamnese
- Anzeichen für mögliche **Intubationsprobleme**
  - Mundöffnung: Beweglichkeit im Kiefergelenk
  - Zahnstatus: vorstehende »Hasenzähne« oder lockere obere Schneidezähne
  - Fliehendes Kinn, kleiner Unterkiefer (Retrognathie)

- Kurzer Hals, eingeschränkte Reklinationsfähigkeit in der HWS **Tag 1**
- Übergewicht
- Notfalluntersuchung:
  - Untersuchung der Atemwege
  - Suche nach Anzeichen für mögliche Beatmungs- und Intubationsprobleme
  - Erhebung des Zahnstatus
  - Erhebung des kardiopulmonalen Status
- Zur Untersuchung und Klassifikation der oropharyngealen Strukturen wird die **Klassifikation nach Mallampati** verwendet: Der aufrecht sitzende Patient wird aufgefordert, bei maximaler Mundöffnung die Zunge weit herauszustrecken. In der Modifikation nach Samsoon und Young werden vier Mallampati-Klassen unterschieden:
  - I: volle Sichtbarkeit des weichen Gaumens, der Uvula und der seitlichen Gaumenbögen
  - II: seitliche Gaumenbögen und Spitze der Uvula nicht mehr sichtbar
  - III: nur weicher Gaumen sichtbar
  - IV: nur harter Gaumen sichtbar

1.1.2 Präoperative Zusatzuntersuchungen

- Reine Routineuntersuchungen führen in einem gewissen Prozentsatz zu falsch-positiven Befunden; Folge: unnötige, potenziell gefährdende Untersuchungen
- Nach Entschluss der Deutschen Gesellschaft für Anästhesie und Intensivmedizin (DGAI) besteht bei organgesunden Patienten in jungen und mittleren Lebensjahren i. d. R. keine zwingende Notwendigkeit, ergänzende Untersuchungen routinemäßig durchzuführen.
- Folgende Routineuntersuchungen sollten bei Patienten vor der anästhesiologischen Visite vorliegen:

Aktuelles Labor

- Routine-Labor bei Patienten mit Organdysfunktion (Herz, Lunge, Leber, Niere, Magen-Darm-Trakt, Blut, Tumor)
- BZ bei Patienten mit Diabetes mellitus, Übergewicht, kardialen Risikofaktoren oder Hochrisikoeingriff
- bei Patienten mit Operationen/schweren Infektionen innerhalb der letzten 4 Wochen
- Gerinnungsanalyse bei Einnahme oraler Antikoagulantien oder Gerinnungsstörung

- **Routine-Labor**
- Blutbild (Hb, Leukozyten, Thrombozyten)
- Gerinnungsstatus (PTT, Quick/INR, Thrombozyten)

- Serumelektrolyte (Natrium, Kalium)
- Nierenfunktionsparameter (Kreatinin, Harnstoff)
- Leberwerte/Stoffwechsel (Transaminasen, Blutzucker)

Ruhe-EKG

- bei Eingriffen mit hohem kardialen Risiko
- bei Eingriffen mit mittlerem kardialen Risiko und >1 kardialem Risikofaktor
- bei Patienten mit kardialen Symptomen (KHK, Herzinsuffizienz, Herzrhythmusstörungen, Vitien)
- bei ICD-Trägern und kardial symptomatischen Schrittmacherträgern

- EKG
- Ableitung eines 12-Kanal-EKG hat zum Ziel, kardiale Erkrankungen aufzudecken (z. B. Myokardinfarkt, Myokardischämie, Herzrhythmusstörung, Hypertrophie), die das anästhesiologische Vorgehen beeinflussen, wobei folgende Veränderungen von anästhesiologischem Interesse sind:
  - **Herzrhythmusstörungen**
    - insbesondere solche, die durch eine Verminderung des Schlagvolumens hämodynamisch wirksam werden können (Vorhofflimmern, Vorhofflattern) oder die schwere Arrhythmien auslösen können (R auf T-Phänomen, polytope VES)
    - Häufig sind diese Ausdruck anderer pathologischer Veränderungen (z. B. Elektrolytstörungen, KHK).
  - **Rechts- und Linksherzhypertrophie**
    - Die Zeichen der Hypertrophie bedürfen weiterer Untersuchungen bezüglich der zugrundeliegenden Ursache und des Ausmaßes der Hypertrophie (art. Hypertonie, Herzklappenfehler, Kardiomyopathien etc.).
  - **AV-Blockierungen**
    - AV-Block 1. Grades (PQ-Zeit >0,2 sek.) meist klinisch symptomlos; Ursachen: erhöhter Vagotonus, Medikamenteneinflüsse (z. B. Digitalisüberdosierung)
    - AV-Block 2. Grades (intermittierende Leitungsunterbrechung); Ursachen: Medikamentenüberdosierung, organische Herzerkrankung; Gefahr des Übergangs in einen AV-Block 3. Grades mit Adams-Stokes-Anfällen
    - AV-Block 3. Grades (totale Dissoziation von Vorhof- und Kammeraktionen); Ursachen: organische Herzerkrankung, z. B. KHK; Gefahr der Asystolie, bei starker Bradykardie Herzinsuffizienz; i. d. R. muss ein Schrittmacher implantiert werden
  - **Schenkelblockbilder**
    - uni-, bi-, trifaszikuläre Blockbilder; Ursachen: koronare Herzkrankheit, Herzinfarkt, Myokarditis, Kardiomyopathien

- Bei bifaszikulärem Block (z. B. Rechtsschenkelblock und linksanteriorer Hemiblock) und zusätzlich AV-Überleitungs-verzögerung (inkompletter trifaszikulärer Block) besteht wegen der Gefahr einer kompletten Blockierung, zumindest für die perioperative Phase, eine Schrittmacherindikation.

- **Extrasystolen**
  - Supraventrikuläre Extrasystolen kommen auch bei Ge-sunden vor, bedürfen i. d. R. keiner Therapie.
  - Vereinzelte, monomorphe VES sind i. d. R. harmlos; polymorphe und häufig auftretende VES, insbesondere bei organisch kranken Patienten (z. B. Myokardinfarkt), sind behandlungsbedürftig, da sie Kammerflimmern auslösen können, wenn sie in die sog. vulnerable Phase einfallen.
  - Hypokaliämie kann zum Auftreten von VES führen.

- **ST-Streckenveränderungen**
  - ST-Streckensenkungen oder -hebungen von >0,1 mV in Ruhe sind auf einen pathologischen Prozess verdächtig
  - Hinweis auf eine myokardiale Ischämie
  - Bei klinischem Verdacht auf eine koronare Herzkrankheit ohne Ruhe-EKG-Veränderungen kann zur Objektivierung ein Belastungs-EKG durchgeführt werden.

- **Zeichen eines Myokardinfarkts**
  - Je nach Infarktstadium sind folgende EKG-Veränderungen zu unterscheiden:
  1. Frischer Infarkt: T-Überhöhung (sog. Erstickungs-T)
  2. ST-Hebung
  3. Zwischenstadium: R-Verlust mit QS-Komplex, terminal negatives T
  4. alter Infarkt: T-Normalisierung, kleine R-Zacke, tiefe Q-Zacke

Röntgen-Thorax

- bei akut symptomatischer oder neu aufgetretener Erkrankung (z. B. Pneumonie, Pleuraerguss, Atelektase)
- bei Patienten mit anästhesie-relevantem Befund (z. B. Thorax-deformität, ausgeprägte Struma mit Trachealverlagerung)

Lungenfunktionsprüfung

- Pulsoxymetrie, Spirometrie, Spiroergometrie, Body-Plethysmo-grafie, arterielle Blutgasanalyse (BGA)
- Pathologische Lungenfunktionsparameter korrelieren mit der Häufigkeit pulmonaler Komplikationen.
- Ausmaß dieser Komplikationen wird erheblich von weiteren Faktoren beeinflusst (z. B. Operationsgebiet und -radikalität, Allgemeinzustand des Patienten), Vorhersagewert der alleinigen Lungenfunktionsprüfung somit gering
- Patienten mit erhöhtem, pulmonalem Risiko können zudem allein aufgrund von Anamnese und körperlicher Untersuchung identifiziert werden.

- ▪ Indikationen zur präoperativen Lungenfunktionsprüfung (kleine Spirometrie, evtl. mit Blutgasanalyse)
- ▬ lungenresezierende Eingriffe
- ▬ akut symptomatische Lungenerkrankung
- ▬ ausgeprägte Thorax- und Wirbelsäulendeformität oder bei verschiedenen Lungenerkrankungen (schwere Silikose, Mukoviszidose, usw.) als Ergänzung zur klinischen Einschätzung

- ▪ Parameter der Lungenfunktionsprüfung
- ▬ Ein-Sekunden-Kapazität (FEV_1) gilt als bester spirometrischer Parameter, um den Schweregrad einer Lungenerkrankung präoperativ einzuschätzen
- ▬ forcierte exspiratorische Vitalkapazität: sollte mindestens das 3fache des normalen Atemzugvolumens (7 ml/kg, beim Erwachsenen ca. 500 ml) betragen, um einen wirksamen Hustenstoß zu ermöglichen
- ▬ arterielle Blutgasanalyse: kann indiziert sein zur Unterscheidung zwischen respiratorischer Partial- und Globalinsuffizienz

1.1.3 Bedeutung von Vorerkrankungen

- ▬ Begleiterkrankungen erhöhen das perioperative Risiko für den Patienten und bedürfen einer sorgfältigen präoperativen Diagnostik und ggf. gezielter therapeutischer Maßnahmen.

Kardiale Vorerkrankungen
- ▪ Arterielle Hypertonie
- ▬ Unterschieden werden die essentielle Hypertonie (95% aller Hypertonien) von der sekundären Hypertonie mit bekannter Ätiologie (renal, endokrin, kardiovaskulär, medikamentös, neurogen).
- ▬ Prävalenz der arteriellen Hypertonie ist mit 15 - 20% in der Bevölkerung überaus hoch
- ▬ Diagnostisches Kriterium einer behandlungspflichtigen Hypertonie ist die mehrfache Messung eines systolischen Blutdruckwertes von über 140 mmHg und/oder eines diastolischen Wertes von über 90 mmHg.
- ▬ unbehandelte arterielle Hypertonie führt zu Schäden an einer Vielzahl von Organen wie:
  - ▬ koronare Herzkrankheit (KHK)
  - ▬ Myokardinfarkt
  - ▬ Hypertrophie und Relaxationsstörung des Myokards
  - ▬ Herzinsuffizienz
  - ▬ zerebro-vaskuläre Erkrankungen (z. B. Apoplex, hypertensive Enzephalopathie)
  - ▬ arterielle Verschlusskrankheit (z. B. Karotisstenose, Aortendissektion)
  - ▬ Nephrosklerose und Niereninsuffizienz

— Prämedikationsvisite: anamnestische und klinische Suche nach Folgeschäden sowie nach Nebenwirkungen einer antihypertensiven Therapie und Evaluation der Effektivität der Therapie **Tag 1**
— Blutdruck sollte unter Therapie zuverlässig unter 140 mmHg systolisch und 90 mmHg diastolisch liegen
— bestehende antihypertensive Medikation sollte – von wenigen Ausnahmen abgesehen – perioperativ nicht abgesetzt, sondern bis zum Tag der Operation weitergegeben und postoperativ ohne Pause fortgeführt werden
— Bei mit Thiaziden behandelten Patienten findet sich trotz oraler Substitutionstherapie in 20 - 40% der Fälle eine Hypokaliämie.
— Einige Patienten mit arterieller Hypertonie werden erst im Rahmen der präoperativen Evaluation auffällig:
  — Bei unbehandelter arterieller Hypertonie steigt die kardiale Morbidität und Letalität linear mit dem Anstieg des systolischen oder diastolischen Blutdrucks.
  — Eine neu diagnostizierte, schwere arterielle Hypertonie (systolischer Blutdruck >180 mmHg, diastolischer Blutdruck >110 mmHg) sollte vor elektiven Eingriffen abgeklärt und therapiert werden.

■ **Herzinsuffizienz**
— Leistungsabnahme des Herzens als Pumporgan; Unfähigkeit, den Organismus seinen Bedürfnissen entsprechend mit Blut zu versorgen
— Herzinsuffizienz kann verschiedene Ursachen haben, z. B.
  — dilatative Kardiomyopathie
  — Pericarditis constrictiva
  — Herzrhythmusstörungen etc.
— Einteilung der Herzinsuffizienz nach der NYHA-Klassifikation: siehe oben
— Unter dem Einfluss von Operation und Anästhesie können kompensierte Zustände akut dekompensieren.
— Patienten mit Herzinsuffizienz zeigen eine deutlich geringere Kompensationsbreite gegenüber:
  — den negativ inotropen Wirkungen von Anästhetika
  — Blutdruckschwankungen
  — Hyper- oder Hypovolämie
  — Hypoxämie
— Reversible kardiale Funktionsstörungen müssen präoperativ behandelt werden.
— Ziel ist die Beseitigung pulmonaler und peripherer Stauung und Erhöhung des linksventrikulären Schlagvolumens, z. B. durch Nachlastsenkung mit Vasodilatanzien und Vorlastsenkung durch Nitrate.
— ACE-Hemmer vermindern sowohl die Nach- als auch die Vorlast und werden bereits in frühen Stadien der Herzinsuffizienz verwendet.

Tag 1

— Diuretika dienen der Reduktion des Blutvolumens, Schleifendiuretika der zusätzlichen Tonusminderung der Kapazitätsgefäße.

— Bei chronischem Vorhofflimmern ist eine Frequenznormalisierung anzustreben, um ein möglichst großes Herzminutenvolumen zu erreichen.

■ **Koronare Herzkrankheit (KHK)**

— Hauptursache perioperativer Todesfälle

— Patienten mit KHK sind in Ruhe beschwerdefrei, weisen jedoch eine reduzierte Koronarreserve auf:

>**Memo**
Patienten mit KHK sind in der perioperativen Phase besonders gefährdet, Myokardischämien und Myokardinfarkte zu erleiden.

  — Bei Zunahme des O_2-Bedarfs (z. B. durch Tachykardie, Hypertension) kann der Blutfluss in den stenosierten Koronararterien nicht ausreichend gesteigert werden.

  — Folge ist ein Missverhältnis zwischen O_2-Angebot und O_2-Bedarf (Ischämie), das unbehandelt zum Myokardinfarkt führt.

— Aus diesem Grund ist eine ausreichende Prämedikation erforderlich, um Ängste und Aufregung zu nehmen.

— antianginöse Dauertherapie darf perioperativ nicht unterbrochen werden

— Negativ inotrope Eigenschaften von Anästhetika können zur Reduktion des myokardialen Sauerstoffverbrauchs intraoperativ genutzt werden.

! Cave
In den ersten sechs Monaten nach Myokardinfarkt ist das Risiko eines perioperativen Reinfarktes deutlich erhöht.

— Wahleingriffe sollten in den ersten sechs Monaten nach einem Myokardinfarkt nicht, lebenswichtige Eingriffe nur unter invasivem hämodynamischen Monitoring und postoperativer Intensivüberwachung durchgeführt werden.

— Patienten nach PTCA und Stent-Einlage haben infolge des Eingriffs ein vulnerables, hoch-thrombogenes Gefäßsystem.

— Operative Eingriffe in den ersten Wochen nach koronarer Intervention sind daher besonders komplikationsreich (v. a. Blutungen) und mit einer hohen Letalität behaftet.

— Elektive Eingriffe nach PTCA bzw. Einlage eines Stents sollten aus diesem Grund frühestens 30 Tage, besser jedoch 90 Tage nach der Revaskularisation erfolgen.

— Anamnese ist das Kernstück der KHK-Evaluation

  — Risikofaktoren der KHK

    – Diabetes mellitus (DM)
    – arterielle Hypertonie
    – Hypercholesterinämie
    – Nikotinabusus
    – pos. Familienanamnese
    – Angina pectoris bei körperlicher Belastung

— Ruhe-EKG kann auf eine KHK hinweisen (z. B. Erregungsrückbildungsstörungen), ist aber wenig sensitiv

— Bei Verdacht muss daher eine weiterführende Diagnostik erfolgen, deren Invasivität auch die Art des operativen Eingriffes berücksichtigt.

— Zum Ausschluss einer KHK können Belastungstests (Ergometrie, Stressechokardiographie, Dipyridamol-Szintigraphie), ggf. eine Koronarangiographie oder ein MRT durchgeführt werden.

■ **Herzrhythmusstörungen**
— häufigste Arrhythmieform: Vorhofflimmern
  — paroxysmal oder persistierend
  — atriale Frequenz liegt bei 350 - 500/min
  — Vorhof hat dabei seine Fähigkeit zur Kontraktion vollständig verloren
  — In Abhängigkeit von der Überleitungsrate werden brady-, tachy- und normfrequente Arrhythmie unterschieden.
  — Häufigste Ursachen des Vorhofflimmerns sind Herzklappenfehler mit chronischer Überdehnung der Vorhöfe, koronare Herzkrankheit, Kardiomyopathien und Myokarditis.
  — Symptome bzw. Folgen des Vorhofflimmerns sind Hypotension, Lungenödem, Angina pectoris, Synkopen und Schwäche.
  — Bei kritischem Absinken des Herzminutenvolumens infolge asynchroner Vorhof- und Kammererregung kann es zur akuten Herzinsuffizienz kommen.
  — weitere Gefahr besteht in der Bildung von Vorhofthromben, die sich als arterielle Embolien im großen Kreislauf manifestieren können
  — Therapeutisches Ziel ist durch medikamentöse oder elektrische Kardioversion einen Sinusrhythmus (ggf. unter Antikoagulation!) oder zumindest eine Normalisierung der Kammerfrequenz und ein für den Patienten adäquates Herzminutenvolumen zu erreichen.

■ **Erkrankungen der Herzklappen**
— Klappenvitien gehen meist mit einer Druck- oder Volumenbelastung von linkem Vorhof bzw. linkem Ventrikel einher.
— Bei hochgradigen Vitien finden sich häufig die Zeichen der Links- bzw. Rechtsherzinsuffizienz sowie Rhythmusstörungen.
— Auswahl des Narkoseverfahrens
  — bei Patienten mit Klappendefekt muss berücksichtigen, inwieweit die hämodynamischen Auswirkungen der Anästhesie (z. B. Änderungen von Herzfrequenz, Herzrhythmus, Blutdruck, peripherem und systemischem Gefäßwiderstand) mit der Pathophysiologie des Klappendefekts interferieren

■ **Endokarditisprophylaxe**
— Risikogruppen
  — Patienten mit Klappenersatz (mechanische und biologische Prothesen)
  — Patienten mit rekonstruierten Klappen unter Verwendung von alloprothetischem Material, <6 Monate nach Operation
  — Patienten mit überstandener Endokarditis

Tag 1

>**Memo**
Je umfangreicher und schmerzhafter der operative Eingriff desto höher die kardiale Morbidität und Letalität.

- Patienten mit angeborenen Herzfehlern
- zyanotische Herzfehler, die nicht oder palliativ mit systemisch-pulmonalem Shunt operiert sind
- operierte Herzfehler mit Implantation von Conduits (mit oder ohne Klappe) oder residuellen Defekten, d. h. turbulenter Blutströmung im Bereich des prothetischen Materials
- alle operativ oder interventionell unter Verwendung von prothetischem Material behandelten Herzfehler, <6 Monate nach Operation
- herztransplantierte Patienten, die eine kardiale Valvulopathie entwickeln
- Risikoeingriffe
  - zahnärztliche Eingriffe
  - Tonsillektomie, Adenotomie, Mucosainzision
  - herzchirurgische Eingriffe mit Fremdmaterialimplantation
  - urogenitale, gastrointestinale, kutane und muskuloskelettale Eingriffe bei vorliegender Infektion

Pulmonale Vorerkrankungen

- Präexistente Lungenerkrankungen erhöhen abhängig vom Schweregrad das perioperative Risiko.
- gilt für restriktive und obstruktive Lungenerkrankungen, vor allem bei begleitender pulmonaler Hypertonie mit Rechtsherzbelastung oder -insuffizienz
- Präoperative Stresssituationen (z. B. Asthma bronchiale), maschinelle Beatmung (Abnahme der funktionellen Residualkapazität, Compliance) und postoperative Störungen der Atemmechanik (z. B. Schmerzen, Atemdepression durch Anästhetika und Analgetika) begünstigen das Auftreten einer respiratorischen Insuffizienz bei vorgeschädigter Lunge.
- Präoperativ ist die klinische Beurteilung des Patienten inklusive einer detaillierten Anamnese (Atemnot, Hustenreiz, Sputumproduktion, erhöhte Temperaturen, Sauerstoff-Heimtherapie) und körperlicher Untersuchung wichtig.

- **Asthma bronchiale**
- chronisch entzündliche Erkrankung der Atemwege
- Prävalenz des Asthma bronchiale beträgt in Ländern mit westlicher Lebensweise etwa 5% bei Erwachsenen und 7 - 10% bei Kindern
- Hauptsymptome sind das exspiratorische Keuchen, der Husten mit Auswurf von viskösem glasigem Sekret sowie die Dyspnoe hauptsächlich nachts und in den frühen Morgenstunden.
- Wesentliches Kennzeichen des Asthmas ist die überschießende bronchokonstriktorische Antwort auf Stimuli wie Allergene, virale Infektionen und mechanische Irritationen.
- Im anfallsfreien Zeitraum bieten Asthmatiker oft keine klinischen Hinweise auf ihre Erkrankung.

- klassisch Allergen-induzierte Bronchokonstriktion wird durch eine IgE-vermittelte Freisetzung von Histamin und anderen Mediatoren aus Mastzellen verursacht
- Durch die Entzündungsreaktion und mikrovaskuläre Permeabilitätssteigerung werden ein epitheliales und subepitheliales Ödem hervorgerufen, welche auch ohne Bronchokonstriktion zur Einengung der Atemwege führen.
- Bei schwerem persistierendem Asthma spielen die Verlegung der Atemwege durch eingedicktes Bronchialsekret und zunehmend strukturelle Umbauvorgänge in den Atemwegen eine wesentliche Rolle.
- Interstitielle Umbauvorgänge mit einer Rarefizierung des Kapillarbettes können zur Ausbildung eines pulmonalen Hypertonus mit der Folge einer chronischen Rechtsherzbelastung führen.
- Kommt es beim akuten Anfall zur Hypoxie, kann eine Rechtsherzdekompensation die Folge sein.
- pharmakologische Behandlung des Asthmas verfolgt zwei Ziele:
  - langfristige Behandlung der zugrunde liegenden entzündlichen Prozesse mit Reduktion von Frequenz und Schwere der Exazerbationen
  - kurzfristige Therapie der akuten Atemwegsobstruktionen
- Zur Dauermedikation werden in erster Linie inhalative Kortikoide, im Weiteren systemische Kortikoide, Chromoglicinsäure bzw. Nedocromil, langwirksame Beta$_2$-Agonisten (Formoterol, Salmenterol), Methylxanthine (Theophyllin) und Antileukotriene (Montelukast) eingesetzt.
- Präoperative Beurteilung eines Asthmapatienten
  - Häufigkeit, Dauer und Schweregrad der Exazerbationen
  - Häufigkeit nächtlicher Anfälle
  - eigene spirometrische Verlaufsmessungen (FEV$_1$ = forcierte Einsekundenkapazität/ PEF = *peak exspiratory flow*) der Patienten (»Asthmatagebuch«)
  - Frage nach auslösenden Noxen, Allergien, Infektstatus
  - Ansprechen auf die vorbestehende Medikation
  - klinischer Untersuchungsbefund
- Lungenfunktionsmessungen objektivieren den klinischen Eindruck und erlauben eine Therapiekontrolle.
- Nach Gabe von Bronchodilatatoren stellt eine Steigerung der FEV$_1$ um mehr als 15% eine signifikante und klinisch relevante Verbesserung dar.
- Bei symptomatischen Patienten sowie bei Patienten mit aktivem Asthma (z. B. zeitliche Nähe bzw. erhöhte Häufigkeit von Anfällen) sollten keine elektiven Operationen durchgeführt, sondern eine Optimierung der bestehenden Therapie angestrebt werden.
- Bei dringlichen Operationen kann die Vorbehandlung mit Sauerstoff, Beta$_2$-Agonisten und intravenösen Glukokortikoiden die klinische Situation innerhalb weniger Stunden deutlich verbessern.

>Memo
Bedarfsmedikation bei Asthmaanfällen: kurzwirksame Beta$_2$-Agonisten

>Memo
Eine FEV$_1$ <50% - 60% des Sollwertes kennzeichnet das schwere Asthma; beträgt die FEV$_1$ weniger als 1 l oder weniger als 40% der VC, steigt die Wahrscheinlichkeit einer respiratorischen Insuffizienz in der postoperativen Phase deutlich an.

! Cave
Bronchiale Hyperreaktivität kann bis zu 6 Wochen nach Abklingen einer Infektion anhalten.

Tag 1

>**Memo**
H_1-Rezeptorantagonisten erscheinen als geeignete Adjuvanzien (Sedierung, Sekretreduktion, Hemmung der Zellantwort auf die Freisetzung von Histamin). H_2-Antagonisten hingegen sollten zurückhaltend verabreicht werden.

- Dauermedikation mit oralen und intravenösen Glukokortikoiden sollte perioperativ mit zusätzlichen Gaben von Hydrokortison (bis zu 300 mg i. v. am Operationstag) supplementiert werden.
- Zur Prämedikation können Benzodiazepine im Hinblick auf suffiziente Sedierung und Anxiolyse empfohlen werden.
    - H_2-Rezeptoraktivierung bewirkt eine Bronchodilatation.
    - Dementsprechend führt ein Antagonist zur Bronchokonstriktion.

- **Chronic obstructive pulmonal disease (COPD)**
- bedeutendste Lungenkrankheit mit Millionen von Betroffenen weltweit
- Unter dem Oberbegriff COPD werden chronische Bronchitis und Lungenemphysem zusammengefasst.
- praktisch ausschließlich Folge **jahrelangen Nikotinkonsums**
- In vereinzelten Fällen spielt der genetisch determinierte **Alpha1-Antitrypsin-Mangel** eine Rolle.
- Im Gegensatz zum Asthma mit einer reversiblen, episodisch auftretenden Bronchokonstriktion ist die chronische Bronchitis charakterisiert durch eine ständige, im Laufe der Zeit progredienten Luftwegsobstruktion, die Folge einer chronischen Entzündung mit Ödem und vermehrter Schleimproduktion ist.
- Leitsymptome: Dyspnoe und chronischer Husten mit Auswurf
- FEV_1 ist bei COPD deutlich erniedrigt
- exspiratorische Spitzenfluß (PEF) ist reduziert
- Totale Lungenkapazität, Residualvolumen und funktionelle Residualkapazität sind bei Lungenemphysem deutlich erhöht, während die Vitalkapazität und die inspiratorische Reservekapazität erniedrigt sind.
- Atemmittellage ist in Richtung Inspiration verschoben
- Leichte bis mäßige Hypoxämie bei Luftatmung ist bei fortgeschrittener COPD immer vorhanden.
- In schweren Fällen kann zusätzlich eine Hyperkapnie im Sinne einer Globalinsuffizienz vorliegen.
- Chronische Hypoxämie prädestiniert zur Polyglobulie mit erhöhter Thromboemboliegefahr und zur Ausbildung einer pulmonalarteriellen Hypertonie, welche zum Cor pulmonale führen kann.
- routinemäßige medikamentöse Therapie
    - Bronchodilatatoren
    - topische Kortikosteroide als Dauertherapie
    - systemische Kortikosteroide
    - Antibiotika im Falle einer akuten Exazerbation bzw. einer bakteriellen Infektion
- Es ist präoperativ auf Infektfreiheit und auf eine gute medikamentöse Einstellung der Krankheit zu achten.
- antiobstruktive Medikation sollte sowohl beim Asthma bronchiale als auch bei der COPD bis unmittelbar zur Operation fortgeführt werden

Stoffwechselstörungen

- **Diabetes mellitus (DM)**
- weitaus häufigste Stoffwechselstörung
- ansteigendes durchschnittliches Lebensalter der anästhesiologisch betreuten Patienten hat Zunahme der Inzidenz des Diabetes mellitus im anästhesiologischen Krankengut zur Folge
- Prävalenz der Erkrankung liegt bei 4% der deutschen Bevölkerung
- Prämedikation
  - Art und Dauer der bisherigen Therapie stehen im Vordergrund.
  - Begleit- oder Folgeerkrankungen
  - metabolischer Status
- Präoperative Basislabordiagnostik sollte neben dem Blutzuckerspiegel auch Parameter der Nierenfunktion beinhalten.
- Elektrolytkonzentrationen geben zusätzlich Aufschluss über Elektrolyt- und Volumenverschiebungen infolge osmotischer Diurese.
- Je nach Schwere der Begleiterkrankungen ist eine erweiterte Diagnostik erforderlich:
  - BZ-Tagesprofil sowie der Anteil des glykosylierten Hämoglobins (Behandlungsziel: HbA1c <6,9%) ermöglichen eine retrospektive Aussage über die Qualität der Therapie.
  - EKG ist wegen der hohen Inzidenz asymptomatischer Myokardischämien bei diabetischer Neuropathie gerechtfertigt
- Patienten, die Biguanide (Metformin) einnehmen, sind darauf hinzuweisen, dass diese wegen der Gefahr einer perioperativen Laktatazidose 24 - 48 Stunden vorher abgesetzt werden müssen und frühestens 48 Stunden nach der Operation weitergeführt werden dürfen (gilt für elektive Eingriffe).
- perioperative Blutzuckereinstellung erfolgt mit Hilfe von Glucoseinfusionen (5% - 10%) und intravenösem Humaninsulin; regelmäßige Blutzuckerkontrollen sind wichtig
- Patienten mit insulinabhängigem Diabetes mellitus erhalten am OP-Tag in Abhängigkeit von der Schwere des Eingriffs Insulin als Bolus oder kontinuierlich über eine Spritzenpumpe.
- Zusätzlich wird der präoperative Glukosebedarf des Patienten (2 - 3 g/kg KG*Tag) über eine Infusion mit 5% oder 10% Glukose abgedeckt.
- Exogen zugeführte Glukose vermindert die hepatische Glukoneogenese und senkt die Proteolyse und die Bildung von Ketonkörpern.
- Diabetische Patienten sollten bei elektiven Eingriffen am **Anfang des OP-Programms** stehen; so ist die präoperative Nüchternphase möglichst gering und die Wiederaufnahme des gewohnten Ernährungsschemas frühzeitig möglich.

Tag 1

! Cave
Patienten, die orale Antidiabetika erhalten, dürfen diese am Operationstag wegen der Gefahr einer perioperativen Hypoglykämie nicht einnehmen.

>Memo
Faustregel zur Insulin- und Glucosesubstitution:
- 1 I.E. Insulin reduziert den Blutzucker um 1,5 mmol/l bzw. 27 mg%
- 10 g Glucose erhöhen den Blutzucker um 2 mmol/l bzw. 36 mg%

1.1.4 Auswahl des Anästhesieverfahrens

— Nach Einschätzung des Narkoserisikos wird in Abhängigkeit vom Zustand des Patienten und von eingriffsspezifischen Faktoren wie Art, Lokalisation und Dauer der Operation das Anästhesieverfahren ausgewählt.
— Prinzipiell wird dasjenige Verfahren mit der größtmöglichen Sicherheit für den Patienten angewandt.
— Wünsche des Patienten sollten hierbei, wenn möglich, Berücksichtigung finden.

■ **Anhaltspunkte**
— Thorax-, Oberbauch- und 2-Höhlen-Eingriffe sowie langdauernde Operationen werden in Intubationsnarkose mit kontrollierter Beatmung durchgeführt.
— Bei ausgedehnten Operationen sollte vor Narkoseeinleitung ein thorakaler oder lumbaler Periduralkatheter platziert werden (Kombinationsanästhesie), um insbesondere postoperativ eine suffiziente Schmerztherapie zu ermöglichen.
— Eingriffe in Bauchlage sollten ebenfalls bevorzugt in Allgemeinanästhesie unter endotrachealer Intubation vorgenommen werden.
— Kurzdauernde Eingriffe (<30 min) können in Gesichts-Maskennarkose, längerdauernde auch unter Einsatz der Kehlkopfmaske (Larynxmaske) durchgeführt werden; hierbei sind jeweils die Kontraindikationen zu beachten (Nicht-Nüchternheit, Adipositas, Bauchlage, Laparotomie, Thorakotomie).
— Für Eingriffe an der oberen oder unteren Extremität empfiehlt sich die Regionalanästhesie (z. B. Plexusblockaden oder Spinalanästhesie).
— Für Patienten mit pulmonalen Vorerkrankungen ist eine rückenmarknahe Regionalanästhesie i. d. R. vorteilhaft.
— Bei bestehender Antikoagulanzientherapie dürfen keine rückenmarksnahen Blockadetechniken angewandt werden (Ausnahme: Low-dose-Heparinisierung).
— Unkooperative, verwirrte oder bewusstseinsgetrübte Patienten sollten nur im Ausnahmefall eine Regionalanästhesie erhalten.
— Notfalloperationen bei nicht-nüchternen Patienten können entweder in Intubationsnarkose (RSI = *Rapid Sequence Induction*) oder, wenn vom Eingriff her möglich, auch in Regionalanästhesie erfolgen.
— Bei Kindern wird zumeist eine Allgemeinanästhesie vorgezogen, jedoch wenn möglich gekoppelt mit regionalanästhesiologischen Verfahren zur postoperativen Schmerztherapie.

1.1.5 Aufklärungsgespräch und Einwilligungserklärung

- Jeder ärztliche Eingriff zu diagnostischen, therapeutischen oder kosmetischen Zwecken wird nach ständiger Rechtsprechung als tatbestandsmäßige Körperverletzung angesehen.
- Das im Grundgesetz verankerte Selbstbestimmungsrecht jedes Menschen fordert, die Entschließungsfreiheit des Patienten auch im Krankheitsfalle zu achten.
- Der Arzt verletzt daher die körperliche Integrität und die Persönlichkeitssphäre des Patienten, wenn er den Eingriff nach eigenem Ermessen, aber ohne wirksame Einwilligung des Patienten durchführt.
- Diese Einwilligung hat nur dann rechtswirksamen Charakter, wenn der Patient zuvor hinreichend über Art und Inhalt dieser Maßnahme informiert wurde und deren Wesen, Bedeutung und Tragweite in ihren Grundzügen erkennen konnte.
- Dieses setzt eine Aufklärung über methodentypische und patientenspezifische Risiken sowie Vor- und Nachteile alternativ in Betracht kommender Verfahren voraus.
- Das anästhesiologische Aufklärungsgespräch umfasst im Einzelnen:
  - Darstellung des Ablaufes des für den Eingriff in Frage kommenden Anästhesieverfahrens
  - Erläuterung alternativer Verfahren, falls solche in Betracht kommen, und deren Vor- und Nachteile
  - Auswahl des geeigneten Verfahrens unter Beachtung von etwaigen Kontraindikationen und größtmöglicher Berücksichtigung der Patientenwünsche
  - Erklärung der typischen Risiken des ausgewählten Verfahrens unabhängig von deren Komplikationsrate (atypische Risiken müssen nur dann erläutert werden, wenn sie nach einem BGH-Urteil entsprechenden Statistiken zufolge in einer Häufigkeit von >1:1000 zu erwarten sind)
  - weitere Informationen zum Ablauf und Verhaltensmaßregeln
    - Beginn der präoperativen Nahrungskarenz (Erwachsene mindestens 6 Stunden vor geplanten Eingriffen)
    - Einstellen des Rauchens
    - Prämedikation: wozu, wann und Applikationsweg
    - Maßnahmen im Einleitungsraum
    - Besonderheiten der Lagerung im OP (Nervenschäden)
    - postoperative Maßnahmen im Aufwachraum, im Besonderen die Schmerztherapie, ggf. Nachbeatmung und Intensivbehandlung
    - Transfusion von Blutprodukten
- Art und Umfang der Aufklärung müssen unbedingt dokumentiert, vom Patienten mit seiner Unterschrift bestätigt und vom aufklärenden Arzt gegengezeichnet werden.

Tag 1

- Es gilt generell der Grundsatz, dass die Aufklärung über Risiken medizinischer Verfahren umso umfassender sein muss je weniger dringlich die Maßnahmen geboten erscheinen.
- Besonderheiten
  - nicht geschäftsfähige Patienten
    - Bei Bewusstlosigkeit oder Bewusstseinstrübung handelt der betreuende Arzt bei Erfordernis einer notfallmedizinischen Versorgung grundsätzlich immer unter dem Aspekt der »Geschäftsführung ohne Auftrag«, d. h. er wird seine Hilfeleistung nach dem mutmaßlichen Willen des Patienten zu dessen Bestem ausführen.
    - Besteht eine Geisteskrankheit oder Unmündigkeit, so muss die Einwilligung des gesetzlichen Vertreters eingeholt werden.
    - Bei neu aufgetretener, akut zur Geschäftsunfähigkeit führender geistiger Verwirrung oder Bewusstseinseinschränkung (z. B. Analgosedierung auf Intensivstation) muss eine amtsrichterliche Verfügung (Betreuung) erwirkt werden.
  - minderjährige Patienten
    - Bei Kindern <14 Jahren sollten beide Eltern einem geplanten Eingriff zustimmen; für dringliche Eingriffe genügt die Einwilligung eines Elternteils.
    - Bei Verweigerung der elterlichen Zustimmung in einen lebensrettenden Eingriff liegt nach allgemeiner Auffassung ein Sorgerechtsmissbrauch vor; zur Umgehung der elterlichen Verfügungsgewalt kann dann umgehend eine richterliche Genehmigung eingeholt werden; wenn dazu keine Zeit verbleibt, handelt der Arzt wiederum unter dem Gesichtspunkt der »Geschäftsführung ohne Auftrag«.
    - Jugendliche ab dem vollendeten 14. Lebensjahr können selbst rechtswirksam in einen Eingriff einwilligen, wenn sie dessen Bedeutung und Tragweite als Voraussetzung für ihre Willensbildung erfassen können.

1.1.6 Nahrungskarenz

- Mit Ausnahme von Notfalleingriffen rechtfertigen mögliche pulmonale Komplikationen durch Regurgitation und bronchopulmonale Aspiration bei der Narkoseeinleitung die Forderung nach einer präoperativen Nahrungskarenz (Mindestzeitdauer 6 Stunden).
- Bei Säuglingen <6 Monaten genügt eine Karenz von 2 Stunden für klare Flüssigkeit (Tee, Fruchtsaft, keine Milch!) und 4 Stunden für feste Nahrung (Milch, Brei, Stillen).
- Bei Kleinkindern wird eine Karenz von 3 Stunden für klare Flüssigkeiten und 6 Stunden für feste Nahrung empfohlen.

1.1.7 Patienteneigene Medikation

- Zusammen mit der medikamentösen Prämedikation werden die Medikamente aus der patienteneigenen Medikation verordnet, die am OP-Tag weitergeführt werden sollen.
- Hierzu gehören, neben den bereits genannten Substanzen, vor allem Betablocker, da bei ihrem Absetzen ein Rebound mit Hypertension und Tachykardie möglich ist.
- ACE-Hemmer sollten am OP-Tag nicht weitergegeben werden, da sie eine therapierefraktäre Hypotension auslösen können.
- Broncholytika, Antikonvulsiva und Parkinsonmedikamente sollten am Morgen des Operationstages wie gewohnt eingenommen werden.
- bis zum Vortag gegeben werden:
  - Retard-Insuline
  - orale Antidiabetika
  - Theophyllin
  - Diuretika
  - Digitalis
- Thrombozytenaggregationshemmer wie ASS oder Clopidogrel müssen 7 - 10 Tage vor einer Operation abgesetzt werden (Risikoabwägung in Rücksprache mit Operateur und Kardiologe).
- Cumarine müssen 3 - 5 Tage vorher auf einen Heparin-Perfusor umgestellt werden.

> **! Cave**
> Absetzen von Betablockern kann zum Rebound mit Hypertension und Tachykardie führen

1.1.8 Prämedikation: Bedeutung und Prinzipien

- Zu den Aufgaben der präoperativen anästhesiologischen Visite gehört auch die medikamentöse Vorbereitung des Patienten, die sog. Prämedikation.
- Aufgaben der medikamentösen Prämedikation sind Anxiolyse, Sedierung, Verbesserung des präoperativen Nachtschlafs.
- Situationsspezifisch können weitergehende Aufgaben hinzukommen
  - Analgesie
  - Vagolyse
  - antiallergische Wirkung
  - antiemetische Wirkung
  - Risikominimierung durch evtl. zusätzliche Medikation, z. B. Verordnung von Betablockern bei KHK oder H_2-Blockern/ Protonenpumpenhemmern als Aspirationsprophylaxe
- **Benzodiazepine** sind die heute zur Prämedikation am häufigsten eingesetzten Pharmaka.
  - wirken anxiolytisch und sedierend, fördern den Nachtschlaf und sind bei großer therapeutischer Breite gut verträglich
  - Nach therapeutischen Dosen wird die Atmung i. d. R. nicht beeinträchtigt.

Tag 1

>Memo
Nahezu alle Benzodiazepine wirken qualitativ gleich, d. h. anxiolytisch, sedierend, amnestisch, antikonvulsiv und muskelrelaxierend.

! Cave
Neuroleptika führen häufig zu einer psychomotorischen Entkopplung, d. h. die Patienten wirken äußerlich ruhig bzw. teilnahmslos, verspüren aber tatsächlich eine hochgradige innere Unruhe.

- Hieraus ergeben sich die Kontraindikationen für eine Prämedikation mit Benzodiazepinen
  - Schlafapnoesyndrom
  - schwere chronisch-obstruktive Atemwegserkrankungen
  - neuromuskuläre Erkrankungen, z. B. Myasthenia gravis, Muskeldystrophie
- Am Vorabend der Operation benötigen die Patienten zur Minderung von Angst, Aufregung und Schlaflosigkeit ein Anxiolytikum bzw. Sedativum.
- I. d. R. wird daher ein (mittel-)lang wirksames Benzodiazepin *per os* verordnet.
- Prämedikation am Operationstag erfolgt ebenfalls peroral 45 - 90 min vor dem Anästhesiebeginn
- Bei älteren Patienten oder bei Patienten mit Benzodiazepinunverträglichkeit kann auf niedrigpotente Neuroleptika zurückgegriffen werden, die ebenfalls sedierend wirken.
- Einsatz von höherpotenten, stärker antipsychotisch wirkenden Neuroleptika als Sedativa gilt heutzutage als überholt bzw. ist nur bei speziellen Indikationen zur Ausnutzung des antiemetischen Effektes – möglichst in Kombination mit Benzodiazepinen zur Unterdrückung negativer psychischer Effekte – sinnvoll
- Neuroleptika, die zur Dauertherapie von Psychosen eingenommen werden, sollten am Operationstag weiter verordnet werden.
- Phenothiazine senken die Krampfschwelle und sollten deshalb nicht bei Epileptikern verwendet werden.
- adäquate Überwachung nach Einnahme sedierender Medikamente ist nötig

1.2   Allgemeinanästhesie

S. Beckers, S. Sopka, J. Pantel, P. Lötscher

1.2.1   Pharmakologische Grundlagen

- Eine Allgemeinanästhesie ist eine durch Medikamente hervorgerufene reversible Funktionsveränderung des Bewusstseins.
- Für jede Allgemeinanästhesie gelten zwei Wirkkomponenten als obligat, eine als fakultativ:
  - Analgesie und Hypnose sind Grundvoraussetzungen.
  - Eine Muskelrelaxierung kann hilfreich sein.
- Im Gegensatz zu den regionalanästhesiologischen Verfahren wird bei der sog. Vollnarkose oder Allgemeinanästhesie zum einen eine Ausschaltung des Bewusstseins (Hypnose), zum anderen eine systemische Analgesie erreicht.

- Für die systemische Analgesie werden zumeist hochpotente Opiate verwendet, die der BTM-Pflicht unterliegen; diese wirken sowohl zentral als auch auf spinaler und neuronaler Ebene, entsprechend der Expression von Opiatrezeptoren.
- Bei rückenmarksnahen oder peripheren Blockaden erfolgt die Ausschaltung der Schmerzweiterleitung hauptsächlich durch Lokalanästhetika.
- Zur Hypnose werden verschiedene Substanzen mit unterschiedlichen Wirkmechanismen eingesetzt.
  - Ziel ist eine Ausschaltung des Bewusstseins und Amnesie für die Zeit des Eingriffs.
  - Gebräuchliche Substanzen sind gasförmiger Natur, sog. **Inhalationsanästhetika** (◘ Tab. 1.1), die über die Atmung aufgenommen und eliminiert werden.
- Man spricht von einer balancierten Anästhesie, wenn diese Gase mit Opiaten und ggf. Muskelrelaxantien kombiniert werden.
- Zur **total intravenösen Anästhesie (TIVA)** werden hingegen auch für die hypnotische Wirkkomponente ausschließlich i. v.-Medikamente eingesetzt.
  - Das am häufigsten benutzte i. v.-Hypnotikum ist **Propofol**

Inhalationsanästhetika

- Inhalationsanästhetika (Synonym: volatile = gasförmige Anästhetika) sind Medikamente, die dem Körper als Gas über die Lunge zugeführt werden.
- In den häufigsten Fällen sind dies halogenierte Kohlenwasserstoffe auf Etherbasis.

Pharmakokinetik

- Die Pharmakokinetik beschreibt die Aufnahme, Verteilung, Metabolisierung und Ausscheidung eines Medikaments.
- Der Wirkmechanismus der Inhalationsanästhetika ist bis heute noch nicht vollständig bekannt.
- Der Transport von der Lunge zum Wirkort (ZNS) erfolgt als Gas gelöst im Blut.
- Entscheidend für den Zeitpunkt des Wirkeintritts ist die Löslichkeit im Blut und im ZNS; diese wird definiert über den Verteilungskoeffizienten (Verhältnis der Medikamentenkonzentrationen in zwei miteinander im Gleichgewicht stehenden Geweben)
  - Je geringer der Blut-Gas-Verteilungskoeffizient desto schneller erfolgt die Ein- und Ausleitung der Narkose.
- Eine schnelle alveoläre Konzentration (= schnelle Anflutung) wird erreicht durch:
  - eine hohe inspiratorische Konzentration
  - ein hohes Atemminutenvolumen
  - eine erniedrigte funktionelle Residualkapazität (Adipositas, Gravidität, Kleinkinder)
  - ein niedriges Herzzeitvolumen

□ Tab. 1.1 Inhalationsanästhetika

	Isoflurane	Sevoflurane	Desflurane	Xenon	Lachgas
Chemische Struktur	FCKW	FCKW	FCKW	Edelgas	N$_2$O
Blut-Gas-Verteilungs-Koeffizient	1,4	0,69	0,42	0,14	0,47
Blut-Gehirn-Verteilungs-Koeffizient	1,6	1,7	1,3		1,1
MAC-Wert in 100% O$_2$ (Vol-%)	1,2	2,0	6,0	63,1	115
Siedepunkt (°C)	48,5	58,5	22,8	- 107,5	- 88,5
Dampfdruck bei 20 °C (mmHg)	240	160	669	-	39.000
Metabolisierung (%)	<1	3 - 5	<0,1	0	0,004

FCKW = Fluorchlorkohlenwasserstoff

- Durch den unterschiedlichen Anteil am Herzzeitvolumen steigt die Konzentration in den verschiedenen Geweben (insbesondere im Muskel- und Fettgewebe) nur langsam an.
- Sie erniedrigt sich beim Narkoseende auch nur dementsprechend, was insbesondere nach langen Narkosen von Bedeutung ist, da es hier zu einem verzögertem Erwachen kommen kann.
- **Lachgas**, mit seinem Blut-Gas-Verteilungskoeffizienten von 0,47, diffundiert in Hohlräume schneller hinein als Stickstoff mit einem Koeffizienten von 0,015 heraus diffundieren kann, daher kann es bei den notwendig hohen Konzentrationen von Lachgas zu einem klinisch bedeutsamen Druckanstieg bei Ileus, Pneumothorax, Pneuenzephalon, Tuba Eustachii, Luftembolien oder Ähnlichem kommen; auch Xenon diffundiert in Hohlräume!
- Es gibt bisher keinen sicheren Nachweis für ein mutagenes oder karzinogenes Potential der Inhalationsanästhetika.

Pharmakodynamik

- Die Pharmakodynamik beschreibt die Einflüsse eines Medikaments auf den Körper.
- Definition **MAC-Wert**: minimale alveoläre Konzentration, bei der 50% der Patienten keine Reaktion mehr auf einen Hautschnitt zeigen
- Vergleichsmaßstab der einzelnen Anästhetika
- Klinisch wird der 1,3-fache MAC-Wert angewandt, bei dem 90% der Patienten keine Schmerzreaktion mehr zeigen.
- **Erhöhung** des MAC-Werts durch
  - eine erhöhte Körpertemperatur
  - junges Alter (höchster MAC-Wert bei Kindern im Alter von 1 - 6 Monaten)
  - chronischer Alkoholabusus

— **Erniedrigung** des MAC-Werts durch
  — Analgetikasupplementierung (Opiate, Benzodiazepine, Barbiturate, α_2-Agonisten, Lachgas)
  — hohes Alter
  — Schwangerschaft

Wirkungen
Herz-Kreislauf-System
— Vasodilatation mit reflektorischem Herzfrequenzanstieg
— Abschwächung des Baro-Reflexes (schlechte Hypovolämie-Toleranz)
— Verringerung der myokardiale Kontraktilität (negative Inotropie, außer bei Xenon)

Zentrales Nervensystem
— Herabsetzen des zerebralen Stoffwechsels
— Gefäßdilatation mit potentieller Hirndrucksteigerung (bei MAC-Wert >1)

Respiratorisches System
— flachere, schnellere Atmung mit einem je nach Anästhetikum unterschiedlichem CO_2- Anstieg
— Relaxation der glatten Bronchialmuskulatur (gut bei obstruktiven Atemwegserkrankungen)
— Desflurane und Isoflurane reizen die Atemwege.
— Herabsetzung der hypoxisch pulmonalen Vasokonstriktion in höheren Konzentrationen (bei MAC-Wert >1)

- **Isoflurane**
— beste muskelrelaxierende Wirkung
— bewirkt eine deutliche Verminderung des peripheren Widerstands (keine Gabe eines MAC-Werts >1 bei kardial vorerkrankten Patienten)
— Das »*coronary steal*«-**Syndrom** (Blutumverteilung aus stenosierten zu nichtstenosierten Arealen) ist theoretisch möglich, jedoch bei niedrigem MAC-Wert unwahrscheinlich.
— geringe Metabolisierungsrate ermöglicht einen Einsatz bei allen Krankheitsbildern

- **Desflurane**
— geringe Metabolisierungsrate
— kurze An- und Abflutungszeit und daher besonders für kurze Eingriffe und bei Adipositas geeignet (schnelle Abflutung auch bei längerer Narkosedauer)
— Siedepunkt ist sehr niedrig und Dampfdruck sehr hoch, sodass es in einem speziellen, gewärmten Vapor in das Kreissystem eingespeist werden muss
— Wichtig ist die langsame Erhöhung der inspiratorischen Konzentration, da sonst eine Reflextachykardie ausgelöst werden kann.

Tag 1

! Cave
Starke Schleimhautreizung verbietet eine Inhalationseinleitung

Tag 1

>Memo
Wegen einer Reizung der Atemwege nicht für die inhalative Einleitung geeignet

- **Sevoflurane**
  - Geruch sehr angenehm, daher als inhalatives Einleitungshypnotikum geeignet (insbesondere bei Kindern oder Erwachsenen, die dies wünschen)
  - geringe Kreislaufbeeinflussung
  - Die bei der Metabolisierung freigesetzten Fluoridionen verursachen keine klinisch relevanten Nierenschädigungen.
  - Das bei der Reaktion mit dem Atemkalk entstehende Compound A ist im Tierexperiment nephrotoxisch, bei Menschen können die erforderlichen Schwellendosen theoretisch nur bei Niedrigflussnarkosen und bei Patienten mit eingeschränkter Nierenfunktion erreicht werden.
  - Die schnelle An- und Abflutung durch den geringen Blut-Gas-Verteilungskoeffizienten ist besonders vorteilhaft bei ambulanten Narkosen.

>Memo
Weist gute analgetische, schlechte hypnotische und gar keine muskelrelaxierende Wirkungen auf

- **Lachgas**
  - diffundiert in luftgefüllte Räume mit konsekutiver Druckerhöhung
  - In der klinischen Praxis wird Lachgas **in Kombination mit anderen volatilen Anästhetika** eingesetzt, wodurch eine **Reduktion des MAC-Werts** der Einzelsubstanzen erreicht wird.
  - inspiratorische Beimischung darf 70% nicht überschreiten, um einen ausreichenden Sauerstoffanteil zu gewährleisten

- **Xenon**
  - gilt als Edelgas in vielerlei Hinsicht als nahezu ideales Narkosegas
  - chemisch inert, nicht toxisch, angenehm im Geruch und ökologisch unbedenklich
  - wird im Körper nicht metabolisiert
  - Eine extrem geringe Blutlöslichkeit sorgt für ein schnelles An- und Abfluten, Herz-Kreislaufparameter werden nicht beeinflusst.
  - Der sehr hoher Preis und geringe Verfügbarkeit machen den Einsatz nur in geschlossenen Systemen interessant und limitieren die routinemäßige Anwendung.

Intravenöse Hypnotika

  - Analog zu den Narkosegasen stellen Hypnose und Amnesie die gewünschte Wirkkomponente der i. v. applizierten Medikamente dar.
  - wesentlicher Unterschied liegt in der schnellen Anflutung (◘ Tab. 1.2) in die gut perfundierten Gewebe, weshalb den Substanzen bei der Narkoseeinleitung eine besondere Bedeutung zukommt

>Memo Die intravenösen Hypnotika werden im Gegensatz zu den volatilen Anästhetika metabolisiert und über die Galle oder Niere ausgeschieden.

  - Wichtigster Mechanismus zur Terminierung der Hauptwirkung ist die Umverteilung aus den gut (z. B.: Gehirn) in die schlecht (z. B. Fett, Muskel) durchbluteten Körperregionen.

□ **Tab. 1.2** Pharmakologische Daten der intravenösen Hypnotika

	Thiopental (Trapanal®)	Methohexital (Brevimytal®)	Etomidat (Hypnomidate®)	Propofol (Disoprivan®)	Esketamin (Ketanest-S®)
Wirkort	GABA-Rezeptor	GABA-Rezeptor	GABA-Rezeptor	GABA-Rezeptor	NMDA-Rezeptor
Einleitungs-dosis (mg/kgKG)	3 - 5	1 - 2	0,3	1 - 2,5	1
Wirkungs-eintritt (s)	<30	<30	30	30	<60
Wirkdauer (min)	5 - 10	5 - 10	3 - 10	5 - 10	10 - 20
Aufrecht-erhaltung (mg/kgKG/h)	nicht geeignet	2 - 5	nicht geeignet	4 - 10	0,5 - 1

— Im Gegensatz zu volatilen Anästhetika sieht man ein rascheres und angenehmeres Einschlafen ohne ein relevantes Exzitationsstadium (erhöhte Reaktion auf äußere Reize trotz bereits eingetretener Bewusstlosigkeit).

— Die Medikamente bilden eine heterogene Gruppe - sowohl in Bezug auf den Wirkmechanismus, als auch vom Spektrum der Nebenwirkungen.

! Cave
Bis auf Ketamin wirken alle Hypnotika atemdepressiv, und nach Bolusgabe sistiert die Spontanatmung, was eine manuelle/maschinelle Beatmung erforderlich macht.

■ **Barbiturate**
— Thiopental und Methohexital
— Standardeinleitungshypnotikum bei der *Rapid Sequence Induction* (RSI), da kürzester Wirkungseintritt
— renale Elimination, daher gut geeignet bei Leberinsuffizienz
— starker Blutdruckabfall und Reflextachykardie, daher nicht bei kardial vorgeschädigten Patienten verwenden (bzw. in nur stark verringerter Dosis)
— erhöhte (erniedrigte!) Krampfschwelle bei Thiopental (Methohexital)
— kontraindiziert bei hepatischen Porphyrien, da die δ-Aminolävulinsäure-Synthase induziert wird
— senken den intrakraniellen Druck und zerebralen O_2-Verbrauch

! Cave
Bei arterieller oder paravasaler Injektion: Nekrosen (stark alkalischer Wirkstoff)

■ **Etomidat**
— Myoklonien, da inhibitorische Neurone im Neokortex zuerst gehemmt werden
— nur minimale kardiovaskuläre Effekte, daher oft als Einleitungshypnotikum bei kardial vorgeschädigten Patienten verwendet

Tag 1

- hemmt die 11-ß-Hydroxylase der Nebennieren und ist daher nicht zur längeren Anwendung geeignet, da sonst die Kortisol- und Aldosteronproduktion sistiert
- senkt den intrakraniellen Druck und zerebralen O_2-Verbrauch

- **Propofol**
- Standardeinleitungshypnotikum
- hepatische Elimination, daher gut geeignet bei Niereninsuffizienz
- Mittel der Wahl zur Aufrechterhaltung der Narkose bei einer TIVA.
- starker Blutdruckabfall und Bradykardie, daher geringere Dosierung bei kardial vorgeschädigten Patienten
- antiemetisch und bronchodilatatorisch
- Injektionsschmerz
- senkt den intrakraniellen Druck und zerebralen O_2-Verbrauch

- **Ketamin (Razemat) und Ketamin-S ([+] Enantiomer)**
- Ketamin steht auch als Ketamin-S zur Verfügung.
- Ketamin-S weist eine höhere analgetische und anästhetische Komponente und aufgrund einer schnelleren Eliminierung eine bessere Steuerbarkeit auf.
- einziges Hypnotikum mit analgetischer Wirkkomponente
- gut zur Einleitung von Asthmatikern (Bronchodilatation) oder Schockpatienten (sympathomimetische Wirkung)
- psychomimetisch, daher nur zusammen mit Benzodiazepinen
- macht bei Verabreichung eine Hypersalivation!
- lang erhaltene Spontanatmung, daher gut bei Notfällen (wie z. B.: eingeklemmte Unfallopfer) einsetzbar

! Cave
Einziges sympathomimetisches Hypnotikum: daher nicht bei kardial vorgeschädigten Patienten!

- **Benzodiazepine**
- bei Normovolämie nur geringe kardiovaskuläre Effekte, daher gut geeignet bei kardial vorgeschädigten Patienten
- wirken am GABA-Rezeptorkomplex und verstärken dadurch physiologische Hemmungsmechanismen
- können durch **Flumazenil (Anexate®)** antagonisiert werden
- antikonvulsiv, sedierend und hypnotisch
- anxiolytisch
- bewirkt anterograde Amnesie
- muskelrelaxierend auf spinaler Ebene
- periphere Atemdepression
- durch lange Halbwertszeit (auch wirksame Metabolite!) schlecht steuerbar

! Cave
Die Wirkung der Benzodiazepine kann die Eliminationshalbwertszeit von Flumazenil überschreiten (Gefahr der erneuten Sedierung!).

- **Midazolam (Dormicum®)**
- HWZ ~ 3 h
- Standardmedikament zur Prämedikation
- gut geeignet zur Sedierung bei Regionalanästhesien (1 - 5 mg i. v.)

Tab. 1.3 Opioidrezeptoren Wirkungen		
Rezeptor-Typ		**Funktion**
Supraspinal	μ	μ1: starke Analgesie, Sedierung, Bradykardie μ2: Atemdepression, Euphorie, Sucht
	Δ	u. a. Obstipation, Pruritus, Analgesie, Atemdepression, Dysphorie, Aversion
Spinal	μ	Analgesie, Pruritus
	Δ	Analgesie (experimentell)
	κ	Analgesie (experimentell)
Peripher	μ	Analgesie, Obstipation, Pruritus u. a.
	Δ	Analgesie (experimentell)
	κ	Analgesie (experimentell)

- **Diazepam (Valium®)**
- sehr lange HWZ (~2 Tage) und wirksame Metabolite (HWZ ~ 2 - 5 Tage!)
- Medikament zur Prämedikation

Opioide

- Synthetisch hergestellte, morphinartig wirkende Analgetika sowie die natürlich vorkommenden Opiate werden unter dem Oberbegriff Opioide zusammengefasst.
- Sie sind fester Bestandteil jedes allgemeinanästhetischen Verfahrens, Analgosedierungen und unverzichtbar in der Schmerztherapie.
- Opioide binden an Opioidrezeptoren und führen zu entsprechender Wirkung (■ Tab. 1.3, ■ Tab. 1.4, *intrinsic activity*).
- Opioidrezeptoren finden sich hauptsächlich im ZNS, vor allem im Bereich des Rückenmarkhinterhorns (substantia gelatinosa) sowie im Bereich des zentralen Höhlengrau (periaquäduktales Grau), daneben im Thalamus, Hypothalamus, Hirnstamm, limbischen System und in geringer Anzahl auch in der Großhirnrinde.
- Experimentell wurden mittlerweile auch periphere Opioidrezeptoren nachgewiesen.
- Die Potenz eines Opioids bedeutet die Wirkung pro Dosis: Im Vergleich von Morphin und Fentanyl bedeutet dies beispielsweise:
    - Fentanyl ist ca. 100mal potenter als Morphin, also braucht man zur Erzielung einer äquivalenten Wirkung zu 1/1 Morphin nur das 1/100 der Dosis von Fentanyl.
- **(gewünschte) Wirkungen** der Opioide
    - sehr gute Analgesie
    - Sedierung
    - antitussive Wirkung

◻ Tab. 1.4 Pharmakologische Daten der Opioide

	Morphin	Alfen-tanil	Remifen-tanil	Sufen-tanil	Fentanyl
Analgetische Potenz	1	30-40	100-200	1000	125
Anschlagszeit (min)	3-5	1-1,5	1	2-3	4-5
Min. Wirkdauer (min)	90	30-60	10	30	20-30
Relative Wirk-dauer (min)	200-250	30-60	20	60-120	100-150
Kontextsensi-tive HWZ nach 4-stündiger Infusionsdauer (min)	-	50	3-4	24	263

— **(unerwünschte) Nebenwirkungen** von Opioiden (**zentral**)
  — zentrale Dämpfung
  — Atemdepression
  — Miosis
  — Übelkeit und Erbrechen
— **(unerwünschte) Nebenwirkungen** von Opioiden (**peripher**)
  — Kontraktion der glatten Muskulatur mit spastischen Obstipationen
  — Erhöhung des Sphinktertonus im Bereich der Gallenwege, Blase oder Magenausgang (klinische Relevanz scheint gering zu sein)
  — Juckreiz
  — Wärme- und Schweregefühl in den Extremitäten
— Es sind insgesamt nur geringe Wirkungen auf das Herz-Kreislauf-System beschrieben; Ausnahmen bilden hier z. B. Morphin, Pentazocin, Pethidin.
— Morphin kann durch eine erhöhte Histaminfreisetzung eine Vasodilatation und somit Hypotonie auslösen.
— Pentazocin kann über eine Stimulation von σ-Rezeptoren eine Tachykardie und Hypertonie bewirken.

▪ Morphin
— (10 - 20 mg/75kg i. v.)
— Plasmaproteinbindung beträgt ca. 30%
— Morphin ist im Vergleich zu anderen Opioiden relativ gut wasserlöslich.
— wird in der Leber metabolisiert und über die Niere ausgeschieden

>Memo

Morphin ist die Referenzsubstanz für sämtliche Opioide!

- Häufig tritt nach Morphingabe ein Blutdruckabfall auf, der auf eine Histaminliberation zurückzuführen ist; dieser kann durch eine verminderte Applikationsgeschwindigkeit minimiert werden.
- in Deutschland häufig zur Tumorschmerztherapie verwandt und seltener in der Akutschmerztherapie
- zugelassen für die epidurale und intrathekale Applikation

Tag 1

- **Fentanyl (Fentanyl®)**
- (1 - 3 μg/kg KG i. v., repetitiv 0,5 - 1,5 μg/kg KG i. v. alle 30 min)
- häufig verwendetes Opioid in der Anästhesie und Intensivmedizin
- ca. 100 mal potenter als Morphin
- Wirkung wird vor allem über den μ-Rezeptorentyp vermittelt
- gehört zusammen mit Sufentanil, Remifentanil und Alfentanil einer Gruppe an
- kommt bei der balancierten, totalen intravenösen Anästhesie und bei Analgosedierung zur Anwendung
- Applikation ist oral, intravenös, transdermal und buccal (als Lolly) möglich

- **Sufentanil (Sufenta®)**
- (0,3 - 0,5 μg/kg KG i. v., Repetitionsdosis 0,15 - 0,3 μg/kg KG i. v.)
- potentestes Opioid
- ca.1000 mal potenter als Morphin
- eignet sich hervorragend zur Narkoseeinleitung und Aufrechterhaltung
- reiner μ-Agonist
- auch häufig zur Analgosedierung von Intensivpatienten verwendet
- Kumulationsgefahr ist nicht so hoch, wie bei Fentanyl; deshalb besser zur kontinuierlichen i. v.- Gabe geeignet.
- Hauptmetabolisierung in der Leber
- bradykarder Effekt kann beobachtet werden
- zugelassen für die epidurale Applikation

! Cave
Kumulation bei Mehrfachgabe

- **Remifentanil (Ultiva®)**
- (0,1 - 0,5 μg/kg KG/min i. v.)
- ultrakurzwirksames Opioid
- zur postoperativen Analgesie frühzeitig ein länger wirksames Opioid geben
- reiner μ-Agonist; strukturell dem Fentanyl verwandt
- wird durch körpereigene unspezifische Gewebsesterasen abgebaut, daher kurze Wirkung
- eignet sich hervorragend für kurze schmerzhafte Eingriffe, da die Patienten meist unmittelbar nach Wirkungsende wach und orientiert sind

! Cave
Rechtzeitiges Ausstellen des Perfusors vor Narkoseausleitung (ca. 30 - 45 min), da es einen stark sedierenden Effekt hat.

1

Tag 1

! Cave
Bei i. v.-Bolusgabe kann eine
starke Thoraxrigidität ausgelöst
werden.

- **Alfentanil (Rapifen®)**
- (5 - 10 µg/kg KG i. v.)
- Die Wirkung tritt bei der Applikation von Alfentanil sehr rasch auf.
- ähnlich schnell wie bei Remifentanil
- nicht so potent wie Fentanyl (ca. nur 1/5 bis 1/10 der Wirkung von Fentanyl)
- eignet sich vor allem für kurze Eingriffe, kann auch kontinuierlich appliziert werden, besitzt jedoch nicht dieselben komfortablen Eigenschaften wie Remifentanil

! Cave
Eine ausgeprägte Thoraxrigidität
ist wie bei Remifentanil bei i. v.-
Bolusgabe möglich.

- **Piritramid (Dipidolor®)**
- (0,1 - 0,15 mg/kg KG i. v.)
- reiner µ-Agonist
- geringes Nebenwirkungspotential
- längere Wirkdauer als Morphin
- Wirkstärke entspricht in etwa dem 0,7-fachen der Wirkstärke von Morphin
- Im anglo-amerikanischen Sprachraum ist dieses Opioid kaum bekannt.

- **Buprenorphin (Temgesic®)**
- (0,3 mg i. v., sublingual 0,2 - 0,4 mg evtl. alle 6 - 8 h)
- wird häufig als µ-Partialagonist eingeordnet
- stärkste Affinität zum µ-Rezeptor, kann deshalb auch nicht mit Naloxon antagonisiert werden
- Antidot ist in diesem Fall das Atemstimulans Doxapram.
- weist einen ausgeprägten Ceiling-Effekt auf und reicht häufig wegen unzureichender Wirkung nicht aus
- Wirkungseintritt nach i. v.-Applikation stark verlangsamt, deshalb nicht zur Narkoseführung geeignet
- wird in der postoperativen Schmerztherapie und in der Tumorschmerztherapie eingesetzt

- **Pethidin (Dolantin®)**
- (0,15 mg/kg KG i. v.)
- reiner µ-Agonist
- ca.1/8 bis 1/5 der analgetischen Potenz von Morphin
- kann vagolytisch wirken und so Tachykardien auslösen
- nicht geeignet zur Schmerztherapie im Rahmen eines Herzinfarktes
- wirkt postoperativem Shivering gut entgegen, ist jedoch stark emetogen
- Anwendung in der postoperativen Schmerztherapie

- **Nalbuphin (Nubain®)**
- (10 - 20 mg i. v./75 kg i. v.)
- Opioid der Agonisten/Antagonisten-Gruppe

- Am μ-Rezeptor wirkt es stark antagonistisch.
- Über den κ-Rezeptor entfaltet es seine schwache analgetische Wirkung.
- Gibt man Nalbuphin nach bereits erfolgter Opioidgabe, so wird die analgetische Potenz des am μ-Rezeptor wirksamen Opioids voll antagonisiert und nur verzögert setzt eine geringe analgetische Wirkung des Nalbuphin ein; es kann sogar die sedierende κ-Rezeptoren Wirkung überwiegen; um dies zu vermeiden appliziert man häufiger, langsame Gaben.
- weist keine relevanten Nebenwirkungen am Herz-Kreislauf- oder Nerven-System auf

Tag 1

- Naloxon (Narcanti®)
- (0,04 mg/75 kg i. v. titrierend alle 3 min)
- potentester (reiner) Opioid-Antagonist
- stärkere Affinität zum μ-Rezeptor, als fast alle Opioide (bis auf Buprenorphin) und kann somit deren Wirkung sehr gut antagonisieren
- Schwächer ist die Affinität zum κ-Rezeptor ausgeprägt, und somit bedarf es hier höheren Dosen.
- Indikation und Einsatz findet Naloxon vor allem in der Antagonisierung einer opioidbedingten Atemdepression.

! Cave
Wirkung des Antagonisten meist kürzer als die des Opioids; Somit sollten antagonisierte Patienten mind. 2 Std. nach Antagonisierung überwacht werden.

Muskelrelaxantien

- zur Verbesserung der Intubationsbedingungen und operativen Arbeit
- Vorläufer der heute gebräuchlichen Muskelrelaxantien ist **Curare**.
    - Dieses Pfeilgift wurde früher von südamerikanischen Indianern zur Jagd eingesetzt.
    - Es lähmte die quergestreifte Muskulatur des getroffenen Tieres.
    - Der Tod trat als Folge des Atemstillstandes ein.
- Muskelrelaxantien lassen sich anhand verschiedener Eigenschaften einteilen.
    - strukturelle Eigenschaften (Aminosteroide – Benzylisochinolone)
    - pharmakodynamische Eigenschaften (depolarisierend – nicht-depolarisierend)
    - pharmakokinetische Eigenschaften (kurz – mittel – langwirksam)
- wirken auf den nikotinischen Acetylcholinrezeptor der motorischen Endplatte (NM) und verhindern die neuromuskuläre Übertragung von Impulsen
- Erste klinische Zeichen einer Muskelrelaxierung finden sich erst, wenn mindestens 70% der Rezeptoren blockiert sind.
- Im Rahmen einer Narkose haben Muskelrelaxantien das höchste Potential eine IgE-vermittelte Hypersensitivität oder eine anaphylaktische Reaktion auszulösen.

>Memo
Zuerst werden **kleine Muskeln relaxiert** (an Auge, Ohr, Finger), dann folgen **Muskeln der Extremitäten**, an **Hals und Stamm**; zuletzt die **Interkostalmuskulatur** und das **Diaphragma**; die Rückkehr der Muskelkraft erfolgt in umgekehrter Reihenfolge.

1

◘ Tab. 1.5 Pharmakologische Daten der Muskelrelaxantien

	Succinyl-cholin	Rocuronium	Cis-Atracurium	Mivacurium	Vecuronium	Pancuronium
Strukturelle Eigenschaft		Aminosteroid	Benzyliso-chinolin	Benzylisochi-nolin	Aminosteroid	Aminosteroid
Anschlagszeit (min)	0,5	1,5-2,5	3-6	2,5-4,5	2-3	3,5-6
Intubationsdosis (mg/kgKG)	0,8-1,5	0,6-1,0	0,2-0,4	0,25	0,15-0,4	0,4-0,1
Dosis zur Nachrelaxation (mg/kgKG)	-	0,2	0,05	0,1	0,04	0,02
Wirkdauer bis TOF >90% (min)	5	55-80	60-90	25-40	50-80	130-220
Haupt-elimination	Pseudo-cholin-esterase	60% hepatisch 40% renal	Spontaner Zerfall (Hoffmann-Elimination)	Pseudo-cholin-esterase	10-20% hepatisch ca. 40% renal	10-20% hepatisch 60-80% renal

Pharmakokinetik

— Die einzelnen Substanzen weisen charakteristische pharmakokinetische Eigenschaften auf (◘ Tab. 1.5):
  — **Anschlagszeit**: Zeit von der Injektion bis zur maximalen Wirkung (auf Intubationsdosis bezogen)
  — **ED_{95}**: Dosis, die für eine 95%ige Unterdrückung der Kontraktionsantwort nötig ist
  — **DUR_{25}** (klinische Wirkdauer): Zeit von der Applikation bis zur Erholung der Muskelkraft auf 25% des Maximalwerts
  — **DUR_{95}** (Gesamtwirkdauer): Zeit von der Applikation bis zur Erholung der Muskelkraft auf 95% des Maximalwerts
  — **Erholungsindex** (Abklinggeschwindigkeit): Zeit, in der die Muskelkraft von 25% auf 75% zunimmt
— Zur Intubation appliziert man normalerweise die 2-fache ED_{95} Dosis

>Memo
>Memo
Da Succinylcholin eine Depolarisation der Muskelfaser verursacht, kann die neuromuskuläre Blockade weder mit der Akzelerometrie gemessen noch mit Neostigmin oder Pyridostigmin antagonisiert werden.

Depolarisierendes Muskelrelaxans

— Suxamethonium = Succinylcholin (Lysthenon®)
— bindet ebenso wie Acetylcholin an den nikotinergen Rezeptor und führt durch eine Öffnung des Rezeptors zu einer Depolarisation der postsynaptischen Membran (Depolarisationsblock oder Phase-I-Block)
— kann nur durch die im Plasma vorhandene Pseudocholinesterase gespalten werden und wirkt deswegen länger, als Acetylcholin, welches von dem membranständigen Enzym Acetylcholinesterase gespalten wird

- der Depolarisationsblock zeigt sich initial in Muskelfaszikulationen und -kontraktionen und nachfolgender schlaffer Lähmung

- Durch eine Präkurarisierung kann das generalisierte Faszikulieren der Muskulatur und die damit zusammenhängenden Nebenwirkungen verringert werden; hierfür wird ein nicht-depolarisierendes Muskelrelaxans in einer Dosis, die einen großen Anteil der nikotinischen Acetylcholinrezeptoren blockiert, jedoch nicht klinisch wirksam ist, vorab verabreicht.
- Bei Anwendung sehr hohen Dosen von Succinylcholin lässt sich ein sog. Dualblock (Phase-II-Block) auslösen, bei dem eine Muskelblockade auch ohne Depolarisation besteht; der genaue Mechanismus ist nicht bekannt.
- schnellste Anschlagszeit, daher Hauptindikation bei der RSI
- Kontraindikationen
    - Hyperkaliämie
    - Verbrennungen, die älter als 6 h sind
    - Querschnitt und andere Zustände, die mit einer erhöhten Expression von Acetylcholin-Rezeptoren einhergehen
    - Sepsis
    - alle primären Muskelerkrankungen
- unerwünschte Nebenwirkungen
    - Hyperkaliämie
    - Muskelfaszikulationen und Muskelkater (durch Präkurarisierung verringert)
    - Steigerung des intrakraniellen Drucks und Augeninnendrucks
    - Histaminfreisetzung
    - Triggersubstanz für die maligne Hyperthermie
- Eine Nachrelaxierung mit Succinylcholin sollte vermieden werden.

Nicht-depolarisierende Muskelrelaxantien

- konkurrieren mit Acetylcholin um die Bindung am nikotinergen Rezeptor der postsynaptischen Membran (kompetitive Hemmung)
- Die Wirkdauer kann durch nicht-depolarisierende Muskelrelaxantien verstärkt werden.

- **Rocuronium (Esmeron®)**
- mittellang wirksam
- Standardrelaxans
- preiswert
- schnellste Anschlagzeit der nicht-depolarisierenden Muskelrelaxantien (~2 min), daher auch zur RSI verwendbar (durch erhöhte Dosis Reduktion der Anschlagzeit auf 90 s möglich)

1

- ▪ **Cis-Atracurium (Nimbex®)**
- ▬ geringstes anaphylaktisches Potenzial
- ▬ Standard bei Nieren- und Leberinsuffizienz, da spontaner Zerfall (Hoffmann Elimination)
- ▬ Stereoisomer von Atracurium, das jedoch gegenüber Cis-Atracurium eine deutliche erhöhte Histaminfreisetzung hat

- ▪ **Mivacurium (Mivacron®)**
- ▬ kürzeste Wirkdauer der nicht-depolarisierenden Muskelrelaxantien, daher gut für kurze Eingriffe geeignet
- ▬ besitzt höchstes anaphylaktisches Potenzial

- ▪ **Vecuronium (Norcuron®)**
- ▬ mittellang wirksam
- ▬ geeignet bei Niereninsuffizienz (hohe biliäre Elimination)
- ▬ Abkömmling des Pancuronium

- ▪ **Pancuronium (Organon®)**
- ▬ langwirksames Relaxans
- ▬ Tachykardien durch Norardrenalinfreisetzung und Vagolyse möglich
- ▬ Verlängerte Wirkzeiten der Muskelrelaxantien können aus Zuständen resultieren, die den Abbau der Relaxantien beeinflussen.
  - ▬ Hypothermie
  - ▬ Nieren- und Leberinsuffizienz (verminderte Bildung der Pseudocholinesterase [PCHE] bei Leberinsuffizienz)
- ▬ Bei Patienten mit einer atypischen PCHE kann die Wirkdauer von Succinylcholin und Mivacurium mäßig (heterozygote Ausprägung) bis stark (homozygot) verlängert sein; hier muss der Patienten nachbeatmet werden, da eine Antagonisierung nicht sinnvoll ist; zur Aufdeckung eines Vorliegens einer atypischen PCHE kann man die Dibucainzahl bestimmen; Dibucain ist ein Lokalanästhetikum, das die typische PCHE stärker inhibiert, als die atypische; die prozentuale Hemmung wird als **Dubicainzahl** bezeichnet (Dibucainzahl von 70% = normale PCHE-Aktivität, Dibucainzahl von 35 - 65% = heterozygot atypische PCHE, Dibucainzahl um 30% = homozygot atypische PCHE)

Antagonisierung

- ▬ Durch Gabe von Cholinesterasehemmern wie Neostigmin und Pyridostigmin lässt sich die Wirkung der nicht-depolarisierenden Muskelrelaxantien antagonisieren.
- ▬ Sie hemmen die Acetylcholinesterase, wodurch die Acetylcholinkonzentration an der motorischen Endplatte steigt und die Muskelkraft zunimmt.
- ▬ Die Antagonisten und Muskelrelaxantien weisen unterschiedliche Halbwertszeiten auf, sodass eine erneute einsetzende relaxierende Wirkung möglich ist.

- Durch Gabe von anderen Pharmaka (z. B. Magnesium, Ca^{2+}-Antagonisten, Aminoglykoside), verstärkt sich die neuromuskuläre Blockade und eine erneute Relaxation wird wahrscheinlich.
- Daher ist streng zu fordern, dass der Zeitpunkt zum Antagonisieren frühestens bei Wiederauftreten der vierten Muskelkontraktion im TOF ist.
- Des Weiteren ist zu beachten, dass bei Antagonisierung der Acetylcholinesterase auch die Pseudocholinesterase inhibiert und somit dem endgültigen Abbau von Mivacurium entgegen gewirkt wird.
- Da nach Antagonisierung auch an den vegetativen Synapsen erhöhte Acetylcholin-Spiegel vorliegen, ergeben sich die typischen Nebenwirkungen.
  - Bradykardie und Hypotonie (Vasodilatation)
  - Hypersalivation
  - Bronchokonstriktion
  - gesteigerte postoperative Übelkeit und Erbrechen
- Um diese zu vermeiden, appliziert man neben Neostigmin auch immer Atropin oder Glycopyrrolat (Rubinol®).
- Eine neuartige Substanz zur Antagonisierung von Muskelrelaxantien vom Aminosteroid-Typ ist **Sugammadex** (Bridion®).
  - Nach der i. v.-Injektion von Sugammadex werden alle intravasalen Steroid-Muskelrelaxantien enkapsuliert; sämtliche extravasal und an der neuromuskulären Endplatte befindlichen Muskelrelaxantien werden im nächsten Schritt nach intravasal rekrutiert und ebenfalls enkapsuliert.
  - So gelingt in kürzester Zeit eine irreversible Blockierung der Muskelrelaxantien.
  - Mit der adäquaten Dosis kann so jede Tiefe der neuromuskulären Blockade reversiert werden.
  - Sugammadex ist den herkömmlichen Antagonisten aufgrund seiner schnelleren und irreversiblen Wirkung und niedrigen Nebenwirkungsrate deutlich überlegen.
  - Bisher jedoch findet die Substanz durch den noch sehr hohen Preis nur vereinzelt Anwendung.

Monitoring

- Der Relaxierungsgrad der Muskulatur kann einerseits durch **klinische Zeichen** und anderseits objektiv durch eine **Relaxometrie** erfasst werden.
- Zu den klinischen Zeichen zählen spontane Muskelbewegungen, Spontanatmung mit ausreichendem Tidalvolumen und einer physiologischen Atemfrequenz, Bauchpresse.
- Um das Ausmaß der Blockade zu erfassen, bieten sich zwei Möglichkeiten an:
  1. Stimulation über einen externen Stimulator mit visueller oder taktiler Beurteilung der Muskelzuckungen

Tag 1

>Memo
Die Extubation kann erfolgen, wenn ein Patient für mindestens 5 sek die Augen öffnen, die Zunge rausstrecken, den Kopf anheben oder die Hand fest drücken kann.

2. Akzelerometrie, die im perioperativen Monitorsystem integriert ist und eine Quantifizierung zulässt; Üblicherweise wird der N. ulnaris stimuliert und die Kontraktion des M. adductor pollicis gemessen.

— Verschiedene Stimulationsmuster stehen zur Verfügung und weisen je nach Relaxierungsgrad Vorteile auf:

— **TOF (train of four)**
  – 4 Einzelreize im Abstand von 0,5 s
  – Beim erstem Auftreten der vierten Antwort besteht eine etwa 25%ige Erholung; Zeitpunkt zum Nachrelaxieren und erstmöglicher Zeitpunkt der Antagonisierung
  – Ab einer TOF-Ration von 40 - 50% werden die Kontraktionen vom Beobachter visuell und taktil als gleich stark wahrgenommen.

— **DBS (double burst stimulation)**
  – zwei 50 Hz Salven, wobei die erste aus 3, die zweite aus 2 - 3 Einzelreizen besteht (DBS3,2 oder DBS3,3)
  – Hier ist das Ermüdungsphänomen stärker ausgeprägt, als beim TOF, daher lassen sich Restblockaden (entsprechend einem TOF von 60 - 70%) besser visuell und taktil erkennen.

— **Tetanischer Reiz**
  – 5s bei 50 - 100 Hz, initial Zunahme der Muskelkraft, mit steigender Frequenz stärkere Ermüdung; so können diskrete Restblockaden erkannt werden.
  – 40% der Rezeptoren müssen frei sein, um 5 s bei 100 Hz ohne Ermüdung durchzuhalten
  – Nach Stimulus muss 5 - 10 min bis zum nächsten gewartet werden, daher nicht zur kontinuierlichen Überwachung geeignet

— **PTC (post tetanic count)**
  – Überwachung tiefer neuromuskulärer Blockaden, die mit dem TOF nicht erkannt werden können
  – 5 s 50 Hz (Acetylcholinkonzentration im synaptischen Spalt steigt), nach 3 s 10 - 15 Einzelreize mit je 1 Hz, dann wird Anzahl der wahrzunehmenden Einzelreize beurteilt
  – Operateure beurteilen die Qualität der neuromuskulären Blockade teilweise anders, als der objektive TOF; Begründung hierfür ist u. a. eine verminderte Empfindlichkeit der Zwerchfellmuskulatur gegenüber Muskelrelaxantien (es wird die 1,5 bis 2-fache Dosis zur vollständigen Blockade benötigt), außerdem erholt sich die Zwerchfellmuskulatur 20 - 30% schneller als die des M. adductor pollicis.

1.2.2 Ablauf einer Allgemeinanästhesie

Tag 1

- Der Ablauf jeder Allgemeinanästhesie lässt sich in drei unterschiedliche Phasen einteilen:
  1. Einleitung
  2. Narkoseaufrechterhaltung
  3. Ausleitung

Standard-Einleitung

- Der hier vorgestellte Einleitungsalgorithmus gilt für Patienten ohne Nebenerkrankungen, allerdings bleibt jede Narkose ein auf den Patienten individuell angepasster ärztlicher Eingriff.
- In Abhängigkeit von Grunderkrankungen muss das Schema verlassen und z. B. weniger kreislaufdepressive Medikamente gewählt werden.

- Ablauf
- Begrüßung und penibler Namens- und Geburtsdatumsvergleich
- Aktenkontrolle von EKG und aktuellen Laborparametern (insbesondere Hämoglobin, Kalium, Quick, PTT, Thrombozyten, Harnstoff, Kreatinin)
- sofern vorhanden Kontrolle von Röntgen-Thorax und Zusatzuntersuchungen (UKG, Belastungs-EKG, Lungenfunktion, usw.)
- kurze Anamnese bzgl. Belastbarkeit, Angina pectoris – Symptomatik, Reflux, Medikamente, sonstiger Auffälligkeiten, Größe und Gewicht
- Anlegen von Blutdruck-Messung (NIBP), EKG, O_2-Sättigung mit Protokollierung
- i. v.-Zugang und Anschluss einer Infusion (Ringer- oder NaCl-Lösung)
- Kontrolle von Medikamenten und Equipment (Absauger, Laryngoskop, Tubus, …)
- Für Ruhe im Vorraum sorgen! (Türen schließen, Telefon abstellen, …)
- Standardeinleitung:
- 1 - 2 min Präoxygenierung mit 80 - 100% O_2 und einem Flow von 3 - 6 l/min über eine Beatmungsmaske (dieses dient dem Zweck, einen möglichst hohen O_2-bei geringem N_2-Anteil in der Lunge zu generieren)
- Opiatgabe – warten bis das Opiat wirkt (Husten, Müdigkeit, Flush, Juckreiz, Sedierung, Schwindel)
- Gabe des i. v.-Hypnotikums und Patienten dabei auffordern, tief ein- und auszuatmen
- Nach etwa 30 s erlischt der Lidreflex und die Spontanatmung sistiert.
- Pat. wird nun mit der Maske beatmet (bei einem Druck <20 mmHg, da sonst Luft in den Magen gelangt), ggf. Wendel- oder Guedel-Tubus zur Hilfe nehmen

Tag 1

— wenn dieses sicher möglich ist (Thorax hebt sich, CO_2 in der Ausatemluft messbar): Muskelrelaxansgabe
— je nach Substanz 1,5 - 3 min warten und dabei Maskenbeatmung durchführen
— Intubation unter Sicht
— Lagekontrolle des Tubus durch:
  — Inspektion (seitengleiche Hebung des Thorax, seitengleiche Auskultation)
  — exspiratorisches CO_2 (bei Fehlen Evaluation ob Tubus richtig liegt!)
— Tubus fixieren
— auf maschinelle Beatmung umschalten und ggf. (balancierte Anästhesie) Narkosegas zugeben
— **Einstellungen für die maschinelle Beatmung**:
  — 6 ml/kg Idealgewicht Tidalvolumen bei einer Atemfrequenz von 10 - 12 Zügen/min (600 ml bei 150 cm Körpergröße und 100 KG sind zu viel!)
  — 40% O_2 bei initial 3 l/min Frischgas-Flow
  — PEEP (*positive endexpiratory pressure*) zur Atelektasenprophylaxe

Rapid sequence induction (RSI)

— Ziel der RSI ist, das Risiko für ein Erbrechen und die bei erloschenen Schutzreflexen resultierende Aspiration von saurem Mageninhalt in die Lunge zu minimieren.
— Indikation sind alle Zustände, die mit einem erhöhten Aspirationsrisiko einhergehen:
  — fehlende Nüchternheit
  — Schwangere ab der 12. SSW
  — massive Adipositas
  — bekannter Reflux
  — stenosierende gastrointestinale Erkrankungen
  — erhöhter Hirndruck
— Gabe von Natriumcitrat oral (bis zu 30 min vor der Narkose)
— sofern Magensonde liegt: absaugen und ziehen
— Überprüfung des Sekretabsaugers
— 30° Oberkörperhoch- oder -tieflagerung
— ausreichende Präoxygenierung bei geschlossener Maske über mehrere Minuten mit 100% O_2 bei einem Flow von 8 - 12 l/min
— Patienten auffordern tief zu atmen!

! Cave
Opiat wirkt emetisch!

— Opiatgabe bei starken Schmerzen
— nach 1 min Gabe des Hypnotikums (meistens Thiopental [Trapanal®] 2 - 5 mg/kg Kg)

! Cave
Keine manuelle Maskenbeatmung!

— direkt danach Rocuronium 0,9 mg/kg KG oder Succinylcholin 1,5 mg/kg KG
— Patienten auffordern tief zu atmen!
— nach 30 - 45 s Intubation (s. d.) mit Führungsstab
— wenn nicht zu intubieren: 1. Maskenbeatmung 2. Hilfe holen

— Lagekontrolle des Tubus (s. o.)
— Narkoseaufrechterhaltung als balancierte Anästhesie oder
  TIVA

Aufrechterhaltung der Narkose

— Die Medikamente decken wieder die zwei wichtigen Säulen ab
  (Analgesie und Hypnose).
— Hypnotika werden kontinuierlich über eine Spritzenpumpe
  (Standardmedikament: Propofol) oder mit der Atemluft
  appliziert.
— Analgetika können intermittierend als Bolusgabe oder kontinu-
  ierlich über Spritzenpumpen verabreicht werden.
— Ggf. ist eine Muskelrelaxierung für die Beatmung oder die
  Operationssituation erforderlich.
— Des Weiteren ist das Flüssigkeitsdefizit der Nacht und der intra-
  operative Flüssigkeitsverlust auszugleichen (▶ Abschn. 1.4)
  — Auswahl einfacher und typischer intraoperativer Zeichen, die
    eine kausale Intervention erfordern:
    – Hypotonie und Bradykardie als Zeichen einer zu tiefen
      Narkose
    – Hypertonie und Tachykardie als Zeichen einer zu flachen
      Narkose
    – Tachykardie als Zeichen eines Volumenmangels
— Die Therapie der einzelnen Zustände hat in erster Linie kausal zu
  erfolgen.
— Medikamentös werden kurzwirksame Substanzen verwendet, da
  bei diesen eine bessere Steuerbarkeit vorliegt
  — bei Hypotonie: Akrinor® (Cafedrin (hemmt die Phospho-
    diesterase) und Theodrenalin (β_2-Sympathomimetikum) oder
    Noradrenalin (Arterenol®))
  — bei Hypertonie: Clonidin (Catapresan®), Urapidil (Ebrantil®)
    oder Nitroglycerin
  — bei Bradykardie: Atropin oder Orciprenalin
  — bei Tachykardie und Hypertonie: β-Blocker oder Clonidin
    oder Analgetika

Narkose-Ausleitung

— Zur Extubation müssen zwei Grundvoraussetzungen erfüllt sein.
  — Der Patient muss wieder suffizient spontan atmen.
  — Die Schutzreflexe müssen zurückgekehrt sein.
— Je nach Narkoseverfahren (balanciert oder TIVA) ergeben sich
  dabei charakteristische Unterschiede
  — balancierte Anästhesie:
    – Kombination von verschiedenen Narkosemedikamenten, um
      synergistische Effekte zu nutzen und die unerwünschte Ne-
      benwirkungen zu reduzieren; meist ist die Kombination eines
      Inhalationsanästhetikums und einer Opioidanalgesie gemeint.
    – häufigstes Verfahren einer Allgemeinanästhesie

Tag 1

- ca. 15 min vor dem Operationsende beginnt man den Patienten spontan atmen zu lassen: d. h. der Anästhesist/in hypoventiliert den Narkotisierten bei reduzierter Narkosegaskonzentration
- Durch den pCO_2-Anstieg kommt es zu einem Atemantrieb, sofern kein Opiat- oder Muskelrelaxantienüberhang (s. u.) vorliegt.
- Zum Operationsende wird die Zufuhr an volatilem Anästhetikum gestoppt und der Flow in dem Beatmungsgerät bei 100% O_2 maximiert (~ 10 l/min); dadurch sinkt der Anteil an Narkosegas in der Inspirationsluft auf 0%, und der Patient eliminiert durch jeden Atemzug das im Blut gelöste volatile Anästhetikum.
- Bei Rückkehr der Schutzreflexe (z. B. Schlucken: besonders wichtig nach Eingriffen im Mundbereich und bei erhöhtem Aspirationsrisiko) kann der Patient extubiert werden.
- TIVA
  - Die totale intravenöse Anästhesie (TIVA) verzichtet vollständig auf die Verwendung von Inhalationsanästhetika; sie besteht aus einem Hypnotikum, Opiatanalgetikum und einem Muskelrelaxans bei Bedarf.
  - Indikationen: Vorliegen von postoperativer Übelkeit und Erbrechen (PONV), Disposition für Maligne Hyperthermie, erhöhter intrakranieller Druck
  - Vorteil liegt in ihrer guten Steuerbarkeit und kurzen Wirkdauer aufgrund des häufig zur TIVA verwendeten Propofols, das zu einem schnellen postoperativen Erwachen mit klarem Bewusstsein bei gutem Allgemeinbefinden
  - Propofol ist das Hypnotikum der Wahl, da alle anderen i. v.-Anästhetika mit erheblichen Nebenwirkungen bei kontinuierlicher Anwendung einhergehen.
  - Als Opiatanalgetikum besitzt Remifentanil die besten Steuerbarkeit.
  - Der Anästhesist/in reduziert 30 Minuten vor Ende der Narkose die kontinuierlich applizierte Dosis an Propofol.
  - Fünf Minuten vor Operationsende wird die Propofol-Infusion ausgeschaltet.
  - Typisch für Propofolnarkosen ist, dass der Patient nach kurzer Zeit spontan die Augen öffnet, schluckt, gezielte Abwehrbewegungen in Richtung Tubus durchführt und binnen weniger Minuten weitestgehend orientiert ist.
  - Die Extubation ist bei Augenöffnung relativ ungefährlich, sofern ein Muskelrelaxantien- und Opiatüberhang ausgeschlossen ist.
  - nach Extubation: Applikation von 100% O_2 über die Maske und Kontrolle der Spontanatmung
  - vor Verlegung in den Aufwachraum: 3 - 5 min Spontanatmung bei Raumluft (~ 20% O_2): Kontrolle der O_2-Sättigung

Opiatüberhang

- Charakteristisch ist eine Bradypnoe mit vertieften Atemzügen und Kommandoatmung (d. h. bei verbaler Aufforderung kommt es zur Inspiration).
- Wichtig hierbei ist zu wissen, dass der Atemantrieb mit Schmerzreizen korreliert.
- Nach der Extubation kann es erneut zum Sistieren der Spontanatmung kommen, da der Stimulus durch den Tubus erlischt, deswegen sollte man die Extubation erst bei Atemfrequenzen von über 10 - 12 Zügen/min durchführen.
- Eine Antagonisierung eines Opiatüberhangs im Rahmen eines operativen Eingriffs mit Naloxon (Narcanti®) ist nicht empfehlenswert, da dadurch starke postoperative Schmerzen auftreten können; eher geduldiges Abwarten einer sichereren Atmung

> Memo
Eine typische und die gefährlichste Nebenwirkung von Opiaten ist die Atemdepression.

Muskelrelaxantienüberhang

- Eine relevante Restwirkung von Muskelrelaxantien erkennt man klinisch an einer erhöhten Atemfrequenz (Atemantrieb ist vorhanden) bei kleinen Zugvolumina.
- Auch Zeichen einer vegetativen Erregung (Relaxierung bei Bewusstsein) wie Tachykardie und Hypertonie sind typisch.
- Bei einem Überhang an Muskelrelaxantien besteht die Gefahr der Hypoxie und Hyperkapnie.
- Therapeutisch gibt es zwei Möglichkeiten.
  - Nachbeatmung und Sedierung des Patienten, solange, bis die Wirkung des Relaxans nachgelassen hat (Vorgehen bei Vorliegen einer atypischen PCHE)
  - Antagonisierung der Muskelralaxierung (s. o.)

Benzodiazepinüberhang

- Besonders bei älteren Menschen ist ein verzögertes Aufwachverhalten und eine ungenügende Spontanatmung nach Beendigung der Hypnotikazufuhr oft durch eine zu hohe Dosis an Benzodiazepinen zur Prämedikation erklärbar.
- Die Benzodiazepinwirkung kann durch Flumazenil (Anexate®) antagonisiert werden.

! Cave
Die Benzodiazepinwirkung kann die antagonistische Wirkung von Flumazenil überdauern, sodass erneut eine Sedierung eintreten kann!

Präoperativ ergänzende Maßnahmen

- Nach der Einleitung werden, je nach operativer Eingriffsart und dem Allgemeinzustand des Patienten, weitere Arbeitsschritte am narkotisiertem Patienten durchgeführt, da sie subjektiv als unangenehm empfunden werden und keine aktive Kooperation des Patienten erfordern:
- zentraler Venenzugang (ZVK)
  - zum Monitoring (zentraler Venendruck)
  - zur Blutabnahme (zentralvenöse Sättigung)
  - zur Volumen- und Medikamentengabe

Tag 1

- invasive arterielle Druckmessung
    - zum Monitoring
    - zur Blutabnahme (arterielle Blutgasanalyse [BGA]: gibt Auskunft über metabolische respiratorische Störungen, Elektrolyte, Hämoglobin, Blutzucker)
- bei längeren Eingriffen, Bauchlage oder erhöhtem Aspirationsrisiko: Magensonde
- Temperatursonde
- neuromuskuläres Monitoring, um die Wirkung des verabreichten Muskelrelaxans einzuschätzen
- bei längeren Eingriffen: Blasenkatheter
- bei längeren Eingriffen oder kardiovaskulären Vorerkrankungen ergreift man Wärmemaßnahmen zum Schutz vor Unterkühlung:
    - Warmluftgerät
    - Infusionswärmer
    - Low-Flow-Anästhesie

1.2.3 Atemwegssicherung

- Die Sicherung der Atemwege soll eine adäquate Ventilation gewährleisten.
- Je nach Schweregrad kann sie mit oder ohne Hilfsmittel durchgeführt werden.
- Die klassischen Maßnahmen ohne Hilfsmittel, die zur Sicherung der Atemwege dienen, sind:
    - leichtes Überstrecken des Kopfes (»*Head Tilt*«)
    - Anheben des Kinns (»*Chin Lift*«)
    - **Esmarch-Handgriff**: Kopf in Neutralstellung, beidseits den Unterkieferwinkel mit Mittel- und Zeigefinger fassen, den Unterkiefer anheben und zusätzlich durch Druck auf die Kinnspitze mit den Daumen den Mund öffnen
    - evtl. Entfernen eines Fremdkörpers
    - evtl. Absaugen von Erbrochenem
- Diese Maßnahmen reichen meist nur für einen kurzen Moment aus und müssen stets mit einer Beatmung fortgesetzt werden; dazu sind Hilfsmittel nötig, und am häufigsten werden Masken und Tuben eingesetzt.

Gesichtsmasken

- Die Maske ist eines der wichtigsten Instrumente des Atemwegsmanagements.
- Zusammen mit einem Beatmungsbeutel (meist mit Reservoir und Sauerstoffanschluss) kann eine Maskenbeatmung durchgeführt werden.
- Dabei spielt das Halten der Maske am Patient eine wichtige Rolle; zur Vermeidung der Atemwegsrückverlagerung wendet man vor Aufsetzen der Maske den Esmarch-Handgriff an.

- Dann wird mit einer Hand der Kopf/ Kiefer weiter fixiert, während mit der anderen Hand die Maske, vom Nasenrücken ausgehend, aufgesetzt wird.
- Um die Maske möglichst gut abzudichten, wird der nasale Anteil mit Druck durch Daumen/ Daumenballen an die Anatomie angepasst, während mit den restlichen Fingern ein Gegendruck am Unterkiefer erzeugt wird.

Guedel- und Wendel-Tubus

- Diese Tuben dienen zum Freihalten der Atemwege, bieten aber keinen Aspirationsschutz.
- Sie können eine Maskenbeatmung erheblich erleichtern, da sie eine Verlegung der Atemwege durch das Zurückfallen der Zunge verhindern.
- Der Guedel-Tubus (Oropharyngealtubus) wird häufiger als der Wendl-Tubus zum Einsatz gebracht.
  - Bei Erwachsenen werden die Größen 3/4/5, bei Kindern die Größe 2 und bei Säuglingen und Kleinkindern die Größe 000/00/0/1 verwendet.
  - Ein zu klein gewählter Guedel-Tubus kann durch Zurückdrücken des Zungengrundes zur Verlegung der Atemwege führen.
  - Ein zu großer Tubus kann durch seine Spitze die Atemwege blockieren oder eine Vagusstimulation mit Erbrechen, Bradykardie (bis zur Asystolie) auslösen.
  - Zum Einbringen des Oropharyngealtubus wird dieser mit der Spitze zum Gaumen zeigend eingeführt und unter Drehung von 180 Grad komplett eingesetzt.
- Die Wahl des richtigen Wendel-Tubus (Nasopharyngealtubus) erfolgt durch Längenabmessung von Nasenspitze bis Ohrläppchen
  - Ein zu groß gewählter Wendl-Tubus kann zur Weichteilverletzung oder zur Atemwegsverlegung führen.
  - Im Gegensatz zum Guedel-Tubus verursacht er einen wesentlich geringeren Vagusreiz und wird auch vom sedierten Patienten toleriert.
  - Eingelegt wird der Nasopharyngealtubus über Nasenhöhle und Rachenhinterwand, wobei die Spitze senkrecht eingeführt und unter Drehung im Uhrzeigersinn weiter geschoben wird.

Endotracheale Intubation

- Die endotracheale Intubation ist definiert als das Einführen eines Schlauches oder Tubus durch die Stimmritze.
- Sie ist die sicherste Methode zur definitiven Sicherung der Atemwege.
- Sie erlaubt eine Überdruckbeatmung des Patienten, ohne dass für diesen die Gefahr einer Überblähung des Magens oder der Aspiration besteht.

Tag 1

> **>Memo**
> Die Wahl der richtigen Größen eines Oropharyngealtubus erfolgt durch das Abmessen der Entfernung vom Mundwinkel bis zum Ohrläppchen.

Tag 1

- Indikationen zur endotrachealen Intubation:
  - Glasgow Coma Scale <8, fehlende Schutzreflexe
  - drohende Atemwegsverlegung (z. B. Schwellung, Blutung)
  - Aspirationsgefahr, z. B bei Oberbaucheingriffen, Thorakotomien, ungünstiger Operationslagerung (Bauchlage, Nephrektomielagerung), Schwangerschaft ab 2. Trimenon
  - Kraniotomie
  - Ventilations- und Oxygenierungsstörung
  - Operationen im Larynx- und/oder Trachealbereich
- Es gibt Endotrachealtuben aus verschiedenem Material sowie in unterschiedlichen Formen und Größen.
- Die meisten Tuben besitzen am distalen Ende eine aufblasbare Manschette, den sog. Cuff; das Blocken dieses Cuffs (durch Aufblasen der Manschette mit Luft) ermöglicht eine Abdichtung der Luftröhre; es wird individuell nur mit so viel Luft geblockt, bis keine Atemnebengeräusche mehr zu hören sind.
- Wegen der möglichen Schädigung der Schleimhaut werden bei Kindern bis 8 Jahren standardmäßig Tuben ohne Cuff verwendet.
- Bei der Wahl der richtigen Tubusgröße orientiert man sich grob am Alter und Geschlecht des Patienten (◘ Tab. 1.6)
- Bei Kindern stimmt meist die Tubusgröße mit der Größe des Kleinfingers überein. Eine der folgenden Formeln kann ebenfalls zu Rate gezogen werden:
  - Tubusgröße (mm ID) = 4 + (Alter in Jahren/4)
  - Außendurchmesser (in Charrière) = 18 + Alter in Jahren; 1 Charrière ~ 1/3 mm

- Praktisches Vorgehen
- Vor jeder endotrachealen Intubation muss das gesamte Instrumentarium und Zubehör vorbereitet und getestet sein.
  - Maske und Beatmungsbeutel mit Sauerstoffanschluss und Sauerstoffreservoir
  - Laryngoskop mit Spatel (gebogen oder gerade); auf Funktion überprüfen
  - Endotrachealtubus (mit bereitliegendem Führungsstab), Cuff auf Dichtigkeit überprüfen
  - Konnektoren und Adapter für den Tubus
  - 20 ml Spritze zum Blocken des Cuffs
  - Absauggerät und Absaugkatheter, auf Funktion überprüfen
  - Guedel-Tubus
  - Stethoskop zur Lagekontrolle
  - Material zum Fixieren (Mullbinde oder Pflaster)
  - Magill-Zange
- Durchführung der orotrachealen Intubation
  - vor jeder Intubation/vor Narkoseeinleitung: Inspizieren der Mundhöhle des Patienten (Zahnstatus, Zahnprothese?), maximale Mundöffnung/ Reklination des Kopfes überprüfen

>Memo

Die Größe eines Tubus wird nach dem Maß des Innendurchmessers (ID) in mm oder des Außendurchmessers (AD) in Charrière angegeben: Für erwachsene Männer werden meist Tuben der Größe 8,0 mm und 8,5 mm, für erwachsene Frauen 7,0 mm und 7,5 mm verwendet.

! Cave

Zu kleine Tuben erhöhen den Widerstand gegen die Strömung der Atemluft, zu große Tuben schädigen Larynx und Trachea!

Tag 1

◻ Tab. 1.6 Richtwerte für die Wahl der Tubusgröße bei orotrachealer Intubation

Alter	Innerer Durchmesser (mm)	Umfang Charrière (mm)
Kinder		
Frühgeborene	2,5	12
Neugeborene	3,0	14
1 - 6 Monate	3,5	16
6 - 12 Monate	4,0	18
1 - 2 Jahre	3,5 - 4,5	16 - 20
2 - 3 Jahre	4,0 - 5,0	18 - 22
3 - 4 Jahre	4,5 - 5,5	20 - 24
4 - 5 Jahre	5,0 - 6,0	22 - 26
5 - 6 Jahre	5,5 - 6,5	24 - 28
6 - 7 Jahre	6,0 - 6,5	26 - 28
7 - 9 Jahre	6,5	28
10 - 11 Jahre	6,5 - 7,0	28 - 30
12 - 13 Jahre	7,5	32
14 - 16 Jahre	7,0 - 8,0	30 - 34
Erwachsene		
Frauen	7,0 - 7,5	30 - 32
Männer	8,0 - 8,5	34 - 36

- Leicht erhöhte (ca. 10 cm)/leicht überstreckte Lagerung des Kopfes, zur Verbesserung der Sicht auf den Larynx (sog. Schnüffelposition)
- Ausreichend lange Präoxygenierung
- Narkoseeinleitung (Muskelrelaxantiengabe erst, wenn Maskenbeatmung problemlos)
- Öffnen des Mundes mit der rechten Hand
- Einführen des Laryngoskopes mit der linken Hand, von rechts her wird die Zunge mit dem Spatel nach links gedrängt und das Laryngoskop weiter vorgeschoben, bis die Spatelspitze in dem Raum zwischen Epiglottis und Zungengrund (Plica glossoepiglottica/Vallecula) liegt
- Ziehen des Laryngoskop nach vorne-oben (in Richtung einer gedachten Linie entlang des Laryngoskop-Griffes), wodurch Mundboden und Kehldeckel angehoben und die Stimmbänder sichtbar werden (kein Hebeln im Handgelenk!)

Tag 1

- Einführen des von einem Assistenten angereichten Endotracheal-Tubus mit der rechten Hand und Vorschieben bis der Cuff hinter den Stimmlippen positioniert ist (bei Erwachsenen ab Zahnreihe Oberkiefer meist 18-22 cm; Pat. <18 Jahre: ab Zahnreihe OK = 12 + (Alter in Jahren/2)
  - falls nötig, Entfernung des Führungsstabes und Anschluss eines Beatmungsbeutels
  - Blockung des Cuffs mit 5-10 ml Luft solange, bis bei der Beatmung inspiratorisch keine Luft mehr aus der Trachea entweicht (Nebengeräusche)
  - Feststellung der korrekten Tubuslage durch Auskultation beider Thoraxhälften (seitengleiche Belüftung?) und über dem Epigastrium (blubberndes Geräusch deutet auf ösophageale Tubuslage), symmetrisches Heben und Senken des Thorax, falls vorhanden CO_2-Nachweis per Kapnometrie
  - Fixierung des Tubus mit Pflaster oder Mullbinde; ggf. zusätzlich Einbringen eines Guedel-Tubus zur Sicherung.
  - Umrechnung: Charrière = Durchmesser × 4 + 2
- Die häufigsten »Anfängerfehler« sind:
  - Fehlende Reklination
  - Spatel nicht weit genug nach rechts eingeführt (Zunge versperrt die Sicht)
- Lagekontrolle des Endotrachealtubus
  - Der sicherste Beweis für eine korrekte endotracheale Intubation ist das Einführen des Tubus zwischen den Stimmbändern unter Sicht.
  - CO_2-Nachweis mithilfe eines Kapnometers
  - Auskultation über beiden Lungenseiten (seitlich)
  - Negativkontrolle über dem Epigastrium
  - Seitengleiches Heben und Senken des Thorax
  - unsichere Zeichen einer endotrachealen Tubuslage: Beschlagen der Tubusinnenseite unmittelbar nach dem ersten Beatmungsversuch, die Konstanz der pulsoxymetrischen Sättigung über längere Zeit
- Komplikationen der Intubation
  - postoperativ Husten, Heiserkeit, Halsschmerzen
  - akute Verletzungen
    - Zahnschäden/-verlust
    - Stimmbandverletzungen, Aryknorpelluxation, Larynxödem
    - Blutung/Schwellung bei forcierter Intubation
    - Tracheal-/Bronchialverletzung, v. a. bei Anwendung eines Führungsstabes
    - Atelektasenbildung und Hypoxämie bei einseitiger Intubation
    - Regurgitation von Magensaft bei Fehlintubation mit der Gefahr der Aspiration
    - Lähmung des N. lingualis
    - HWS-Schäden
  - Vegetativ: Tachy-/Bradykardie, Laryngo-/Bronchospasmus

- **Durchführung der nasotrachealen Intubation**

Tag 1

- Das Vorgehen bei der nasotrachealen Intubation unterscheidet sich nicht groß von der oralen Intubation.
- Hierbei wird der Tubus durch das größere oder besser durchgängige Nasenloch durchgeführt.
- Die Tubusgröße ist kleiner, als bei der oralen Intubation.
- Für erwachsene Männer werden meist Tuben der Größe 7,0 mm und für Frauen 6,5 mm verwendet.
- Vor der Einleitung werden abschwellende Nasentropfen verabreicht (in beide Nasenlöcher).
- Nach der Einleitung (Vorgehen wie bei der oralen Intubation, siehe oben), ist praktisch wie folgt vorzugehen:
  - Tubus mit Lidocain-Gel versehen
  - Tubus vorsichtig und ohne Gewalt durch den Nasopharynx bis zum Hypopharynx vorschieben
  - Laryngoskop wie bei der orotrachealen Intubation (s. o.) einführen
  - Ist die Stimmritze gut zu sehen, wird der Tubus mit oder ohne Magill-Zange durch die Stimmritze in die Trachea vorgeschoben, bis die Blockmanschette im oberen Anteil der Trachea liegt. Dabei ist zu beachten, dass die Zange die Blockmanschette nicht beschädigt. Häufig reicht es, den Kopf stärker zu reklinieren, um den Tubus ohne Magill-Zange einführen zu können.
  - Tubus blocken und Lagekontrolle wie bei der oralen Intubation

- **Schwierige Intubation**
- Mit einer Inzidenz von 0,5 - 5% kann sich die Intubation als schwierig gestalten.
- Die schwierige Intubation ist nicht einheitlich definiert.
- Sie liegt z. B. vor, wenn mit konventioneller Laryngoskopie mehr als drei Versuche notwendig sind, den Tubus korrekt zu platzieren oder der Intubationsvorgang länger als 10 min dauert.
- Eine schwierige Intubation kann erwartungsgemäß oder unerwartet auftreten; deshalb ist es wichtig, bereits bei der Prämedikation den Patienten gut zu untersuchen.
- Dabei können Zeichen und warnende Hinweise für eine schwierige Intubation erkannt werden:
  - Klassifizierung nach Mallampati (▶ Abschn. 1.1)
  - Mundöffnung (<2 cm), kurzer dicker Hals, thyreomentaler Abstand <6 cm
  - vorstehende Schneidezähne
  - Stridor
  - Kiefergelenkarthrose
  - eingeschränkte HWS-Beweglichkeit (Trauma, M. Bechterew, chron. Polyathritis usw.)
  - Struma mit Trachealverlagerung (Thorax Rö-Bild)

- schwangere Patientinnen (Ödemneigung der Zunge bzw. Larynx, große Mammae)
- Tumoren/Zustand nach Radiatio im HNO-Bereich, Z. n. Neck dissection
- anatomische Varianten und Syndrome (z. B. Pierre-Robin, Klippel-Feil, Hurler-Pfaundler, Franceschetti-Zwahlen, Akromegalie)
- vorbeschriebene Cormack-Klassifikation >Grad II
- Cormack/Lehane-Klassifikation
  - Grad I: Stimmbänder vollständig sichtbar
  - Grad II: Stimmbänder nur zur Hälfe sichtbar (nur hintere Kommissur)
  - Grad III: Nur Aryknorpel sichtbar
  - Grad IV: Nur Epiglottis sichtbar
  - Grad V: Epiglottis nicht sichtbar
- Falls es zu Schwierigkeiten bei der Beatmung oder Intubation eines Patienten kommt, sollten entsprechende Algorithmen zur Sicherung der Atemwege (Airwaymanagement) eingehalten werden.
- Das Management der schwierigen Intubation gestaltet sich abhängig davon, ob sie zu erwarten war oder nicht.
- Bei einer zu erwartenden schwierigen Intubation sollte der Patient über eine bronchoskopische (Wach)-Intubation aufgeklärt sein.
- Außerdem sollte immer ein erfahrener Kollege (Facharzt) hinzugerufen werden.
- Ist die schwierige Intubation unerwartet, so sollte eine sofortige personelle Unterstützung angefordert werden (Fach- oder Oberarzt).
- Alle Patienten mit Hinweisen auf schwierige Atemwege sollten ausgiebig präoxygeniert bzw. denitrogenisiert werden.
- bronchoskopische (Wach)-Intubation
  - Nasentropfen (beide Nasenlöcher)
  - allgemeine Vorbereitung
  - sorgfältige Oberflächenanästhesie im Rachen (z. B. mit Xylocain Pumpspray)
  - ausreichende Präoxygenierung und leichte Sedierung
  - Anti-Beschlagmittel auf Bronchoskop-Optik
  - Tubus über das Bronchoskop einschieben und fixieren
  - Naseneingang und Tubus gut mit Lidocain einschmieren
  - Einführung des Bronchoskops durch das subjektiv größere Nasenloch; Einstellen der Glottis und einschließende Anästhesie des Kehlkopfeinganges und der proximalen Trachea (mit Lidocainapplikation durch den Arbeitskanal)
  - 2 min warten
  - Bronchoskop in die Trachea einführen
  - Narkoseeinleitung
  - Tubusplazierung und -kontrolle, Entfernung des Bronchoskops

Beatmung nach der Intubation

- Nach der korrekten Intubation und Lagekontrolle des geblockten Tubus kann die Beatmung ohne Aspirationsgefahr durchgeführt werden.
- Die Beatmung kann manuell (Beatmungsbeutel mit Sauerstoffanschluss und Reservoir) oder maschinell erfolgen.
- Vorteil der manuellen Beatmung besteht darin, dass eine Diskonnektion am Tubus oder Beutel über direkten Druckverlust sofort bemerkt werden kann.
- Man kann darüber hinaus auf Atembemühungen des Patienten reagieren und die Beatmung assistiert durchführen.
- Bei langen Beatmungszeiten ist die maschinelle Beatmung jedoch angebracht.
- Man kann einen volumen- oder druckkontrollierten Beatmungsmodus wählen: Hierbei wird das erreichte Atemminutenvolumen durch Einstellung des Atemzugvolumens und der Beatmungsfrequenz festgelegt.
- Der Respirator kann grundsätzlich bei Erwachsenen wie folgt eingestellt werden:
  - Atemzugvolumen von 6 - 8 ml/kg KG
  - Atemfrequenz: 10 - 12/min
- Bsp: 70 kg Körpergewicht: Tidalvolumen 420 - 560 ml, Atemminutenvolumen 4,5 - 7 l/min

Alternative Beatmungsmöglichkeiten: Larynxmaske (LM, LAMA)

- Die Larynxmaske (Kehlkopfmaske) bietet heute eine Alternative zur endotrachealen Intubation.
- Eine Larynxmaske besteht aus einem weitlumigen Tubus, bei dem am distalen Ende ein elliptisch geformter, aufblasbarer Gummiwulst angebracht ist, der den Larynxeingang verschließt
- Vorteile:
  - geringer Atemwegswiderstand, problemlose Spontanatmung möglich
  - keine Muskelrelaxierung erforderlich
  - Schonung der Stimmbänder
  - keine Fehlintubation des Ösophagus
  - einfach erlernbare Methode
  - geringer Zeitaufwand
- Nachteile
  - fehlender Aspirationsschutz
  - Deflexion bzw. Verletzung der Epiglottis
  - Leckage bei Beatmungsdrücken >20 cmH$_2$O
  - Halsschmerzen, Schluckbeschwerden, Druckschäden (N. lingualis/recurrens/hypoglossus)
- Kontraindikationen
  - nicht-nüchterner oder aspirationsgefährdeter Patient (z. B. extreme Adipositas, Hiatushernie, Kardiainsuffizienz)
  - Thorax- und Oberbaucheingriffe, laparoskopische Eingriffe

◻ Tab. 1.7 Größeneinteilung der LMA (nach The Laryngeal Mask Company Ltd)

Gewicht (kg)	Größe	Maximale Füllvolumina des Cuffs (ml)
≤ 5	1	4
5-10	1,5	7
10-20	2	10
20-30	2,5	14
30-50	3	20
50-70	4	30
70-100	5	40
>100	6	50

– Neben der klassischen LM gibt es weitere Varianten (u. a.)
  – die Portex Soft Seal LMA (zum Einmalgebrauch, nicht sterilisierbar)
  – die ProSeal LMA, PLMA (großer Cuff, zusätzlicher Absaug-kanal, erhöhte Dichtigkeit)
  – Larynxtubus, LT (1-Lumen-Tubus mit einem pharyngealen und einem ösophagealen Cuff)
  – Doppellumen-Larynx-Tubus, LTS (modifizierte Larynxtubus mit einem zusätzlichen Drainagekanal)

■ **Praktisches Vorgehen**
– Genauso, wie beim endotrachealen Tubus, ist die Wahl der richtigen LM-Größe von großer Bedeutung.
– Hierbei orientiert man sich am Körpergewicht des Patienten (◻ Tab. 1.7).
– Die LM wird in ausreichend tiefer Narkose eingeführt, der block-bare Maskenteil sollte fast vollständig entleert und mit Wasser oder Gel angefeuchtet sein.
– Nach leichter Beugung des Kopfes in den Nacken und Mund-öffnung wird die LM am harten Gaumen entlang geschoben, ohne dass dabei die Zunge nach hinten gedrückt wird; ein auf dem Tubus befindlicher schwarzer Längsstreifen sollte dabei zur Oberlippe zeigen.
– Wird ein spürbarer Widerstand beim Einführen überwunden (Zunge), kann die LM vollständig in den Hypopharynx vorge-schoben und platziert werden.
– Mit einer Blockerspritze (50 ml) wird die Maske mit dem ent-sprechenden Volumen gefüllt, wobei sie dabei nicht festgehalten werden sollte, damit sich die Lage durch die Entfaltung des

Maskenwulstes selbständig korrigieren kann (solange bis bei der Beatmung keine Atemgeräusche mehr hörbar sind); Beatmungsspitzendruck <20 mmHg
- Beatmungsbeutel/ Beatmungsgerät anschließen
- Feststellung der korrekten Lage wie nach Intubation, Fixierung

1.2.4 Narkosesysteme

Systematik
- Unter einem Anästhesiesystem wird ein mechanisches System verstanden, das dazu dient, eine Narkose mit verdampfbaren (volatilen) Anästhetika durchzuführen. Die Zuordnung zu den einzelnen Gruppen erfolgte nach den Kriterien Reservoir oder kein Reservoir und Rückatmung oder keine Rückatmung.
  - Offen = keine Rückatmung
  - Halboffen = partielle Rückatmung ohne Kohlendioxidabsorption
  - Halbgeschlossen = partielle Rückatmung mit Kohlendioxidabsorption
  - Geschlossen = komplette Rückatmung mit Kohlendioxidabsorption

- **Offene Systeme**
- Bei offenen Systemen wird die Ausatemluft verworfen, d. h. der Ausatemschenkel ist zur Atmosphäre hin »offen«.
- z. B. Intensivrespiratoren, selbst füllende Handbeatmungsbeutel (z. B. Beatmungsbeutel)
- Nachteile: hoher Verbrauch an Anästhetika/ Sauerstoff; trockene, kalte Inspirationsluft

- **Halboffene Systeme**
- Bei den halboffenen Systemen, den Handbeatmungssystemen, wird ein Teil der Ausatemluft wieder eingeatmet, das CO_2 aber zuvor nicht chemisch gebunden.

- **Halbgeschlossene Systeme**
- Charakteristisch ist der CO_2-Absorber im Inspirationsschenkel: Da das Atemgasgemisch in diesen Systemen zirkuliert, werden sie auch als Kreissysteme bezeichnet; in diesen Systemen ist der Frischgasfluss deutlich niedriger als das Atemminutenvolumen, aber höher als die Aufnahme durch den Patienten.
- In den älteren Rückatemsystemen wurde das Frischgas kontinuierlich eingespeist, daher ist bei diesen Geräten das Atemzugvolumen vom Frischgasfluss abhängig.
- Bei den neueren Systemen wird das Frischgas während der Inspiration in einem Reservoir gespeichert und erst in der Exspirationsphase in das System eingeleitet, die sog. »Frischgasentkopplung«; elektronisch gesteuerte Geräte leiten das

Frischgas nur während der Exspirationsphase in das Patientensystem. Durch die verbesserte Technik ist es möglich, den Frischgasfluss sehr stark zu reduzieren.

- Sinkt der Frischgasfluss unter 1 Liter/min spricht man von Low-flow-Anästhesie, bei einem Fluss unter 0,5 Liter/min von Minimal-Flow-Anästhesie; da unter diesen Bedingungen die Konzentrationen im Frischgas sich deutlich von den Konzentrationen im Inspirationsschenkel unterscheiden, ist ein aufwändigeres Monitoring notwendig.
- Neben dem Einspareffekt der Gase und Anästhetika wird eine bessere Klimatisierung der Atemgase erreicht, die durch die chemische Reaktion im CO_2-Absorber noch unterstützt wird.

- **Geschlossene Systeme**
- Wird nur der vom Patienten aufgenommene Gasanteil ersetzt, spricht man von einem geschlossenen System; dieses System stellt hohe Anforderungen an Monitoring und Regelung.

Technik der Narkosesysteme

- Gasversorgung
  - Flaschenversorgung
    - Sauerstoff und Druckluft werden in den Druckflaschen bis zu einem Druck von 200 bar komprimiert: Vorrat an Gas (Liter) = Flaschendruck (bar) × Volumen der Flasche (Liter)
    - Die Gase in den Flaschen werden durch einen Druckminderer auf einen Druck von 5 bar herabgesetzt.
    - Der Druckminderer ist so konstruiert, dass er auch bei schwankendem Flaschendruck einen konstanten Druck abgibt.
  - Zentrale Gasversorgung: In den modernen Kliniken und Krankenhäusern erfolgt die Gasversorgung über ein Rohrleitungssystem.
- Gasdosierung
  - Die Gasdosierung der medizinischen Gase (Sauerstoff, Druckluft, Lachgas) erfolgt durch mechanisch oder elektronisch gesteuerte Feinnadelventile.
  - Bei den mechanischen Ventilen wird die Flussstärke mittels Glasröhren-Rotametern bestimmt; diese sind konisch mit einem nach oben weiter werdenden Durchmesser gestaltet und nur für ein definiertes Gas geeicht.
  - Je nach eingestelltem Flow schwimmen die Messkörper in entsprechender Höhe.
  - Die elektronischen Ventile sind werkseitig kalibriert und werden regelmäßig gewartet.
- Narkosemitteldosierung
  - Volatile Narkosemittel werden in flüssiger Form bevorratet.
  - S.ie werden jedoch in gasförmigem Zustand in niedriger Dosierung in das Patientensystem eingeleitet

- Je nach Bauart des Narkosegerätes sind unterschiedliche Dosiereinrichtungen für die Narkosemittel notwendig.
- Oberflächenverdunster
  - Ein Teil des Frischgasflusses wird über die Flüssigkeit der volatilen Anästhetika (Isoflurane, Sevoflurane, Desflurane) geleitet und dabei aufgesättigt, während der andere Teil im Nebenfluss (Bypass) vorbei geleitet wird.
  - Ein Regelventil (Handrad) begrenzt den Anteil des Flows, welcher über die Flüssigkeit streicht und steuert dadurch die Anästhetikakonzentration im Gesamtfrischgas,
  - Wegen der Temperaturabhängigkeit des Dampfdrucks der Flüssigkeit ist in dem Bypass eine Temperaturregelung integriert.
  - Diese Verdampfer erfordern einen kontinuierlichen Flow, der allerdings sehr niedrig sein kann.
  - Wegen des unterschiedlichen Gasdruckes der einzelnen Anästhetika sind die Verdampfer speziell für ein bestimmtes Anästhetikum kalibriert; andere Mittel dürfen nicht eingefüllt werden: Um dies zu vermeiden, sind die Vorratsflaschen und die Verdampfer mit unverwechselbaren Anschlüssen versehen.
- Elektronische Dosierung
  - Das volatile Anästhetikum wird in einer Kammer aufgeheizt; dieser Dampf gelangt über elektronisch gesteuerte Feinnadelventile in den Frischgasfluss.
- Direkteinspritzung
  - Das flüssige volatile Anästhetikum wird direkt in das Kreissystem eingespritzt.
  - Dieses Verfahren kann nur verwendet werden, wenn das Gasgemisch im System schnell umgewälzt wird.
- CO_2-Absorber
- Das Kohlendioxid in der Inspirationsluft wird an Natriumkalk gebunden; das Präparat enthält etwa 3% NaOH, 14 - 18% Wasser und >75% $Ca(OH)_2$.
- Trocknet der Kalk vollständig aus, kann bei der chemischen Reaktion mit CO_2 CO entstehen.
- Daher dürfen die Kalkbehälter nicht austrocknen (z. B. durch nicht abgedrehtem Gasfluss am Ende des Arbeitstages).
- Diese chemische Reaktion läuft in Anwesenheit von Kaliumhydroxid und Bariumhydroxid wesentlich stärker ab; daher sollten Atemkalk-Präparate mit diesen Inhaltstoffen nicht mehr verwendet werden.
- Die Absorption von CO_2 ist eine exotherme Reaktion, bei der pro absorbiertem Mol CO_2 27.500 kcal. Wärme entsteht.
- Dem alkalischen Atemkalk ist ein Indikator zugegeben, der den verbrauchten Kalk meist violett anfärbt; diese Verfärbung kann nach einiger Zeit wieder verschwinden.

1

- Patientensystem
  - In- und Exspirationsschlauch
  - Kreissystem
  - In- und Exspirationsventil
  - Handbeatmungsbeutel
  - Beatmungsbalg
  - Bakterienfilter und HME (*Heat and Moisture-Exchanger* = künstliche Nase)
  - Ventilator (verabreicht das AZV maschinell)
    - Gasantrieb: der Beatmungsbalg wird durch Druckluft ausgedrückt
    - Kolbenantrieb: das Atemzugvolumen wird in einer Kolbenkammer gespeichert, der Kolbenantrieb erfolgt über einen Keilriemen bzw. Schneckenantrieb

1.2.5 Monitoring

- Die Überwachung des Patienten ist kein Selbstzweck, sondern dient ausschließlich der Sicherheit.
- Je nach Ausmaß der Operation und den Vorerkrankungen des Patienten müssen die Maßnahmen in Bezug auf Aussagekraft, Risiko und Kosten abgewogen und eingesetzt werden.
- Die eigenen fünf Sinne sind als »Monitoringsystem« nicht zu unterschätzen:
  - die Qualität des gefühlten Pulses
  - Die Farbe und Beschaffenheit der Haut geben Aufschluss über den Patienten.

Basismonitoring

- Für jede Narkose wird von der Deutschen Gesellschaft für Anästhesiologie und Intensivmedizin ein minimales Monitoring gefordert. Dieses umfasst:
- EKG
  - Aussage über:
    - Rhythmus
    - Frequenz
    - Ischämien
    - Narkosetiefe (bedingt)
- Blutdruck
  - Aussage zusammen mit anderen Parametern über:
    - Herzleistung
    - Volumenstatus
    - Narkosetiefe
  - Messung nach Riva-Rocci
    - Wird eine Arterie über den diastolischen Druck komprimiert, entstehen Turbulenzen, die mit einem Stethoskop hörbar sind.

- Sie verschwinden, wenn die Arterie komplett verschlossen ist, also der Druck höher ist als der systolische Druck.
- Gemäß der Konvention wird vom hohen zum niedrigen Druck auskultiert.
– Automatische oszillometrische Messung
  - Blutdruckmanschette wird maschinell aufgepumpt, die Turbulenzen in der Arterie werden als Oszillationen registriert.
  - Sie sind am Stärksten beim Mitteldruck.
  - Ausgehend von diesem wird rechnerisch unter Zuhilfenahme der Turbulenzgeräusche der systolische und diastolische Blutdruck ermittelt.
– Invasive Messung
  - Bei schwerkranken Patienten oder großen Eingriffen wird der Blutdruck direkt über einen mit Flüssigkeit gefüllten Katheter gemessen.
  - mögliche Punktionsorte:
  1. A. radialis
  2. A. femoralis
  3. A. brachialis
  4. A. dorsalis pedis
  - die Beurteilung der Druckkurve kann weitere Anhaltspunkte (Schwankungen bei Hypovolämie) bieten
– Pulsoximetrie
  – Aussage über:
    - Oxygenierung des Blutes
    - Herzfrequenz
  – absorptionsspektrometrische Messmethode; Oxygeniertes und desoxygeniertes Blut haben bei 660 nm eine gleiche und bei 940 nm eine unterschiedliche Absorption: Daraus wird der Prozentsatz des oxygenierten Blutes ermittelt.
  – Andere Hämoglobinderivate (Met-Hämoglobin, CO-Hämoglobin) werden nicht speziell erfasst und führen zu falsch hohen Werten.
– Kapnometrie
  – Aussage über:
    - korrekte Tubuslage
    - ausreichende Ventilation
    - pulmonale Embolien
    - Kreislaufstillstand (zusammen mit anderen Parametern)
    - Bronchokonstriktion (Kurvenbild)
    - Spontanatmung (Kurvenbild)
  – absorptionsspektrometrische Messmethode; die Messung erfolgt entweder mit der Messsonde im Atemweg (Hauptstromverfahren) oder an einer abgesaugten Gasprobe (Nebenstromverfahren); Anwesenheit von Wasserdampf und Lachgas muss kompensiert werden

1

- Atemwegsdruckmessung
  - Aussage über:
    - Funktionstüchtigkeit des Atemsystems (Stenosen, Diskonnektionen)
    - Lungenmechanik (Compliance, Resistance)
- Temperaturmessung
  - Aussage über:
    - Auskühlung des Patienten
    - Fieber (Sepsis, maligne Hyperthermie)
  - mit absteigender Präzision geeignete Orte sind:
    - zentrales Blutkompartement
    - Blase
    - Trommelfell
    - Rektum
    - Oesophagus
  - die Haut ist nicht geeignet für die Messung der zentralen Körpertemperatur
  - in Verbindung mit einer zentralen Messung kann die Hauttemperatur aber Auskunft über den Zustand des Patienten geben (Zentralisation: Hypovolämie, Vasokonstriktion; Vasodilatation durch Sepsis, etc.)
- Relaxometrie
  - Aussage über:
    - Relaxationsgrad der Muskulatur
  - Es wird ein peripherer Nerv gereizt und die muskuläre Antwort beurteilt; die quantitative Beurteilung erfolgt vorzugsweise am M. abductor pollicis nach einem der drei folgenden Verfahren:
    - Relaxometrie: der Daumen wird unter leichter Vorspannung in eine Messarmatur eingespannt; die Kraft der Kontraktion wird über einen Dehnungsmesser registriert
    - Akzelerometrie: am Daumen wird ein Beschleunigungsmesser befestigt, der die Daumenbewegungen registriert
    - Myelographie: die Muskelzuckungen werden registriert; auch an anderen Muskeln einsetzbar

Monitoring der Atemparameter

- Volumenmessung
  - Pneumotachograph
    - In dem Gasfluss ist ein Strömungswiderstand eingebaut; der Druck ist nach dem Widerstand kleiner; dieser Druckunterschied wird als Fluss umgerechnet.
    - Bei dieser Methode ist auch die Richtung des Gasflusses erkennbar.
- Hitzdrahtanemometer
  - Im Gasstrom befinden sich zwei Drähte; der eine wird auf eine konstante Temperatur aufgeheizt, der zweite dient als Temperaturfühler.

- Bei einem vorbeifließenden Luftstrom kühlt sich der geheizte Draht proportional zum Fluss ab.
- Er wird wieder aufgeheizt, und dieser zusätzliche elektrische Strom wird als Gasfluss angegeben.
- Die Flussrichtung kann bei dieser Methode nicht erkannt werden.
- Druckmessung
  - Die Druckmessung erfolgt durch druckabhängige elektrische Widerstände.
- Sauerstoffkonzentrationsmessung
  - Die Sauerstoffkonzentrationsmessung wird heute überwiegend mit zwei Verfahren durchgeführt.
  - Der preiswerteren, sich verbrauchenden galvanischen Zelle steht die teurere, schnellere, sich nicht verbrauchende paramagnetische Messung gegenüber.
  - Galvanische Zelle
    - Funktioniert ähnlich wie eine Batterie, allerdings ist die Spannung abhängig von der Sauerstoffkonzentration, die durch eine semipermeable Membran in die Zelle eindringt; die Zelle wird dabei verbraucht, daher am Ende der Narkose die Sauerstoffzelle der Raumluft aussetzen.
  - Paramagnetische Sauerstoffmessung
    - Sauerstoff besitzt im Gegensatz zu anderen Gasen paramagnetische Eigenschaften.
    - In dem Messgerät werden über zwei Kapillaren das zu messende Gasgemisch und ein Referenzgas (Raumluft) in einem gepulsten elektromagnetischem Feld zusammengeführt; dabei entsteht in den beiden Kapillaren eine von der Sauerstoffdifferenz abhängige Druckdifferenz; diese wird elektronisch aufgearbeitet und als Konzentration angegeben.
- Kapnometrie
  - Die Messung der Kohlendioxidkonzentration erfolgt durch Infrarot-Absorptionsspektrometrie.
  - Asymmetrische Moleküle wie Kohlendioxid, Lachgas und Wasserdampf absorbieren, im Gegensatz zu symmetrischen Molekülen wie Sauerstoff und Stickstoff, viel Infrarotlicht.
  - Die CO_2-Konzentration muss dabei um die entsprechende Lachgaskonzentration korrigiert werden.
- Anästhetika
  - Die Gasprobe wird in eine Sensor-Kammer des Monitors gepumpt, in der sich zwei piezoelektrische Kristalle befinden, die mit der für sie charakteristischen Eigenfrequenz oszillieren.
  - Einer der beiden Kristalle gibt die Bezugsfrequenz ab, während der andere Kristall, welcher die spezielle Eigenschaft besitzt, Anästhetika-Moleküle zu absorbieren, seine Frequenz proportional zur jeweiligen Gaskonzentration ändert.
  - Der Frequenzunterschied der beiden Kristalle wird elektronisch gemessen und als Konzentration ausgegeben.

Tag 1

- Sicherheitsanforderungen
  - An die Sicherheitsanforderungen der Narkosesysteme werden vom Gesetzgeber hohe Ansprüche gestellt, wobei die nachfolgenden Alarm- und Schutzvorrichtungen geräteseitige Gefährdungen des Patienten ausschließen sollen:
    - Energieausfallalarm
    - Sauerstoffversorgungsalarm: mechanische oder elektrische Alarmeinrichtung, die bei einem Abfall des Sauerstoffdrucks in der Versorgungsleitung ertönt und nicht unterdrückt werden kann
  - inspiratorische Sauerstoffmessung mit Alarmfunktion
  - inspiratorische Anästhesiegasmessung mit Alarmfunktion
  - Atemwegsdrucküberwachung mit Alarmfunktion
  - Überwachung des exspiratorischen Volumens mit Alarmfunktion
  - Diskonnektionsalarm
  - Kapnometrie
  - Überdruckventil

Erweitertes Monitoring

- **Zentraler Venendruck (ZVD)**
- Aussage über:
  - Volumenstatus (bedingt)
  - Rechtsherzfunktion
- Wegen der kleinen Amplitude ist eine genaue Kalibrierung des Druckaufnehmers auf Höhe des rechten Vorhofs notwendig.
- Bei wiederholter intraoperativer Lagerungsänderung des Patienten kann eine Schlauchwasserwaage hilfreich sein.

- **Urinausscheidung**
- Aussage über:
  - Volumenstatus (bedingt)
  - Organdurchblutung
- Der Urin wird durch einen Katheter abgeleitet und in einem kalibriertem Gefäß gesammelt.

- **Narkosetiefemonitoring**
- Noch kann über das Überwachen der Narkosetiefe mittels Neuromonitoring keine abschließende Aussage gemacht werden.

- **Herzzeitvolumen**
- Aussage über:
  - Herzleistung
  - Volumenstatus
  - Pulmonale Embolien
  - Sepsis
- Messung meist mittels Indikator-Dilutionsverfahren

- Ein Indikator (warme, kalte oder gefärbte Flüssigkeit) wird an einem definierten Punkt in die Blutbahn gebracht und an einem anderen definierten Punkt der Konzentrationsverlauf gemessen.
- Pulmonaliskatheter
  - Der Katheter wird bis in die Pulmonalarterienstrombahn eingeschwemmt; neben der diskontinuierlichen Herzzeitvolumenmessung können auch Drücke in der rechten Strombahn gemessen und daraus verschiedene hämodynamische Werte errechnet werden bzw. unter normalen Bedingungen Rückschlüsse auf das enddiastolische Füllungsvolumen des linken Ventrikels genommen werden.
  - hat eine hohe Komplikationsrate und verlangt eine große Erfahrung
  - transkardiale pulmonale Thermodilution
    - Injektionsort: zentrale Vene
    - Messort: i. d. R. abdominale Aorta; dieses Verfahren ist weniger invasiv und lässt zusätzlich die Berechnung des intrathorakalen Flüssigkeitsvolumens zu
- Pulskonturmethode
  - Das Herzzeitvolumen wird anhand der Form der Pulskurve errechnet, eine Kalibration mit einer anderen Methode ist notwendig.
  - kontinuierliche Messung möglich
  - Dopplerverfahren
    - Mit einer Dopplersonde wird die Strömung in einem herznahen arteriellen Gefäß gemessen und daraus das Herzzeitvolumen errechnet.

- **Transoesophageale Echokardiographie (TEE)**
- Aussage über:
  - Herzleistung
  - Volumenstatus
  - Pulmonale Embolien
  - Klappenfehler
- Durch die direkte Untersuchung des Herzens können die Strukturen des Herzens besser erkannt werden.
- Die Echokardiographiesonde ist auch mit einer Dopplersonde gekoppelt.
- Wird vor allem in der Kardioanästhesie zur Überwachung der Herzfunktion eingesetzt.

1.2.6 Lagerung

- Durch die Ausschaltung des Bewusstseins kann der Patient nicht mehr selbst eine für ihn angenehme Haltung annehmen.
- Die Relaxation fördert zusätzlich unphysiologische Stellungen, daher muss der Patient sorgfältig gelagert werden, um Drucknekrosen und Nervenschäden zu vermeiden.

1

- Verantwortlichkeiten der Lagerung
    - Während der Narkoseeinleitung ist der Anästhesist alleine für die Lagerung des Patienten zuständig.
    - Zur Operation bringt der Operateur den Patienten in die für die Operation benötigte Position und übernimmt damit auch die Verantwortung für die Lagerung.
    - Lediglich der »Infusionsarm«, also der Arm an dem der von dem Anästhesisten benötigte Zugang liegt, obliegt der Verantwortung des Narkosearztes.
    - Der Anästhesist hat jedoch nach seinen Möglichkeiten darauf zu achten, dass sich die Lagerung des Patienten während der Operation, die der Operateur unter den Tüchern nicht beobachten kann, nicht ändert.

- **Lagerungsarten**
- Je nach Lagerung kommt es nicht nur zu möglichen Schäden, sondern ggf. zu Veränderungen in der Ventilation und zu Kreislaufreaktionen.
- Infusionsarm
    - Der Infusionsarm wird im Allgemeinen vom Körper abgespreizt, um einen guten Zugang zur Verweilkanüle zu besitzen; dadurch stört er vornehmlich im Bereich der abdominellen Chirurgie den Operateur.
    - sollte nicht über 80° abgewinkelt werden, um eine Schädigung des Plexus brachialis zu vermeiden
    - Druckschäden im Bereich des Ellenbogens oder des Handgelenkes lassen sich durch eine entsprechende Polsterung vermeiden.
- Rückenlage
    - Schon in der Rückenlage kommt es zu hämodynamischen Veränderungen:
        - Rückstrom von Blut aus den Beinen
        - Abnahme der Herzfrequenz, des peripheren Widerstandes und des arteriellen Mitteldrucks
        - Das Zwerchfell wird nach kranial gedrückt und komprimiert die unteren Lungenabschnitte.
        - Abnahme der funktionellen Residualkapazität, zunehmende Atelektasenbildung
    - Druckschäden vornehmlich an Fersen und Steißbein
- Bauchlage
    - Die Bauchwand soll frei und ohne Druck gelagert sein, um den venösen Rückstrom nicht zu behindern; deshalb werden unter Hüfte und Thorax Kissen gelegt.
    - Der Kopf ist so zu lagern, dass kein Druck auf die Augen ausgeübt wird.
    - Knie sind entsprechend zu polstern.
    - Die Füße sollten zur Vermeidung von Nervenschäden hoch gelagert werden.

- Seitenlage
  - Die Seitenlage wird hauptsächlich bei Operationen im Thorax (Lunge, Ösophagus, Wirbelsäule) und bei Operationen an den Nieren eingesetzt.
  - Die Seitenstützen sind so anzubringen, dass sie einen knöchernen Gegenpart haben und nicht das freie Abdomen zusammendrücken.
  - Ein unter der Achsel platziertes Kissen verhindert, dass der Arm abgedrückt wird; dieser sollte auch nach ventral gezogen werden, um einen Plexusschaden zu vermeiden.
  - Mit Kissen zwischen den Beinen lassen sich Druckstellen vermeiden.
  - Durch die Seitenlage kommt es zu einem Missverhältnis von Ventilation und Perfusion der beiden Lungenflügel → Verschlechterung der Oxygenierung; eine zusätzliche Thoraxeröffnung verstärkt diesen Effekt.
- Steinschnittlage
  - Bei dieser Position werden die Beine auf Stützen hochgelagert.
  - wird für Operationen im Bereich des Perineums verwendet
  - Extremform wird in der Prostatachirurgie angewandt; das aus den Beinen zurückströmende Blut (bis zu 500 ml) kann die kardiale Funktion bei entsprechend vorgeschädigten Patienten negativ beeinflussen
  - Umgekehrt kann bei der Rücklagerung eine latente Hypovolämie manifest werden.
  - Durch die Lagerung in Schalen kann in den Waden der Gewebedruck den Perfusionsdruck überschreiten.
  - Eine Komplikation ist daher die Ausbildung des »Kompartement-Syndroms« mit bleibenden Gewebeschäden.
- Trendelenburglagerung (Kopf tief)
  - Es kommt, ähnlich wie bei der Steinschnittlagerung, zu einer Blutverschiebung in den Thorax.
  - Zusätzlich wird das Zwerchfell noch weiter nach kranial verschoben.
  - Besonders ausgeprägt ist dies bei endoskopischen Eingriffen, bei denen das Abdomen mit Gas gefüllt wird.
  - Zusätzliche Schulterstützen können eine Gefährdung des Plexus brachialis darstellen.
- Kopf-hoch-Lagerung
  - Hier kommt es zu einer relativen Hypovolämie.
  - Bei Aufhebung der Lagerung ist mit einer relativen Hypervolämie zu rechnen.
  - Die Ventilation wird erleichtert.
- Beach-Chair-Position
  - Der Oberkörper ist halb aufgerichtet, die Beine angewinkelt.
  - Hier kann es zu einer relativen Hypovolämie kommen.

Tag 1

— Sitzende Position
  — Der Extremfall der Beach-chair-Position mit ausgeprägteren Kreislaufproblemen.
  — Diese Lagerung wird hauptsächlich in der Kopf- und Halschirurgie angewandt.
  — Da das Operationsgebiet deutlich oberhalb des Herzniveaus liegt, besteht die Gefahr einer venösen Luftembolie.
  — entsprechendes Monitoring (Doppler-Überwachung des rechten Vorhofs) und therapeutische Vorkehrungen (liegender Luftabsaugkatheter im rechten Vorhof) nötig

Tag 2 – Anästhesiologie

1 Anästhesiologie

S. Beckers, C. Beißner, S. Sopka, A. van Meegern, F. Kezze, N. García Piñeiro

1.3   Regionalanästhesie

S. Beckers, S. Sopka, A. van Meegern

— Regionalanästhesie ermöglicht Schmerzfreiheit bei Operationen, ohne dass der Patient das Bewusstsein verliert.
— eignet sich besonders für Operationen an den Extremitäten oder im Unterbauch
— Neben der Schmerzfreiheit während einer Operation finden einige Formen der Regionalanästhesie auch bei der postoperativen Schmerztherapie Anwendung.

1.3.1   Pharmakologische Grundlagen

— **Lokalanästhetika (LA)** sind schwache Basen; die freie Base ist fettlöslich, unlöslich in Wasser und chemisch stabil.
— Ein LA kann sich ausschließlich in seiner nicht-dissoziierten Form (Base) am Wirkort, dem Lipidanteil der Nervenzellmembran anreichern.
— Als aktives Molekül am Rezeptor der Lipidmembran wird dagegen das dissoziierte LA (Kation) angesehen.
— Das Verhältnis der beiden zueinander errechnet sich nach der sog. Hendersson-Hasselbalch-Gleichung.
— Wird ein LA in einem Gewebe mit niedrigem ph-Wert (entzündliches Gewebe) appliziert, so kann keine ausreichende Wirkung zustande kommen, da nur kleine Mengen in der nichtdissoziierten Form vorliegen.
— Unterteilung der Lokalanästhetika (LA)
  — Aminoester
  — Aminoamide

Aminoester

— LA vom Estertyp werden überwiegend im Plasma über die Pseudocholinesterase hydrolisiert.
— Ein Abbau in der Leber spielt eine untergeordnete Rolle.
— Bei der Hydrolyse entsteht der Metabolit Paraaminobenzoesäure, der allergische Reaktionen bis zur Anaphylaxie auslösen kann.
— z. B. Procain, Tetracain

Aminoamide

— Die Metabolisierung der LA vom Amidtyp erfolgt in unterschiedlichsten Abbauprozessen in der Leber.
— Bei einer Lebererkrankung kann es zu deutlichen Verzögerungen und einer daraus resultierenden verlängerten Plasmahalbwertszeit kommen.
— Im Vergleich weisen LA vom Amidtyp eine längere Plasmahalbwertszeit auf und sind stärker wirksam.
— z. B. Prilocain, Mepivacain, Bupivacain, Ropivacain

Tag 2

◻ Tab. 1.8 Nerven-Klassen		
Fasertyp	**Geschwindigkeit (m/s)**	**Funktion**
A-alpha	60 - 120	Motorik, Lageempfindung
A-beta	30 - 70	Berührung, Vibration
A-gamma	15 - 30	Muskeltonus
A-delta	15 - 25	Schmerz, Temperatur
B-Faser	3 - 15	Präganglionär sympathisch
C-Fasern	0,5 - 2	Schmerz, Temperatur

Wirkmechanismus

- LA wirken in ionisierter Form an den Membranen der Nervenfasern.
- Sie vermindern die Permeabilität der Nervenzellmembran für Na^+-Ionen, eine Depolarisation der Membran durch Na^+-Ionen Einstrom ist nicht mehr möglich.
- Das Membranpotential bleibt unverändert, die Impulsbildung und Impulsweiterleitung sind für einen bestimmten Zeitrahmen blockiert.
- Eine Nervenfaser ist gegenüber einem Lokalanästhetikum umso empfindlicher je dünner sie ist.
- Die Nervenfasern werden nach ihrem Durchmesser in drei Klassen (A, B, C) unterteilt (◻ Tab. 1.8).

- **Nebenwirkungen und Komplikationen**
- LA werden aus dem lokal gesetzten Depot resorbiert und erreichen mit dem Blutstrom die Organe.
- Hohe Konzentrationen (◻ Tab. 1.9) an LA im Blut können zu unterschiedlichen Komplikationen führen und können vorkommen bei:
  - Intravasaler Injektion
    - Injektion in ein stark vaskularisiertes Gebiet (Kopf- und Halsbereich)
  - Resorption von Schleimhäuten
  - Patienten mit erhöhter Empfindlichkeit (gestörte Biotransformation bei Leberzirrhose o. ä.)
  - Injektion einer irrtümlich zu hohen Konzentration
  - Zahlreiche Injektionen in einem ausgedehnten Gebiet
- Systemisch-toxische Reaktionen: Klinisch relevante Strukturen: ZNS und Herz-Kreislauf
- Zentrale Reaktionen durch Ausschaltung hemmender Neurone durch LA zeigen sich als:
  - Unruhe
  - Muskelzittern

Tag 2

■ **Tab. 1.9** Krampf-Schwellendosis der LA bzw. Hersteller-Empfehlungen zur max. Einzeldosis

Substanz	Schwellendosis mg/kg KG	Max. Einzeldosis ohne Adrenalin (mg)	Max. Einzeldosis mit Adrenalin (mg)
Procain	19,2	800	1000
Tetracain	2,5	100	
Chlorprocain	22,8	800	1000
Lidocain	7,0	300	500
Mepivacain	9,8	300	500
Prilocain	8,5	500	600
Bupivacain	2,5	175	250
Etidocain	3,4	300	400
Ropivacain	3-4	250	

- generalisierte Krampfanfälle
- Koma
- zentrale Atemlähmung
— Beginn der toxischen Wirkung wird seitens der Patienten mit einem Metallgeschmack auf der Zunge sowie einem Kribbeln des Mundes und der Lippen beschrieben
— Aber auch eine Taubheit in diesem Gebiet gilt als Vorbote einer von LA ausgelösten toxischen Reaktion.
— Im kardiovaskulären Bereich sind Symptome einer systemisch-toxischen Reaktion:
  - Bradykardie
  - Verlängerung der Überleitungszeit bis zum AV-Block
  - eine Verminderung der Erregbarkeit und Kontraktionskraft
  - Dilatation der Arteriolen
— Bei dem Medikament **Prilocain** kann es nach Überschreitung der zulässigen Maximaldosis zu einer Methämoglobinämie kommen.
  - Das Abbauprodukt O-Toluidin akkumuliert und überführt Hämoglobin zu Methämoglobin.
  - Der Patient wird zyanotisch und gibt eventuell auch schon andere Nebenwirkungen (s.o.) an.
  - Hier ist die Gabe von Methylenblau zur Methämoglobinbindung indiziert.
— Allergische Reaktionen sind bei der Verwendung von LA des Amidtyps sehr selten.

Therapie der Komplikationen

- Der wache Patient wird zur Hyperventilation aufgefordert um die zerebrale Durchblutung und so die Anflutung des LA zu vermindern (Alkalose → ionisierter LA-Anteil nimmt intrazellulär ab).
- Verhindern bzw. Unterbrechen eines Krampfanfalls mittels Benzodiazepinen
- z. B. 5 - 10 mg Diazepam i. v.
- Sauerstoffapplikation
- Bei kardiovaskulären Reaktionen symptomatische Behandlung (z. B. CPR bei Herz-Kreislauf-Stillstand), »*Lipidrescue*« bei intravasaler Gabe

Tag 2

! Cave
Bei der Ester-Hydrolyse entstehenden Paraaminobenzoesäure kommt es gehäuft zu allergischen Reaktionen vom anaphylaktoiden Typ bis zum allergischen Schock.

1.3.2 Verfahren

- **Vorteile der Regionalanästhesie**
- freie Atemwege
- ungestörte Vigilanz
- kooperativer Patient
- keine Nausea und Emesis
- länger anhaltende Analgesie
- Möglichkeit der Kathetertechnik
- längerer Aufenthalt im AWR oft entbehrlich

- **Nachteile der Regionalanästhesie**
- Versagerrisiko
- Vom Patient wird Kooperationsfähigkeit vorausgesetzt.

- **Kontraindikationen für eine Regionalanästhesie**
- fehlendes Einverständnis des Patienten
- Infektion im Anästhesiegebiet
- Sepsis
- schwere Gerinnungsstörung
- therapeutische Antikoagulation
- Schock
- Allergie gegen verwendete LA
- bei rückenmarknahen Regionalverfahren außerdem
  - manifeste Herzinsuffizienz, exzessiver Hypertonus, instabile Angina pectoris
  - höhergradige Aorten- oder Mitralstenose
  - Hirndruckerhöhung (z. B. SHT, intrakranielle Tumore)
  - Rückenmarktumore

- **Relative Kontraindikationen**
- präexistente Nervenschädigung (neurologischer Status prä-OP wichtig)
- unkooperativer Patient
- zu große zeitliche und örtliche Ausdehnung der Operation

Tag 2

- **Prämedikation**
- Bei jedem Eingriff, bei dem eine Regionalanästhesie möglich ist, muss der Patient darüber informiert werden (Auch wenn diese Technik am eigenen Haus nicht durchgeführt wird oder werden kann).
- Information über beabsichtigtes Anästhesieverfahren
- Einverständnis dokumentieren
- Körperliche Untersuchung der Körperregion der geplanten Blockade auf das Vorliegen von Kontraindikationen und Orientierung der anatomischen Verhältnisse

>**Memo**
Besonderheit: Haare im Bereich der Punktionsstelle entfernen lassen!

- Eine medikamentöse Prämedikation zur Anxiolyse ist empfehlenswert, aber nicht obligat.

- **Vorbereitung**
- Eine Assistenz ist notwendig.
- Medikamente und technische Ausrüstung zur Beatmung, Reanimation sowie apparative Möglichkeit zum Wechsel des Anästhesieverfahrens sind obligat.
- Monitoring (RR, EKG, SO_2)
- i. v. Zugang
- evtl. Rasur
- aseptische Kautelen, Desinfektion, Abdeckung

>**Memo**
Kontrolle der Blutgerinnung (50er Regel: Quick 50%, PTT 50 sec, Thrombozyten 50.000)

- **Unterscheidung**
- Oberflächenanästhesie
  - Form der Lokalanästhesie, bei der die sensiblen Endfasern in Haut und Schleimhäuten durch die Applikation von LA mittels Gel, Creme, Spray oder auch als Pinselung zeitweise ausgeschaltet werden.
    - Schleimhautanästhesie (Rachenanästhesie)
    - Hautoberflächenanästhesie (Emla-Creme)
- Infiltrationsanästhesie
  - Bei der intradermalen, subcutanen oder intramuskulären Umspritzung eines OP-Gebietes mittels LA spricht man von Infiltrationsanästhesie.
  - Man spricht auch von einem Feldblock.
- Leitungsanästhesie
  - Plexusanästhesie
  - periphere Nervenblockade
- Rückenmarknahe Blockadetechniken
  - Spinalanästhesie
  - Periduralanästhesie
  - Kathetertechnik
  - Kaudalanästhesie

- **Physiologie am Beispiel der Leitungsanästhesie**
- Die anästhetische Wirkung der Leitungsanästhesie beruht auf einer direkten Penetration des Lokalanästhetikums in die Nerven

infolge der konzentrationsabhängigen Diffusion des Lokalanästhetikums vom Ort der Injektion.

- Aufgrund der räumlichen Anordnung der einzelnen Nervenfaszikel innerhalb des Nervenstammes kommt es z. B. bei der Plexusanästhesie nach der Injektion mit einem (abhängig von dem Penetrationsvermögen des verwendeten Medikamentes) mehr oder weniger langen Intervall zu einer von proximal nach distal fortschreitenden sensorischen und motorischen Blockade.
- Da die sympathischen Nervenfasern, die die großen Gefäße begleiten, bei der Plexusanästhesie ebenfalls blockiert werden, kommt es immer auch zu einer kompletten Sympathikolyse der anästhesierten Extremität (Wärmegefühl, Gefäßerweiterung).
- Ein Teil des verabreichten Lokalanästhetikums diffundiert in die Gefäße (z. B. A. und V. subclavia, A. und V. axillaris, A. und V. brachialis) und wird im Blut rasch abtransportiert; dies erklärt den wenige Minuten nach der Injektion auftretenden Anstieg des Spiegels des Lokalanästhetikums im Blut.
- Die maximalen Plasmakonzentrationen werden innerhalb von 30 min. nach der Injektion erreicht und sind außer von der verabreichten Gesamtdosis abhängig von der Lokalisation der Blockade.
- Die periphere Blockadewirkung wird aufgehoben durch Unterschreiten einer kritischen Konzentration an der Nervenmembran infolge der Rückdiffusion des Lokalanästhetikums und dem Abtransport mit dem venösen Blut.

1.3.3 Spinalanästhesie (SPA)

- rückenmarknahe regionale Blockade
- Indikation: Operationen an der unteren Körperhälfte
- Punktion des Subarachnoidalraumes in Höhe der Lendenwirbelsäule und Injektion eines LA in den Liquor cerebrospinalis
- Nadel: Sprottenadel 24 Gauge (atraumatische Spinalnadeln)
- Nach der Injektion kommt es zur Blockade der Nervenwurzeln, welche benachbart zur Punktionsstelle sind.
- Aufgrund der Diffusion des LA werden nach und nach auch entferntere Segmentnerven blockiert.
- Die Abnahme der Konzentration des LA vom Injektionsort ist die Ursache für eine Abnahme der Wirksamkeit und eine zu beobachtende Dissoziation der Blockade der motorischen, sensiblen und sympathischen Fasern.

- Injektionsort
- Um eine Möglichkeit der Verletzung des Rückenmarkes zu vermeiden, sollte nur in Höhe L2 - S1 punktiert werden.
- Ende Rückenmark (L2) und Beginn der Cauda equina bei Erwachsenen

Tag 2

— Unterschied bei Kindern und Schwarzafrikanern
— am besten eignet sich L2-3; L3-4; bzw. L4-L5/S1
— Bei der Punktion des Spinalkanals dringt die Kanüle in dieser Reihenfolge durch die folgenden Strukturen
  — Haut
  — subcutanes Fettgewebe
  — Ligamentum supraspinale
  — Ligamentum interspinale
  — Ligamentum flavum
  — Periduralraum
  — Dura
  — Spinalraum

- Injektionstechnik
— Lagerung des Patienten
  — sitzend oder liegend; der Patient muss einen »Rundrücken« machen.
— Sicherheit der richtigen Injektion
  — Erst wenn nach der Punktion des Liquorraumes Liquor cerebrospinalis aus der Kanüle fließt, und dieser weder blutig noch gelblich oder andersartig gefärbt ist, darf eine langsame Injektion des LA erfolgen.
— Barbotage
  — Bei dieser Form wird vor und intermittierend während der Injektion des LA, wiederholt Liquor in die Spritze aspiriert (Schlierenbildung aufgrund unterschiedlicher Dichte) und so mit dem LA vermischt.
  — Hierdurch lässt sich die Ausbreitung der Spinalanästhesie vergrößern.
  — Die Gefahr der Barbotage liegt in der möglichen Diskonnektion oder Lageveränderung der Kanüle.
— Hyperbar oder Isobar
  — Es finden LA Verwendung, die vom spezifischen Gewicht her gegenüber dem Liquor isobar sind.
  — Durch den Zusatz von z. B. Glukose 10% durch den Arzneimittelhersteller wird das LA hyperbarer als der Liquor und sinkt somit.
  — Durch die unterschiedliche Sedimentationsgeschwindigkeit der Lösungen kann dies zur Steuerung der Anästhesieausbreitung genutzt werden.
— Volumen
  — Aufgrund der interindividuellen Unterschiede ist die zu erwartende Anästhesieausbreitung nicht nur von der Injektionsgeschwindigkeit, sondern auch von der Menge des verabreichten LA abhängig.
  — I. d. R. wird ein Volumen zwischen 1 und 3 ml appliziert.

- Reihenfolge der Blockade
    - Präganglionärer Sympathikus führt zu Gefäßdilatation, Wärmeempfinden und evtl. Blutdruckkabfall (Kapazitätsgefäße).
    - Schmerz, Temperatur
    - Berührung, Druck
    - Motorik, Vibrations- und Lageempfindung
- Lageabhängigkeit
    - Durch die Lage des Patienten lässt sich die Ausbreitung innerhalb der ersten Minuten nach der LA-Injektion beeinflussen.
    - Durch eine 30°-Kopftieflagerung kommt es zu einem Anstieg der Anästhesieausbreitung nach kranial.
    - Durch eine Seitenlagerung kann die Begrenzung der Blockade auf eine Körperhälfte erreicht werden.
    - Wird der Patient für einige Zeit in sitzender Position behalten, kann ein sog. **Sattelblock**, d. h. eine Ausbreitung auf die sakralen Segmente S4 und S5, bei geringer Menge des applizierten LA erreicht werden
    - Die Anästhesieausbreitung und -qualität kann nur innerhalb der ersten Minuten gesteuert werden.
    - Ist das LA an den nervalen Strukturen fixiert, so lässt sich keine Veränderung mehr hervorrufen, und der Patient kann in fast jeder für die Operation notwendigen Lage gelagert werden.
- Testung der Ausbreitung
    - Die Ausbreitung der Blockade wird anhand der sensiblen, segmentalen Innervation geprüft und anschließend dokumentiert.
    - Verlust des Temperaturempfindens, die Aufhebung der Spitz-Stumpf-Diskrimination und das Fehlen von Schmerzen auf kleine Test-Nadelstiche zeigen die Grenze der sensiblen Blockade auf.
    - Die Ausbreitung der sensiblen Höhe nach kranial wird als Anästhesiehöhe bezeichnet.
    - Die motorische Blockade endet aufgrund der dickeren Motoneurone 2 Segmente tiefer, die Sympathikusblockade reicht 2 - 4 Segment weiter kranial, als die Anästhesiehöhe.
- Therapie eines übermäßigen Blutdruckabfalls nach Anlegen einer Spinalanästhesie
    - Infusion beschleunigen bzw. Austausch gegen einen Plasmaexpander
    - Vasopressorgabe
    - Beine hochlagern (= Autotransfusion)
    - Sauerstoffgabe
    - Es sollten vor Anlage einer Spinalanästhesie ungefähr 500 ml infundiert werden.

! Cave
Ausbreitung der Sympathikusblockade über Th4, es überwiegt dann die parasympathische (Vagus-)Wirkung auf das Herz, und es tritt eine Bradykardie auf (Therapie mit Atropin und Orciprenalin)

Tag 2

- **Komplikationen**
  - »postspinaler Kopfschmerz« durch Liquorverlust und evtl. geringfügigen Verlagerungen des Gehirns und des Rückenmarks mit Zug an den Hirnhäuten, die beim stehenden Patienten stärker sind als beim liegenden
  - Verwendung einer möglichst dünnen Spinalkanüle vermindert die Häufigkeit der Kopfschmerzen
  - Bei therapieresistenten starken Kopfschmerzen sollte ein periduraler Blutpatch durchgeführt werden; Abnahme und Injektion von Eigenblut.
  - Hirnnervenstörungen durch Liquorverlust und Zug an Hirnnerven, insbesondere N. abducens mit vorübergehenden Sehstörungen (Doppelbilder)
  - Rückemarkverletzungen bei zu hoher Punktion
  - »hohe Spinalanästhesie«:
    - Hemmung interkostale Atemmuskulatur
    - Hemmung des Herzsympathikus mit Bradykardie und Blutdruckabfall
  - Bakterielle Infektion
  - Vorübergehender Harnverhalt
  - Peridurales Hämatom: im Extremfall kann es durch Kompression des Rückenmarks zur Querschnittsymptomatik kommen

1.3.4 Periduralanästhesie (PDA)

- Indikationen
  - Operationen, vor allem an der unteren Körperhälfte
  - postoperative Schmerzbekämpfung
  - Verbesserung der Durchblutung (z. B. Durchblutungsstörungen der Beine)
  - Stimulierung der Darmtätigkeit bei Patienten mit einem chronischen Ileus
- Der dorsal gelegene Epiduralraum zwischen der knöchernen und bindegewebigen Begrenzung des Spinalkanales und der Dura mater wird punktiert und in diesen Raum das LA appliziert.
- Technik
  - Vorschieben der sog. Tuohy-Nadel (Schliff nach lateral zeigend) durch die Bandstrukturen mit aufgesetzter Kochsalzspritze unter Stempeldruck bis zum »*loss of resistance*« (Kochsalz lässt sich ganz leicht injizieren), hier ist der Periduralraum erreicht
- Ein geringer Anteil des LA, das in der Höhe des Brust- oder Lendenwirbelraumes injiziert wird, diffundiert durch die Dura mater und gelangt in den Liquor.
- An sog. Duramanschetten, d. h. Ausstülpungen der Dura, sind die Segmentnerven bis in die Zwischenwirbellöcher davon umkleidet; an ihren Enden durchbrechen Granulationen der

Arachnoidea die Dura mater und erleichtern den Übertritt des LA in den Liquorraum.

- Ein Teil des LA fließt durch die Foramina intervertebralia in den paravertebralen Raum ab und entfaltet nach der Penetration des Perineuriums eine Blockadewirkung am jeweiligen Segmentnerven.
- Ein großer Teil des LA erreicht die nervalen Strukturen nicht, sondern diffundiert in das peridurale Fettgewebe oder wird nach der Resorption in die Venenplexus mit dem Blut abtransportiert.
- Ausbreitung der Periduralanästhesie ist abhängig von:
  - Höhe der Punktionsstelle: Beim liegenden Patienten breitet sich das LA nahezu gleichmäßig nach kranial und caudal aus; es bietet sich an, im Zentrum des Ursprungsgebietes der das Operationsgebiet versorgenden Nerven die Punktionshöhe zu wählen.
  - Alter und der Größe des Patienten: Orientierend an den Untersuchungen von Bromage kann die optimale Menge anhand eines Diagramms abgelesen werden: Multipliziert mit der Anzahl der zu blockierenden Segmente ergibt sich das voraussichtlich notwendige gesamte Volumen
- Achtung ist geboten bei erhöhtem intraabdominellen Druck, z. B. in der Schwangerschaft: Hier muss das nach dem Bromage-Diagramm errechnete Volumen um ca. ein Drittel reduziert werden.
- Bis zur vollständigen Ausbreitung der PDA vergehen meist ca. 20 min.
- Die Periduralanästhesie kann auch kontinuierlich über einen Katheter aufrechterhalten werden: Sie wird auch zur Sympathikolyse oder/und zur Schmerztherapie verwendet.
- Technik
  - Durch die Tuohy-Nadel wird der Periduralkatheter vorgeschoben, die Spitze sollte 5 - 7 cm im Periduralraum liegen.
- bei Problemen (z. B. Liquor oder Blut im Katheter) niemals Katheter über liegende Kanüle herausziehen, da hierbei ein Abscheren des Katheters mit Verbleib im Periduralraum droht
- Ausschluss intraspinale oder intravasale Lage
  - Aspiration des Katheters
  - falls diese negativ ausfällt, so wird eine »Testdosis« von ca. 3 ml LA gespritzt
  - Bei intraspinaler Lage treten Zeichen einer Spinalanästhesie auf (s. o.).
- Bei korrekter Lage wird sich das Empfinden an der unteren Extremität innerhalb von 5 min. kaum verändern → fraktioniertes Injizieren der Hauptdosis

- **Komplikationen**
- Blutdruckabfall durch Sympathikusblockade
- bakterielle Infektion

! Cave
Bei weiterem Vorschieben besteht die Gefahr, dass der Katheter lateral in die Wurzeltaschen abgleitet und sich verknotet.

Tag 2

! Cave

Postspinaler Kopfschmerz bei
versehentlicher Duraperforation

! Cave

Kompression Rückenmark und
Querschnittssymptomatik bei
periduralem Hämatom

— versehentliche Duraperforation
— Katheterabscherung
— intravasale Lage
— zu hohe PDA
— peridurales Hämatom
— Rückenmarkverletzungen

- **Kaudalanästhesie**
— Punktion des Periduralraumes durch den Zugangsweg des
  Hiatus sacralis
— Punktionstechnik
    — Man orientiert sich an den Cornua sacralia oberhalb der Rima
      ani bzw. an den Spina iliaca posterior inferior und bildet ein
      gleichseitiges Dreieck, dessen Spitze nach kaudal gerichtet
      ist: Hier kann i. d. R. der Eingang zum Sacralkanal getastet
      werden.
    — Ein Volumen von ca. 10 - 15 ml ist notwendig, um den großen
      Periduralraum für die Unterbrechung der Sensibilität von
      S3 - 5 ausreichend zu anästhesieren.

1.3.5 Periphere Blockaden

— Indikation: Operationen distal der Schulterregion am Ober- und
  Unterarm
— Die Blockade des Plexus brachialis hat eine lange Tradition.
    — 1884 Blockade der vorher freigelegten Zervikalsegmente mit-
      tels Cocain (Halsted)
    — 1911 axilläre Blockade (Hirschler)
— Gängige Methoden heute sind:
    — axillär
    — infraclaviculär
    — vertikal infraclaviculär
    — supraclaviculär (Kulenkampff, perivaskulär, lotrechte
      Methode, arascalenär u. a.)
    — interscalenär (Winnie u. a.)
— Obgleich Methoden nach Winnie oder Kulenkampff eine sehr
  gute Blockade ergeben, werden sie aufgrund der Komplikations-
  raten selten angewandt.
— Dennoch scheint der Ort der Punktion in diesem Bereich opti-
  mal zu sein, da es kaum periphere Nervenversorgungsgebiete
  gibt, die bei einer Blockade in diesem Bereich nur unzureichend
  betroffen sind, wie z. B. beim axillären Plexus der N. musculocutaneus sowie der N. axillaris.

- **Plexus brachialis: C 5 - Th 1**
— Der Plexus brachialis versorgt sensibel den Arm und motorisch
  alle Muskeln des Armes bis auf den M. trapezius.

- Die aus dem Rückenmark entspringenden Rami ventrales von C5-Th1 bilden 3 Stämme (Trunci):
  1. C5-C6   = Truncus superior
  2. C7   = Truncus medius
  3. C8-Th1   = Truncus inferior

Tag 2

- Jeder der drei Trunci teilt sich in einen ventralen und einen dorsalen Ast.
  - Die drei dorsalen Äste vereinigen sich zum Fasciculus posterior.
  - Die drei ventralen Äste zu einem Fasciculus medialis und lateralis.
  - Dies bezieht sich zu ihrer Lage zur A. subclavia bzw. A. axillaris.
- Der Plexus brachialis ist ummantelt von einer Faszienhülle (Ausstülpung der tiefen Halsfaszie).
- Diese nimmt die A. subclavia von medial auf und zieht als Gefäß-Nerven-Scheide bis in die Axilla.
- Hier findet eine Unterteilung in Septen statt, welche auch einen Ansatzpunkt für längere Wartezeiten beim axillären Plexus darstellen.
- Die Faszienhülle teilt sich nach distal in bindegewebige Hüllen der großen Nerven auf, die dann wiederum ins Perineurium übergehen.
- Area propriae der sensiblen Innervationsgebiete
  - N. axillaris   Laterale Deltoideus-Region
  - N. cuta brachii med.   Innenseite des Oberarms
  - N. musculocutaneus   Region über dem Bauch des M. brachioradialis am Unterarm
  - N. radialis   Haut über dem Daumen-Grundgelenk
  - N. medianus   Palmarseite des Zeige- und Mittelfingers
  - N. ulnaris   Haut des kleinen Fingers
- Motorische Funktionsprüfung
  - N. axillaris   Abduktion im Schultergelenk
  - N. musculocutaneus   Beugung im Ellenbogengelenk in Supinationsstellung
  - N. radialis   Hand- und Fingerstreckung gegen Widerstand
  - N. medianus   Abspreizen des Daumens und Pronation des Unterarms sowie Beugung im Handgelenk
  - N. ulnaris   Fingerspreizen und Beugen der beiden ulnaren Finger im Grundgelenk sowie Ulnarflexion der Hand
- Nebenwirkungen der Lokalanästhetika
  - Bei Einhaltung der für jedes Medikament unterschiedlichen empfohlenen Maximaldosen bleiben auch die maximalen Plasmakonzentrationen i. d. R. deutlich unter der toxischen Schwelle.

Tag 2

— Nervenläsionen können beim Auslösen von Parästhesien mit scharfen Punktionskanülen entstehen, die in seltenen Fällen zu Schmerzen im Ausbreitungsgebiet dieser Nerven führen können.

— Andere Auslöser können Nervenirritationen durch die Blutsperre (insbesondere bei fehlender Polsterung der Manschette), direkte Traumatisierung des Nervens bei der Operation oder ein lokales Hämatom nach versehentlicher Gefäßpunktion sein.

- **Komplikationen**
— inkomplette Analgesie
— Es hat sich bewährt, die Qualität des Blocks in drei Stufen einzuteilen und so zu dokumentieren:
    — A: Eingriff in Plexusanästhesie ausführbar
    — B: Eingriff erfordert Ergänzung durch Analgetikum oder zusätzliche Blockadetechnik
    — C: Kein Erfolg, Allgemeinnarkose erforderlich
— intraneurale Injektion
    — Die direkte intraneurale Injektion von Lokalanästhetikum führt immer zur akuten Ischämie und zum häufig irreversiblen, oft schmerzhaften Verlust der nervalen Funktion (Anästhesie und Parese).
    — Da das den Nerven umscheidende, bindegewebige Perineurium kaum nachgeben kann, verursacht bereits eine intranervale Injektion von weniger als 1 ml Lokalanästhetikum eine erhebliche intraneurale Drucksteigerung mit Ausfall der Durchblutung des Nerven.
    — Eine intraneurale Injektion muss unbedingt vermieden werden, z. B. durch Verwendung von Kanülen mit 45°-Schliffneigung und/oder Zurückziehen der Kanüle um 1 - 3 mm nach dem Auslösen der Parästhesie.

>Memo
Das führende Symptom einer versehentlichen intraneuralen Injektion ist der sofortige, stechende Schmerz während der Injektion sowie das schlagartige Einsetzen der Blockadewirkung.

— systemische Toxizität
    — Eine versehentliche intravasale Injektion des Lokalanästhetikums kann durch wiederholte Aspirationsversuche vor und während der Injektion i. d. R. erkannt werden.
    — Die Aspirationsversuche sollten in zwei Ebenen, d. h. nach Drehen der Kanüle um 90° und 180°, erfolgen.
    — Durch die nicht erkannte intravasale Injektion größerer Mengen von Lokalanästhetikum kommt es zur sofortigen Intoxikation.
    — Diese äußert sich in perioralem Kribbeln, Metallgeschmack, Herzrhythmusstörungen, ZNS-Störungen bis zum Krampfanfall (s. o.).

Tag 2

□ Tab. 1.10 Rückenmarksnahe Regionalanästhesien und Thromboembolie-Prophylaxe/antithrombotische Medikation

Wirkstoff	Vorher	Nachher	Laborkontrolle
Unfraktioniertes Heparin (*low dose*)	4 h	1 h	Thrombozyten bei Therapie >5 Tage
Unfraktioniertes Heparin (*high dose*)	4 h	1 h	aPPT, (ACT), Thrombozyten
Niedermolekulare Heparine (*low dose*)	10-12 h	2-4 h	Thrombozyten bei Therapie >5 Tage
Niedermolekulare Heparine (*high dose*)	24 h	2-4 h	Thrombozyten bei Therapie >5 Tage
Fondaparinux (Arixtra)	20-22 h	2-4 h	
Kumarine (Marcumar)	INR <1,4	Nach Katheterentfernung	
Hirudine (Refludan)	8-10 h	2-4 h	
Melagatran (Exanta)	8-10 h	2-4 h	
ASS	>2 d	Nach Katheterentfernung	
Clopidogrel (Iscover, Plavix)	>7 d	Nach Katheterentfernung	
Ticlopidin (Tiklyd)	>10 d	Nach Katheterentfernung	
Tirofiban (Agrastat)	Kontra	Kontra	

1.3.6 Thromboembolie-Prophylaxe und RA

- Spinale oder epidurale Hämatome entstehen wesentlich häufiger spontan, als durch rückenmarksnahe Regionalanästhesieverfahren.
- Das absolute Risiko für eine spinale Blutung unter Antikoagulationsprophylaxe (Lowdose-Heparinisierung) ist nicht bekannt.
- Nach zentralen Nervenblockaden stellen sie ein seltenes, wenn auch schwerwiegendes Ereignis dar.
- Deshalb zur Orientierung hier eine Übersicht über empfohlene Zeitintervalle vor und nach rückenmarksnaher Punktion bzw. der Katheterentfernung.
- überarbeitete Leitlinie der Deutschen Gesellschaft für Anästhesiologie und Intensivmedizin 05/2003
- Bei der Durchführung von rückenmarksnahen Regionalanästhesien sind vor der Anlage einer SPA /PDA oder vor der Entfernung eines Katheters die dargestellten Zeitintervalle (□ Tab. 1.10) in Bezug auf die Thromboseprophylaxe zu berücksichtigen.

1.4   Flüssigkeitsmanagement

S. Beckers, S. Sopka, C. Beißner

1.4.1   Grundlagen

- Neugeborene bestehen zu 70 - 80% des Körpergewichts (KG) aus Wasser.
- Erwachsene in Abhängigkeit von Alter und Geschlecht zu 46 - 61%
- Männer >Frauen
- Extrazellulärflüssigkeit (ECF)   ~ 20% des KG
- Interstitielle Flüssigkeit   ~ 15% des KG
- Plasmavolumen
    - Intravasalflüssigkeit   ~ 5% (inkl. Zellen 7,5%) des KG
    - Intrazellulärflüssigkeit (ICF) ~ 30 - 40% des KG
- Täglicher Flüssigkeitsbedarf
    - **Perspiratio insensibilis**: Verlust von 0,5 ml/kg KG/h über Haut und Atemwege bei internistisch gesunden Patienten (erhöht bei Säuglingen sowie in bestimmten klinischen Situationen wie Fieber mit Schwitzen, Brandverletzungen, intraoperativer Eventeration), wird i. d. R. überschätzt
    - Urinausscheidung: 600 - 1600 ml/ Tag
    - + Basisflüssigkeitsbedarf
- Basis-Flüssigkeitsbedarf
    - Pro kg → ml/kg/h → ml/kg/Tag
    - 1 - 10 kg → 4 → 100
    - 11 - 20 kg → 2 → 50
    - >20 kg → 1 → 120

Flüssigkeitsbedarf bei Operationen

- Basisbedarf seit letzter Flüssigkeitsaufnahme
    - + 4 ml/kg/h Operation: z. B. Operationen an den Extremitäten, Leistenhernien-OP
    - + 6 ml/kg/h Operation: Operationen mittleren Ausmaßes
    - + 8 ml/kg/h Operation: z. B. große Darmeingriffe mit Eventeration und eröffnetem Peritoneum
    - + intraoperative Verluste

Flüssigkeitsersatzmittel

- Blutvolumina
    - Männer   7,5% des Körpergewichts ~ 75 ml/kg
    - Frauen   6,5% des Körpergewichts ~ 65 ml/kg
    - Neugeborene   8,5% des Körpergewichts ~ 80 - 85 ml/kg

Kristalloide

Tag 2

- Unterscheidung in
  - Vollelektrolytlösungen: Na^+ >120 mmol/l
  - 2/3-Elektrolytlösungen: Na^+ 91 - 120 mmol/l
  - Halbelektrolytlösungen: Na^+ 61 - 90 mmol/
  - 1/3-Elektrolytlösungen: Na^+ <60 mmol/l
  - Vollelektrolytlösungen
  - Isotone Kochsalzlösung (NaCl 0,9%)
  - Na^+ = 154 mmol/l, Cl^- = 154 mmol/l (nicht physiologisch, ca. 1/3 höher konzentriert als im Plasma)

Indikationen

- Flüssigkeitsersatz bei Niereninsuffizienz, Hyperkaliämie
- Trägersubstanz zur Medikamentenverdünnung
- Plasmaisotoner Flüssigkeitsersatz
- Nebenwirkungen
- Gefahr der hyperchlorämischen Azidose, v.a. bei eingeschränkter Nierenfunktion
- Dosis: Basis-Flüssigkeitsbedarf und Ersatz von geringeren Volumenverlusten

Ringer-Lösungen

- Na^+ ~ 147 mmol/l
- Cl^- ~ 156 mmol/l
- K^+ ~ 4 mmol/l
- Ca^{2+} ~ 2 - 2,5 mmol/l
- HWZ: 20 - 30 min, Abwanderung ins Interstitium
- Volumeneffekt: 0,2 - 0,25

Indikationen

- Flüssigkeitsersatz bei isotoner und hypotoner Dehydratation
- Verlust extrazellulärer Flüssigkeit
- plasmaisotoner Flüssigkeitsersatz
- Dosis: Basis-Flüssigkeitsersatz und Ersatz von geringeren Volumenverlusten
- Bei Blutverlust müssen Kristalloide im Verhältnis 4:1 infundiert werden um den intravasalen Verlust 1:1 auszugleichen: z. B. bei 500 ml Blutverlust → 2000 ml Kristalloide

Kolloide (Plasmaersatz, -expander)

- Unterscheidungsmöglichkeit bzgl. Volumeneffekt
- Plasmaersatzmittel: (Volumeneffekt = zugeführter Menge)
- Plasmaexpander: (Volumeneffekt > als zugeführte Menge) onkotischer Effekt
- Substitutionsgrade bei Hydroxyethylstärke (HES)
- Molekülgröße und Konzentration der Lösung

Tag 2

□ Tab. 1.11 Übersicht Eigenschaften Kolloide

Konzentra-tion	%	Mittleres Molekular-gewicht	Volumen-effekt	Intravasale Verweil-dauer (h)	Max. Tages-dosis
HES 200/0,5	6	200.000	100%	3-4	33 ml/kg
HES 200/0,5	10	200.000	145%	3	20 ml/kg
HES 130/0,4	6	130.000	100%	3	50 ml/kg

Künstliche Kolloide, Hydroxyethylstärke (HES)

— von Amylopektin abgeleitetes Polysaccharid (Hauptkette 1,4-α-glykosidisch vernetzt, gewonnen aus Kartoffel- oder Getreidestärke)
— Substitutionsgrad: Anteil der Glukoseeinheiten, der mit Hydroxyethylgruppen besetzt ist: ca. 40 - 70% (0,4 - 0,7)
— Substitutionsmuster: Verhältnis der in C2- und C6-Position substituierten Glucoseeinheiten; das C2/C6-Verhältnis ist für die Metabolisierungsrate von Bedeutung; C6-Verbindungen werden durch die α-Amylase schneller gespalten als C2-Verbindungen.
— Intravasale Verweildauer (klinische Wirkdauer, □ Tab. 1.11) ist abhängig von
    — Molekülgröße
    — Substitutionsgrad
    — Substitutionsmuster
— Das Molekulargewicht ist für den kolloidosmotischen Druck und die Pharmakokinetik von Bedeutung.
— Die initiale Volumenwirkung der Kolloide ist im Wesentlichen proportional der zugeführten Kolloidkonzentration.
— Der Volumeneffekt von Kolloiden hängt zudem vom Volumenstatus des Patienten ab (d. h. sie wirken kontextsensitiv), beim normo- oder sogar hypervolämen Patienten ist er deutlich geringer ausgeprägt (<40%).

Pharmakokinetik

— renale Ausscheidung bis MG 50.000 - 70.000; Spaltung durch die Serumamylase; größere Moleküle werden im Retikulären Endothelialen System (RES) für Monate gespeichert.

Indikation

— Volumenersatz
— Hämodilution

Kontraindikationen

- dekompensierte Herzinsuffizienz
- bekannte Allergie (Häufigkeit Unverträglichkeitsreaktionen <0,06%)
- vorbestehende intrakranielle Blutung
- Nierenfunktionsstörungen nicht mehr bei den neueren Generationen der HES unter Beachtung der Höchstmengen und genügender Hydratation

Nebenwirkungen

- unspezifischer Dilutionseffekt
- Thrombozytenfunktionsstörungen nur nach deutlichen Überschreitungen der max. Tagesdosis
- Pruritus durch zelluläre Speicherung
- Verminderung des Faktor-VIII-Komplexes nach größeren hochmolekularen (450.000 D) HES-Mengen

Gelatine

- Polypeptid aus dem Kollagenabbau stammend
- 3 Arten
  1. succinylierte Gelatine (Gelafundin, verfügbar in der Abteilung für Anästhesiologie)
  2. Oxypolygelatine (Gelifundol)
  3. Harnstoffvernetzte Gelatine (Haemaccel [hoher Ca^{2+}-Anteil]) 3 - 3,5%-ige Lösungen

Pharmakokinetik und -dynamik

- MG: 30 - 35.000 D
- intravasale Verweildauer: 2 - 3 h
- initialer Volumeneffekt: 70 - 80% der applizierten Menge
- renale Elimination rasch und kontinuierlich

Indikation

- Volumenersatz
- Hämodilution

Kontraindikation

- dekompensierte Herzinsuffizienz
- Bekannte Unverträglichkeit (0,35%)
- kaum Beeinflussung der Gerinnung
- Die rasche renale Elimination der Gelatine steigert die Diurese.

Natürliche Kolloide

- Humanalbumin (HA)
- 25 - 40% intravasal, der Großteil im Interstitium, besonders in der Haut gespeichert
- Funktion: intravasales Transportprotein, Aufrechterhaltung des kolloidosmotischen Druckes (23 - 25 mmHg)

Tag 2

>Memo
Präparate bis MG 200.000 D und Substitutionsgrad bis 0,5 beeinflussen die Gerinnung nur wenig!

>Memo
Immer – auch bei gesunden Nieren – ist auf eine ausreichende, begleitende Flüssigkeitstherapie zu achten, da fast alle akuten Nierenversagen nach HES-Therapie auf ungenügende Hydratation zurückzuführen sind.

- Humanalbuminlösungen: isoonkotisch 5% oder hyperonkotisch 20 - 25%
- Volumeneffekt wird mit 100% postuliert, jedoch existieren keine verlässliche Daten.
- Dauer der intravitalen Persistenz wird mit dem endogenen HA korreliert (19 - 27 Tage), auch hierfür gibt es keine Daten
- Transmigrationsrate steigt unter Infusion auf 5 - 15%, bei vorliegendem Kapillarleck (Sepsis, Verbrennung) steigt sie sogar noch.
- Angesichts der derzeitigen Wissenslage gibt es im Bereich der Anästhesie und Intensivmedizin keine Indikation für die HA-Gabe.

Hypertone, hyperonkotische Lösungen (HHL)

- »*Small Volume Resuscitation*«
- Mobilisierung interstitieller Flüssigkeit und Zunahme des intravasalen Volumens
- Elektrolytkomponente (NaCl 7,2 - 7,5%)
- Kolloidkomponente (6 - 10% HES 200/0,5)
- Dosis: 4 ml/kg oder 250 ml einer HHL als Bolusinfusion innerhalb weniger Minuten
- Verbesserung der Makro- und Mikrozirkulation
- Effizienz der »*small volume resuscitation*« ist von einer unmittelbar anschließenden Zufuhr von kristalloiden und kolloidalen Volumenersatzmitteln abhängig.

1.4.2 Blutprodukte

- Große Fortschritte auf dem Gebiet der Transfusionsmedizin, die es ermöglichen, gespendetes Vollblut zu separieren und Zellkonzentrate, gerinnungsaktive Präparate sowie Eiweißkomponenten für den bedarfsgerechten Einsatz z. T. über Jahre zu lagern, haben grundlegende Probleme bei der Blutübertragung in den Hintergrund rücken lassen.
- Zunehmend tritt die Übertragung von Viren in den Vordergrund.
- Das Risiko bei der Transfusion zellulärer Bestandteile in Deutschland beträgt z. Zt. für
    - Hepatitis C <1:100.000
    - Hepatitis B <1:200.000
    - HIV <1:1,5 Mio.
- Deshalb werden heutzutage die Indikationen für Fremdblutgaben wesentlich restriktiver gestellt und alternativ Konzepte zur autologen Transfusion verfolgt.
- Für die Zukunft werden eventuell »künstliche« Sauerstoffträger, die z. Zt. Gegenstand intensivster Forschung sind, für die klinische Routine zur Verfügung stehen.

Rechtsgrundlagen

- Seit dem 1.07.1998 ist ein **Transfusionsgesetz** in Kraft, dessen wichtigste Grundsätze im Folgenden erläutert werden.
  - Blut und Blutbestandteile sind verschreibungspflichtige Arzneimittel!
  - Vor der Transfusion sind die allgemeinen Regeln der ärztlichen Aufklärung zu beachten.
  - Vor elektiven Eingriffen ist die Möglichkeit zur autologen Transfusion zu prüfen, und der Patient ist hierüber zu informieren und zu beraten.
  - Der Organisationsablauf vor einer Transfusion unterliegt einem festen Schema.

Organisationsablauf

- Blutprobenentnahme (»Nativblut«) beim Empfänger (in Aachen ein weißes und ein violettes Röhrchen) + Aufkleber vom Empfänger
- Blutgruppenserologische Untersuchung:
  - Bestimmung der AB0-Merkmale
  - Bestimmung des Rhesusfaktors
  - Durchführung eines Antikörpersuchtests (zum Auffinden irregulärer Antikörper); dies muss vor jeder neuen Kreuzprobe erfolgen!
  - Serologische Verträglichkeitsprobe (»Kreuzprobe«): Empfängerserum versus Spendererythrozyten (früher »Majortest«)
- Prüfung der Identität von Empfänger, Blutprobe und Konserven (auch im Notfall):
  - Vergleich des Original-Blutgruppenbefundes des Empfängers mit der Blutgruppenbeschriftung auf der zu transfundierenden Konserve
- Abschließende Identitätssicherung:
  - Vergleich der Patientendaten mit den Konservendaten und dem Ergebnis des AB0-»bedside«-Testes

AB0-»bedside«-Test

- Zwingend vorgeschrieben ist die Empfängertestung im AB0-System mit spezifischen Anti-A und Anti-B-Testseren.
- Bei Eigenbluttransfusionen ist auch die Konserve zu testen.
- Für die Erythrozytenkonzentrate übernimmt die Blutbank die Verantwortung!
- Das Ergebnis wird auf dem mitgelieferten Protokoll notiert, die Testkarte wird aus infektiologischen Gründen verworfen.

Hämolytische Transfusionsreaktionen

- Im Falle eines Verdachtes bedarf es neben einer symptomorientierten Notfallbehandlung einer ursächlichen Abklärung
  - sofortige Entnahme einer Blutprobe des Empfängers, die zusammen mit der Konserve einer Kontrolluntersuchung in der Blutbank zuzuführen ist

Tag 2

! Cave
Die Symptome sind beim narkotisierten Patienten meist abgeschwächt!

Tag 2

- Der Blutbank ist der Transfusionszwischenfall zu melden, und die entsprechenden Formulare sind mit dem Probenmaterial ausgefüllt an die Blutbank zu übermitteln

Symptome beim wachen Patienten

- Brennen in der Vene
- Kreuzschmerzen
- Juckreiz, Kopfschmerzen
- Übelkeit/ Erbrechen
- Hitzegefühl
- Tachypnoe
- Blässe
- Schüttelfrost
- Engegefühl in der Brust
- selten anaphylaktischer Schock
- urtikarielle Exantheme

Symptome beim narkotisierten Patienten

- Bronchospasmus
- Tachykardie
- ungeklärter Blutdruckabfall
- Schocksymptome
- akutes Nierenversagen, Hämoglobinurie
- ungeklärte diffuse Blutung im OP-Gebiet (Verbrauchs-koagulo-pathie)

Notfalltransfusion

- In akut lebensbedrohlichen Situationen gelten zur Abwendung der Lebensgefahr Sonderrichtlinien:
  1. Ist die Blutgruppe des Empfängers unbekannt, so können bis zum Eintreffen des Blutgruppenbefundes rhesusnegative und kellnegative Erythrozytenkonzentrate der Blutgruppe 0 transfundiert werden: »0 Rh neg. (ccddee) Kell-neg.«
  2. Bei bekannter Blutgruppe des Empfängers dürfen entsprechende Blutkonserven ohne Abwarten des Ergebnisses der Kreuzprobe transfundiert werden (»ungekreuzte« Konserven).

>**Memo**
Auch hier sollte eine »bed-side«-Testung erfolgen, da nach einer Massivtransfusion mit 0 neg.-Konserven die Blutgruppe nicht mehr erkennbar ist.

Blutkomponenten

- Erythrozytenkonzentrate
- Ein Ery-Konzentrat enthält die Erythrozyten einer einzelnen Blutspende.
- Standardpräparat ist das Buffy-Coat-freie, leukozytendepletierte Erythrozytenkonzentrat in additiver Lösung.
- Die Anwendung einer Additivlösung, z. B. PAGGS M, ermöglicht Produktlaufzeiten bis 49 Tage.
- Die Lagerung der Ery-Konzentrate muss bei +2°C bis +8°C in z. B. Kühlschränken mit kontinuierlicher Temperaturmessung und Dokumentation erfolgen.

Tag 2

— Die mittlere Überlebensdauer der Erythrozyten nach Transfusion liegt bei 60 Tagen.
— Sie sollen ABO-identisch und Rhesus-Untergruppen-identisch zur Vermeidung von Bildung irregulärer Antikörper transfundiert werden.
— Nur im Notfall darf bei Engpässen nur AB0-identisch transfundiert werden; dem Patienten ist daraufhin ein Pass auszustellen!
— Mit zunehmender Lagerungsdauer nimmt der 2,3-Diphosphoglyceratgehalt in den Erythrozyten ab; hierdurch nimmt deren Affinität zu O_2 zu bzw. die O_2-Abgabe im Gewebe ist erschwert.
— Nach der Transfusion erfolgt die 2,3-DPG-Resynthese erst innerhalb von 6 - 12 h.
— Die Transfusion erfolgt mit einem Standardfilter (170 - 230 µm).
— Indikation zur intraoperativen Transfusion von Erythrozytenkonzentraten wird anhand von sog. »**Transfusionstriggern**« gestellt.
    — Hierzu zählen Parameter des O_2-Transportes, der Gewebeoxygenierung (sog. physiologische Transfusionstrigger) und die Hämoglobinkonzentration des Patienten.
— Physiologische Transfusionstrigger
    — ausgeprägte Tachykardie und Hypotension
    — Abfall der gemischtvenösen Sättigung (<50 - 60%) als Ausdruck einer erhöhten O_2-Extraktion
    — ST-Streckenveränderungen >0,1 mV in den EKG-Ableitungen II und/ oder V5
    — regionale Wandbewegungsstörungen in der transösophagealen Echokardiographie
    — Laktatazidose
— Ein niedriger Hb-Wert stellt per se keine Indikation zur Transfusion dar, vielmehr muss der für den jeweiligen Patienten »kritische« Hb-Wert, ab dem auch maximal aktivierte Kompensationsmechanismen nicht mehr in der Lage sind, ein ausreichendes Sauerstoffangebot sicherzustellen, anhand von Vorerkrankungen und klinischem Bild (Transfusionstrigger) abgeschätzt werden.
— Richtwerte
    — junge, gesunde Patienten: Hb 6 g/dl
    — alte, kardial erkrankte Patienten: Hb 8 g/dl
— Mögliche Blutgruppenkombinationen bei der Transfusion von EK und TK

— Blutgruppe des Patienten	Transfusion mit Konserven der Blutgruppe
— A	A und 0
— B	B und 0
— AB	AB, A, B, und 0
— 0	nur 0

>Memo
Faustregel: 3 ml EK/kg KG erhöhen den Hb um ca. 1 g/dl

Tag 2

- **Gefrorenes Frischplasma (»*fresh frozen plasma*«; FFP)**
  - Nach Separierung wird der Plasmaanteil unmittelbar tiefgefroren und bei ca. −30°C gelagert, wodurch eine Haltbarkeit von einem Jahr erreicht wird.
  - Zur Reduktion des Virusübertragungsrisikos wird FFP für 6 Monate »quarantänegelagert« und erst freigegeben, wenn der Spender infektionsfrei bleibt.
  - Hierdurch konnte eine Risikoverminderung um ca. 90% erreicht werden (aktuell 1:1000000 für Hepatitis B und 1:20000000 für Hepatitis C).
  - Da Spender auf irreguläre Antikörper untersucht werden, spielt das Rhesussystem bei der Transfusion keine Rolle; es ist keine Kreuzprobe erforderlich!
  - Antikörperfreies AB-Plasma ist universal verwendbar, ist jedoch selten (ca.5% der Spender).
  - Die Infusion erfolgt mit einem Standardfilter (170 - 230 µm).
  - 1 ml FFP enthält je 1 I.E. aller Gerinnungsfaktoren und -inhibitoren.
  - Indikation im OP
    - Gerinnungsfaktorenmangel mit konsekutiver Blutungsneigung
    - Ein Albumin- oder Volumenmangel ist keine Indikation zur Transfusion!
  - 1 FFP (ca. 200 - 300 ml) erhöht den Quick-Wert um 5 - 6%. Bei weiterer Gabe kommt es zu einem Verdünnungseffekt, d. h. um den Quick von 20 auf 40% anzuheben, sind mind. 8 FFPs nötig.
  - Mögliche Blutgruppenkombinationen bei der Transfusion von FFP
    - Blutgruppe des Patienten   Transfusion von Plasma der Blutgruppe
    - A   A und AB
    - B   B und AB
    - AB   nur AB
    - 0   0, A, B und AB

- **Thrombozytenkonzentrat (TKZ)**
  - Es werden Einzelkonzentrate (TK1; aus einer 500-ml-Blutspende) und hochkonzentrierte Zytapherese-Präparate (TKZ), die durch Zellseparation von einem Spender gewonnen werden, unterschieden.
  - Das TKZ enthält die 4 - 6fache Menge an Thrombozyten (2 - 4 × 10^{11} Thrombozyten in bis zu 300 ml Plasma).
  - TKs sind bei Raumtemperatur (+20°C bis +24°C) unter steter Bewegung maximal 5 Tage haltbar.
  - Sie sollten ABO-identisch oder zumindest -kompatibel transfundiert werden.
  - Thrombozyten tragen HLA-Klasse-I-Antigene, sodass es sich bei chronischer Thrombozytensubstitution empfiehlt, HLA-verträgliche Präparationen nach Typisierung zu verwenden.

> **Memo**
> Faustregel: 1 ml FFP/kg KG erhöht die Aktivität aller Faktoren und Inhibitoren um 1 - 2% im Empfängerplasma

— Die Transfusion erfolgt mit einem Standardfilter (170 - 230 µm).
— Indikation im OP
  — thrombozytopenische Blutung (Thrombozyten ~<20.000/µl)
  — bei gleichzeitiger Thrombozytopathie (Urämie, Leberinsuffizienz, Medikamente) und/ oder massiver Blutung eher
— Beispiel: 80 kg (Blutvolumen: 80 kg × 66 ml/kg = 5,3 L), akt. Thrombozytenzahl: $30 × 10^9/l$. Gewünschter Anstieg: $30 × 10^9/l$.
  Dosis = $30 × 10^9/l × 5,3 \, l × 1,5 = 2,4 × 10^{11}$

- **Prothrombinkomplex (PPSB)**
— PPSB-Konzentrate enthalten die Proenzyme der Faktoren des Prothrombinkomplexes (Faktor II, VII, IX und X), Protein C und S sowie geringe Mengen Heparin.
— Diese Präparate gelten als infektionssicher.
— Indikation im OP
  — Rasche, mit geringer Volumenbelastung verbundene Anhebung des Quickwertes vor notfallmäßigen chirurgischen Eingriffen oder bei Blutungskomplikationen, z. B. bei marcumarisierten Patienten

- **Antithrombin (AT)**
— Konzentrat von humanem Serinproteaseinhibitor
— Indikation
  — Verbesserung der Heparin-Antikoagulation
  — disseminierte intravasale Gerinnung
  — hereditärer AT-Mangel

Ersatz von Blutverlusten

— Der Verlust von ca. 25 - 30% des Blutvolumens eines Erwachsenen (~1,5 l) kann zu einem grenzwertigen Mangel an Sauerstoffträgern führen.
— Diese Verluste werden zunächst mit Kristalloiden (im Verhältnis 4:1) und/oder Kolloiden ausgeglichen (1:1).
— Darüber hinausgehende Verluste sollten unter Berücksichtigung der Vorerkrankungen und des Alters mit der Transfusion von Erythrozytenkonzentraten beginnen.
— Indikator ist die kritisch abgesunkene O_2-Transportkapazität, d. h. der Verlust an O_2-Trägern kann nicht mehr durch Steigerung des HZV kompensiert werden (z. B. durch Trendabfall der zentralvenösen Sättigung <70% zu sehen).
— Für die Aufrechterhaltung der plasmatischen Gerinnung reichen sogar nur 20 - 40% der Konzentration an Gerinnungsfaktoren aus, d. h. erst bei Blutverlusten von 65% des Blutvolumens (3,5 l) sind Störungen zu erwarten.
— Bezüglich der Thrombozyten ist aufgrund von großen, mobilisierbaren Thrombozytenreserven normalerweise erst nach einem Blutverlust von ca. 1,5fachen des Blutvolumens (7,5 l, nach ca. 15 Erythrozytenkonzentraten) mit einer Blutgerinnungsstörung aufgrund eines Thrombozytenmangels zu rechnen.

Tag 2

>**Memo**
Faustregel: 1 TKZ erhöht bei einem normalgewichtigen Pat. die Thrombozytenzahl um 30.000/µl. Dosis (Thrombozytenzahl) = gewünschter Anstieg (x 10^9/l) × Blutvolumen (l) × 1,5.

>**Memo**
Faustregel: Initialdosis (Einheiten) = Körpergewicht (kg) × gewünschter Faktorenanstieg (%)

>**Memo**
Faustregel: 1 Einheit AT/kg KG hebt die AT-Aktivität um 1 - 2% an

Tag 2

Massivtransfusion

- Definition: Transfusionsvolumen
  - von >1,5 ml/kg KG/ min
  - von >2/3 des Sollblutvolumens
  - bei Erwachsenen>6 Konserven innerhalb 60 min
- Voraussetzungen
  - Ausreichend großlumige venöse Zugänge
  - Verwendung von Apparaturen, die eine Transfusion unter hoher Geschwindigkeit erlauben
  - Verwendung von Durchlauferwärmern
  - Monitoring: Körpertemperatur, ZVD, SvO_2, Laboranalysen, Diurese, invasive arterielle Druckmessung

- **Komplikationen**
- Gerinnungsstörungen
- Hyperkaliämie
- Citratüberlastung
- ionisierte Hypokalzämie
- Hämodilution
- Hypothermie
- metabolische Alkalose (Na-Citrat wird zu Bikarbonat umgebaut!)

Fremdblutsparende Maßnahmen

- Die Gabe von allogenen Konserven ist unverändert mit den Risiken von Transfusions-assoziierten Infektionen, allergischen Reaktionen und Immunmodulation verbunden.
- Daraus ergibt sich die Konsequenz, Konzepte zur Einsparung allogener Konserven zu entwickeln.
- präoperative Maßnahmen
  - Eigenblutspende (Kontraindikationen: Herzinsuffizienz, KHK, schwere Lungenfunktionsstörung, Anämie, systemische Infektion)
  - Therapie mit EPO (rekombinantes humanes Erythropoetin), jedoch nur hochdosiert über 14 Tage effektiv (>100 IU/kg KG/Tag)
- Perioperative Maßnahmen
  - normovolämische Hämodilution
  - maschinelle Autotransfusion
  - Aufrechterhaltung der Normothermie
  - antifibrinolytisch wirksame Medikamente (Aprotinin, Tranexamsäure)

Normovolämische Hämodilution

- Im Falle von Operationen mit einem zu erwartenden Blutverlust >500 ml werden zu Beginn der Narkose dem Patienten ein bis zwei Vollblutkonserven unter ständigem Schwenken in spezielle Stabilisatoren enthaltende Beutel abgenommen (Hämatokrit 25 - 28%).

— Dieser Verlust wird durch Plasmaexpander isovolämisch ersetzt. **Tag 2**
— Die Konserven werden mit Namen des Patienten und Entnahme-
  zeitpunkt beschriftet und bei Raumtemperatur gelagert (Throm-
  bozytenfunktion!).
— Der Patient wird somit »verdünnt« = diluiert, sodass im Falle einer Blutung weniger korpuskuläre Bestandteile verloren gehen.
— Das Blut kann während oder zum Ende der OP retransfundiert
  werden.
— Auch hier gelten die Transfusionsgesetze, d. h. wechselt beispielsweise der Anästhesist, muss sowohl vom Patienten als auch vom
  Blut ein bedside-Test mit Dokumentation durchgeführt werden.
— Maximale Haltbarkeit 6 h, das Blut darf nicht mit auf Station gegeben werden.
— Als Kontraindikationen gelten dieselben wie für die Eigenblutspende.

Maschinelle Autotransfusion (MAT)

— Die MAT kann bei allen Blutungskomplikationen eingesetzt
  werden, bei denen das Blut nicht bakteriell kontaminiert ist (z. B.
  Darmeingriff).
— Bei onkologischen Prozessen muss das gewonnene Blut vor der
  Retransfusion bestrahlt werden, sodass diese Methode in solchen
  Fällen nur in spezialisierten Zentren möglich ist.
— Das Saugerblut wird in einem spezialisierten 3-l-Reservoir aufge-
  fangen und heparinisiert.
— Zelldetritus, Heparin, Fett und Plasma werden durch Zentrifuga-
  tion und einen Waschvorgang (isotone NaCl-Lösung) abge-
  trennt.
— Das entstehende Erythrozytenkonzentrat ist mittelgradig
  konzentriert (Hkt 45 - 55%) und kann über einen Mikrofilter
  retransfundiert werden.
— maximale Haltbarkeit 6 h

Antifibrinolytika

— Tranexamsäure (Cyklokapron®)
  — bildet einen Komplex mit Plasminogen und verhindert dessen
    Bindung an die Fibrinoberfläche, sodass Plasminogen nicht
    zum Fibrin spaltenden Plasmin aktiviert werden kann
  — eingesetzt u. a. zur Unterbrechung einer fibrinolytischen
    Therapie beim Auftreten schwerer Blutungen sowie periopera-
    tiv zur Prophylaxe und Therapie von Blutungen unter genera-
    lisierter Hyperfibrinolyse (z. B. paraneoplastische oder Hyper-
    fibrinolyse in Gynäkologie und Geburtshilfe sowie in der
    Herzchirurgie) und bei bestimmten Gerinnungsstörungen (v.
    Willebrand-Jürgens-Syndrom, Mangel an Faktor VIII oder IV)
  — Dosierung entsprechend der gegebenen Indikation (Fachin-
    formation beachten), bei generalisierter Hyperfibrinolyse 1 g
    langsam intravenös alle 6 - 8 h, bzw. 15 mg/kg Körpergewicht

1.5   Perioperative Versorgung

S. Beckers, S. Sopka, F. Kezze

1.5.1   Aufwachraum (AWR)

Allgemeine Überlegungen

- Aufgaben
  - Überwachung der Vitalparameter bis zur Wiederherstellung der körpereigenen Schutz- und Regulationsmechanismen
  - Schmerztherapie
  - Behandlung operations- und anästhesiologisch bedingter Komplikationen
  - psychische Betreuung der Patienten und Angehörigen
  - Dokumentation
- Räumliche Voraussetzungen
  - unmittelbare Nähe zum OP-Bereich
  - Raumbedarf ~ 12 m^2 / Überwachungsplatz
  - Fläche für Vorrats- und Lagerhaltung
  - Ablage für reine und unreine Arbeiten (getrennt!)
  - Dienstplatz für das Personal
  - Bestimmung der Laborparameter (Hb, BGA, BZ, Serumelektrolyte) in unmittelbarer Nähe
  - Separation isolierungsbedürftiger Patienten
  - Sichtschutz zwischen den Überwachungsplätzen
- Personelle Voraussetzungen
  - 1 qualifizierte Anästhesiepflegekraft / 3 Patienten bzw. 2 intensivmedizinisch zu betreuende Patienten
  - Ärztliche Betreuung muss jederzeit verfügbar, aber nicht unbedingt ständig präsent sein.
- Apparative Voraussetzungen zum Monitoring
  - Basismonitoring: 3-Kanal-EKG, intermittierende Blutdruckmessung (NIBP), arterielle O_2 Sättigung (SaO_2), erweitertes Monitoring: 5-Kanal-EKG, invasive arterielle Druckmessung, arterielle BGA, zentraler Venendruck (ZVD), Urinausscheidung, Relaxometrie, Körpertemperatur, intrakranielle Druckmessung
  - jederzeit intensive Überwachung mit der Möglichkeit zur Aufrechterhaltung bzw. Wiederherstellung akut gestörter Vitalfunktionen bis hin zur Reanimation
  - an jedem Überwachungsplatz: O_2-, Druckluft- und Vakuumversorgung
  - Vorbereitung aller notwendigen Materialien und Medikamente zur Durchführung einer kardiopulmonalen Reanimation, Intubation und Beatmung sind Pflicht!

Postoperative Komplikationen (Inzidenz 24%)

- Übelkeit und Erbrechen 42%
- respiratorische Störungen 30%
- Hypotension 12%
- Herzrhythmusstörungen 6%
- Hypertension 5%
- Vigilanzstörungen 3%
- V. a. Myokardinfarkt 1%
- manifeste kardiale Störungen
- Ursachen
  - vorbestehende Herz-Kreislauf- und Lungenerkrankungen
  - Alter des Patienten
  - Art, Dauer, Umfang und Dringlichkeit der Operation
  - Intraoperative Komplikationen erhöhen das Risiko postoperativer Komplikationen um das 2fache.

PONV (postoperative nausea and vomiting)

- 20 - 30% nach Allgemeinanästhesie, 11 - 17% nach Spinalanästhesie, 4 - 13% nach peripheren Nervenblockaden und Periduralanästhesie
- Ursachen
  - Patienten
    - Frauen
    - Kinder
    - Nichtraucher
    - präoperative Angstzustände
    - Anamnese von PONV, Reisekrankheit, Magenentleerungsstörungen, orthostatische Dysregulation
  - OPs
    - Gyn. Laparoskopie
    - Strabismus-OP
    - Nasen- und Mittelohr-OP
    - intraabdominelle OPs
    - lange OP-Dauer
  - Postoperative Schmerzen, frühe Oralisierung
  - Perioperative Anästhesie
    - prä- und perioperative Opiate (2 - 5×)
    - Hypnotika
    - Antagonisierung von Muskelrelaxantien
- Prophylaxe und Therapie
  - Serotoninantagonisten (Tropisetron (Navoban®), 2 - 4 mg i. v., sehr effektiv auch bei Kindern (bereits intraoperativ bei Schiel-OPs!)
  - Dexamethason (Fortecortin®): 4 - 8 mg i. v.
  - Metoclopramid (Paspertin®): Benzamid mit dopamin-antagonistischer und zentral-antiemetischer Wirkung, prokinetischer Effekt, 10 mg i. v., besonders bei gastrontestinalen Eingriffen

Tag 2

> **>Memo**
> Propofol kann das PONV-Risiko senken!

Tag 2

◘ Tab. 1.12 Abhängigkeit der FiO_2 vom eingestellten Flow bei der O_2-Applikation über Nasensonde bzw. Gesichtsmaske

Flow (L/min)	1	2	3	4	5	6	7	8
Erreichte FiO_2 über Nasensonde in%	22	26	31	36	40	44	-	-
Erreichte FiO_2 über Gesichtsmaske in%	-	-	-	40	44	48	52	56

— H1-Antihistaminika: Dimenhydrinat (Vomex®): 1 mg/kg KG i. v. als Kurzinfusion, häufig benutzt, in Studien nur geringe Wirkung
— Phenothiazine und Anticholinergika finden wenig klinische Anwendung
— Droperidol (DHBP®): Butyrophenon, sehr wirksam, jedoch nicht mehr auf dem Markt, 1,25 - 2,5 mg i. v.
— Bei vorhandener PONV-Anamnese wird bereits vor Einleitung der Narkose ein Bolus von 4 - 8 mg Dexamethason und vor Ausleitung 2 mg Tropisetron gegeben.
— Die Narkose wird mittels einer TIVA aufrechterhalten; bei Operationen (s. o.), die mit einer erhöhten PONV-Inzidenz einhergehen, erfolgt die intraoperative Gabe von Tropisetron i. v.
— Im AWR erfolgt bei Erbrechen folgendes Stufenschema: Tropisetron 4 mg, Dexamethason 8 mg, Propofol 10 - 20 mg i. v.

Respiratorische Störungen

— Eine respiratorische Insuffizienz macht sich primär über den Abfall der SO_2 bemerkbar.
— Therapiemaßnahme besteht in der O_2-Insufflation (◘ Tab. 1.12).

Atemwegsverlegung

— Die häufigste Ursache ist das Zurücksinken der Zunge, hervorgerufen durch einen Anästhetikaüberhang oder eine bestehende neuromuskuläre Blockade.
— Esmarch-Handgriff, ein Wendel-Tubus und O_2-Insufflation sind die Sofortmaßnahmen.
— Laryngospasmus kann durch Blutkoagel oder Mundsekret hervorgerufen werden.
— Neben deren Entfernung muss sofort eine Maskenbeatmung mit O_2 und eventuell Succinylcholin i. v. gespritzt werden.
— Schwellungen
  — Besonders gefährdet sind Kinder.
  — Larynxödeme nach starken Manipulationen können mit Kortikoiden oder Verneblung von Adrenalinrazemat behoben werden.

Hypoventilation

Tag 2

- Jede Allgemeinanästhesie verringert die funktionelle Residualkapazität in Abhängigkeit von der Lagerung um bis zu 60%.
- Folgen können Atelektasen sein. Postoperativ erreicht die FRC erst nach Tagen wieder ihren Ausgangswert.
- Die Behandlung im AWR umfasst eine ausreichende Schmerztherapie und physikalische Maßnahmen neben der O_2-Insufflation.
- Bei ausgeprägten Atelektasen hilft Masken-CPAP (*continous-positive-airway-pressure*).

Anästhetikaüberhänge

- Sedativa und Hypnotika können nicht antagonisiert werden (Ausnahme: Benzodiazepine).
- Opiate können mit Naloxon antagonisiert werden, jedoch kann es bei lang wirkenden Opiaten zu einer Remorphinisierung kommen.
- Patienten, deren neuromuskuläre Blockade antagonisiert wurde, sollten 60 min im AWR überwacht werden, da die HWZ der Antagonisten kürzer ist als einiger Muskelrelaxantien (▶ Abschn. 1.2).

Seltene Ursachen

- Bronchospasmen → Gabe von Bronchodilatatoren
- Volumenüberladung bis hin zum Lungenödem → Gabe von Diuretika
- Pneumo-/ Hämatothorax → Thoraxdrainage
- Lungenembolie → O_2-Gabe, symptomatische Therapie bis hin zur Reanimation

Kardiovaskuläre Störungen

Hypotension

- Einen therapiebedürftigen Blutdruckabfall bezeichnet einen <20% des normalen präoperativ gemessenen MAD.
- Drohende Komplikationen
  - Herzinsuffizienz
  - Hirninfarkt
  - akute Niereninsuffizienz
- Die häufigste Ursache ist eine Hypovolämie, die durch Flüssigkeitstherapie ausgeglichen werden muss.
- Zur Soforttherapie sollte das Bett in Trendelenburg-Position gebracht werden.

Hypertension

- Ein therapiebedürftiger Blutdruckanstieg liegt bei >20% des präoperativ gemessenen Ausgangswertes.
- Drohende Komplikationen
  - Herzinsuffizienz
  - Myokardinfarkt
  - intrazerebrale Blutung

Tag 2

— Nach Ausschluss eines Schmerzes stehen Antihypertonika zur Verfügung:
  — Urapidil (Ebrantil®): 5 - 10 mg repetitiv i. v.
  — Metoprolol (Beloc®): 1 - 5 mg i. v. fraktioniert, HF, HZV und myokardialer O_2-Verbrauch
  — Clonidin (Catapresan®): 1 - 2 µg/kg fraktioniert i. v., NW: Sedierung, wirkt auch bei Shivering

Herzrhythmusstörungen

— DD: Hypoxie, Hyperkapnie, Hypovolämie, Schmerzen, Elektrolytstörung
— Falls die kausale Therapie nicht zum Erfolg führt, ist die symptomatische Therapie bei Kreislaufinstabilität indiziert.

Angina Pectoris-Beschwerden

— Insbesondere im Rahmen einer hypertensiven Entgleisung oder einer ausgeprägten Anämie kann es zu retrothorakalen Schmerzen und Engegefühlen kommen.
— In diesem Fall ist die Gabe von 1 - 2 Hüben Nitro indiziert.
— Falls es zum Persistieren der Beschwerden kommt, schließt sich eine Infarktdiagnostik an (12-Kanal-EKG, Herzenzym- und Troponin-Bestimmung).

Störungen der zerebralen Funktion

— **Postoperative kognitive Dysfunktionen (POCD)** haben eine Inzidenz von 10 - 60% unmittelbar postoperativ und von ca. 10% über die stationäre Phase hinaus.
— Z. Zt. wird von einer multifaktoriellen Genese ausgegangen, insbesondere ältere Menschen (+/– kardiovaskuläre Vorerkrankungen) sind gefährdet.

! Cave
Ein akuter Schlaganfall ist immer auszuschließen wegen der entsprechenden therapeutischen Konsequenzen!

Verzögertes Aufwachen

— Häufigste Ursache ist ein Narkoseüberhang.
— Seltener findet sich eine Hypoglykämie oder eine Hyperkapnie, die häufig mit einer Tachykardie vergesellschaftet ist (Schnelltest mittels BZ-Gerät bzw. Blutgasanalyse).

! Cave
Eine Hypoxämie darf auf keinen Fall übersehen werden (SaO_2!)

Postoperative Erregungszustände

— Sie werden häufig durch Schmerzen verursacht.
— Immer sollte man an eine Blasenentleerungsstörung denken (auch iatrogen durch Blasenkatheterobstruktion bei Abklemmung zum Transport!).
— Ältere Patienten reagieren auf eine Dehydratation häufig mit Agitiertheit, ebenso kann eine Hyponatriämie nach Prostataresektion dieses Symptom hervorrufen.
— Delirante Symptomatiken können bei Medikamenten- oder Drogenabhängigen auftreten.

Zentrales anticholinerges Syndrom (ZAS)

— Azetylcholinrezeptorantagonisten verursachen eine Übertragungsstörung der zentralen, acetylcholinergen Neurone.
— Inzidenz 4 - 10% nach Allgemeinanästhesie, 1 - 4% nach Regionalanästhesie
— Ausschlussdiagnose bei verzögertem Erwachen
— Periphere Symptome des ZAS
  — tachykarde Rhythmusstörungen
  — Mydriasis
  — Mundtrockenheit
  — Hautrötung
  — Harnretention
— Zentrale Symptome des ZAS
  — Desorientiertheit
  — Atemdepression
  — Stupor, Somnolenz, Koma
  — Temperaturanstieg
  — Agitiertheit bis zum Delir
— Die Diagnose wird bei mindestens 1 zentralem und 2 peripheren Symptomen gestellt.
— Als Therapie wird Physostigmin (Anticholium®) 0,04 - 0,08 mg/kg KG i. v. verabreicht.
— Eine Überwachung von 2 h sollte sich anschließen.

Tag 2

Hypothermie und Shivering

— Störungen der Wärmehomöostase treten insbesondere nach langdauernden, thorakalen oder abdominellen Operationen auf.
— Wärmeverluste entstehen durch große Wundflächen, besonders bei niedriger Umgebungstemperatur.
— Außerdem ist durch die Narkose die Thermoregulation aufgehoben, sodass der Körper postoperativ mit einem Muskelzittern (»*shivering*«) reagiert.
— Grundumsatz und O_2-Bedarf können hierbei auf das 4-fache ansteigen, d. h. kardiovaskuläre Patienten sind besonders gefährdet z. B. einen Myokardinfarkt zu erleiden.
— Clonidin (Catapresan®) fraktioniert 45 - 75 µg i. v. hilft, das Zittern abzuschwächen.
— Pethidin (Dolantin®) in subanalgetischer Dosis (12,5 - 25 mg i. v.) hilft ebenfalls, jedoch wirkt dieses Opiat stark emetisch.
— Eine Wärmezuführung mittels Wärmedecken sollte bis zum Erreichen der Normaltemperatur durchgeführt werden.

Schmerztherapie im Aufwachraum

— Klassifikation von Schmerzen
— Nach Entstehungsort
  — z. B. Bauch- oder Beinschmerzen
— Nach Entstehungsursache
  — z. B. Tumor- oder postoperative Schmerzen

Tag 2

- Nach Zeitdauer
  - akute oder chronische Schmerzen
- Nach pathogenetischen Kriterien
  - somatisch
  - oberflächliche(Haut) / tiefe (Muskel, Knochen) Nozizeptor-schmerzen
  - viszeral (Eingeweide)
  - neuropathische Schmerzen peripherer Nerven, ZNS, Nerven-wurzeln
  - psychogene Schmerzen
- Schmerzmessung
  - Visuelle Analogskala (VAS)
  - Numerische Ratingskala (NRS: 0 - 10)
- Verbale Ratingskala (VRS)
  - Welches Wort beschreibt Ihre aktuelle Schmerzstärke?
    - Kein, mäßig, mittelstark, stark, stärkster
- Stufenschema der systemischen postoperativen Schmerztherapie

Medikamente
Nichtopioide

- Diclofenac (Voltaren®)
  - wirkt analgetisch, antiphlogistisch, antipyretisch, Prosta-glandin-Synthesehemmung zentral und peripher, reversible Cyclooxygenase-Hemmung (COX-1)
  - Wirkdauer (WD) 2 - 4 h, retard 8 - 12 h
  - Tageshöchstdosis (THD): 300 mg
  - indiziert bei Entzündungs- oder Knochen(metastasen)schmerz
  - Nebenwirkungen (NW): ulzerogene Wirkung, Thrombo-zytenaggregationshemmung, Nierenfunktionsstörung, aller-gische Reaktionen
  - Besonderheiten: Suppositorien auch für Kinder, Medikament wird bereits nach der Einleitung als supp. verabreicht.
- Ibuprofen
  - wirkt analgetisch, antiphlogistisch, antipyretisch, Prosta-glandin-Synthesehemmung zentral und peripher, reversible Cyclooxygenase-Hemmung
  - Wirkdauer 4 - 6 h
  - max. Tagesdosis 2400 mg
  - indiziert bei Entzündungs- und Knochen(metastasen)schmerz
  - NW: ulzerogene Wirkung, Thrombozyten-Aggregations-hemmung, Nierenfunktionsstörungen, allergische Reaktionen
  - Medikament wird zur postoperativen Schmerztherapie auf Station eingesetzt
- Paracetamol (Benuron®)
  - wirkt analgetisch, antipyretisch, zentrale Prostaglandin-synthesehemmung

- Wirkdauer 4 - 6 h
- Tageshöchstdosis 100 mg/kg KG
- NW: Leberzellnekrose bei Überdosierung (Antidot: Acetyl-cystein)
- Besonderheiten: Suppositorien auch für Kinder, Propacetamol (prodrug) als i. v.-Infusion (1 g/100 ml); Medikament wird bereits nach der Einleitung als supp. oder Infusion verabreicht.
- Dosierung bei Kindern zur Schmerztherapie perioperativ: 40 mg/ kg KG!
- **Metamizol** (Novalgin®)
  - wirkt analgetisch, antipyretisch und spasmolytisch sowie zentral antinozizeptiv (>>peripher),
  - Indikation bei viszeralem und kolikartigem Schmerz
  - NW: Blutdruckabfall, der bei Hypovolämie deutlich verstärkt ist, und eine Agranulozytose (Inzidenz 1:106), wichtig ist die Applikation als Kurzinfusion
  - 1 - 2 g i. v., Tageshöchstdosis 100 mg/kg KG
- Valdecoxib (Bextra®), Coxib (Vioxx®)
  - Die COX$_2$-Hemmer wurden vom Markt genommen, da das Risiko für kardiovaskuläre Erkrankungen in Langzeituntersuchungen erhöht war.

Opioide
- Piritramid (Dipidolor®)
  - stark wirksames Opioid, µ-Rezeptorantagonist, äquianalgetisch zu Morphin: 1:1,5
  - durch Naloxon antagonisierbar
  - 15 mg auf 10 ml NaCl 0,9%
  - Bolusgrößen: über 50 kg: 3 mg (2 ml), 20 - 50 kg: 1,5 mg (1 ml), bis 20 kg: 0,75 mg (0,5 ml), Ausschlusszeit 5 min, Verbrauch >5 Boli/h: Arzt benachrichtigen, Opioidüberdosierung (Sedierung ↑, AF <12, SaO$_2$ ↓), Mindestaufenthalt im AWR nach Opioidgabe 30 min
- Tramadol (Tramal®): schwach wirkendes Opioid, BTM-frei, orale, rektale und i. v.-Gaben möglich, µ-Rezeptorantagonist, WD 4 - 6 h, retard 8 - 12 h, Tageshöchstdosis 600 mg, Nebenwirkungen: Übelkeit und Erbrechen, Kumulationsgefahr eines aktiven Metaboliten bei Niereninsuffizienz
- Tilidin + Naloxon (Valoron®)
  - schwach wirksames Opioid, BTM frei, orale Applikation, Kombination von µ-Rezeptorantagonist und Antagonist
  - Wirkdauer: 2 - 4 h, retard 8 - 12 h
  - Tageshöchstdosis: 360 mg
  - NW: siehe Tramadol
  - Besonderheit: bei Opiatabhängigen Gefahr der Entzugssymptomatik durch Zusatz von Naloxon!

Tag 2

>**Memo**
Wirkspiegel wird erst nach 1 - 2 h erreicht!

! **Cave**
RR↓

! **Cave**
Allergieanamnese beachten!

1

Tag 2

Adjuvantien
- N-Butylscopolamin (Buscopan®)
  - quaternärer Muskarinrezeptorantagonist, kaum zentrale Wirkung
  - 10 mg als Kurzinfusion
  - Tageshöchstdosis 60 mg
  - indiziert bei Spasmen der glatten Muskulatur von Hohlraumorganen

! Cave
Darmmotilität beeinträchtigt; allergische Reaktionen möglich

- Clonidin (Catapresan®)
  - α2-Rezeptoragonist, schwache α1-Wirkung, potentes Anthypertensivum, durch zentrale Wirkung, Sedierung als Nebeneffekt, darüber opiateinsparender Effekt, analgetisch nachgewiesene Wirkung auf spinaler Ebene über Verstärkung der noradrenerg vermittelten Hemmung
  - 1 - 2 µg/kg KG, im AWR als Einmalgabe, keine regelmäßige Gabe zur postoperativen Schmerztherapie
  - Beachte: RR und Frequenz, langsam titrieren, da sonst RR↑, wirkt sehr gut gegen Shivering

Praktische Durchführung
- Ein Patient wird mit stabilen Vitalparametern im AWR aufgenommen und das Basismonitoring (EKG, NIBP, SpO_2) angelegt.
- Danach wird das Schmerzniveau mit einer der drei oben aufgeführten Schmerzmessungen erfasst.
- Zusätzlich wird der Schmerzort und die Art erfragt.
- Ein Beispiel: Eine Frau kommt nach einer abdominellen Hysterektomie in den AWR; die Vitalparameter sind unauffällig; sie gibt einen VAS von 5 an, also mittelstarke Schmerzen; diese sind krampfartig im Unterbauch angeordnet. Diese krampfartigen Schmerzen lassen sich gut mit Novalgin behandeln. Bis zum Eintritt der Wirkung wird ein Bolus Dipidolor (3 mg) verabreicht. Falls die Krämpfe weiterhin bestehen, bietet sich zusätzlich Buscopan i. v. als Kurzinfusion an. Bis zu einem VAS von 2 - 3 erfolgt die Titrierung mit Dipidolor i. v.
- Idealerweise erhält der Patient bereits intraoperativ Nichtopioide, z. B. Diclofenac bei Knocheneingriffen, Novalgin bei urologischen oder abdominellen Eingriffen, ebenso bei großen Weichteileingriffen, Paracetamol bei oberflächlichen oder kleinen HNO-Eingriffen.
- Die Applikation erfolgt **immer** unter Beachtung der Kontraindikationen!
- Bei unruhigen Patienten und bei sehr hohem Opiatbedarf bietet sich die Gabe von Clonidin 1 µg/kg an.

>Memo
Ein sehr hoher Schmerzmittelbedarf postoperativ muss **immer** differentialdiagnostisch betrachtet werden. Häufig verbirgt sich ein Blasenhochstand oder ein drückender Gips hinter den Schmerzen, da Patienten in der Aufwachphase die Schmerzen teilweise nicht lokalisieren können!

- Patienten mit einer Regionalanästhesie sind gesondert zu betrachten. Hierbei sei insbesondere auf eine korrekte Lagerung hingewiesen, da der Schmerz als Schutzfunktion ausgeschaltet ist! Schmerztherapeutisch ist auf eine rechtzeitig einsetzende weiterführende Schmerztherapie zu achten, damit der Patient nicht auf ein hohes Schmerzniveau kommt (Verhinderung der Ausbildung eines Schmerzgedächtnisses!).

Tag 2

Dokumentation
- Vitalparameter
- Bilanzierung der zu- und abgeführten Volumina
- Komplikationen
- Medikamentenapplikation
- Schmerzniveau
- ärztliche und pflegerische Therapiemaßnahmen
- Aufnahme- und Entlassungszeitpunkt
- weiterführende Empfehlungen bei Entlassung aus dem AWR

- **Entlassungskriterien**
- stabile kardio-zirkulatorische und respiratorische Verhältnisse
- adäquate zentrale Funktion
- zufriedenstellender neurologischer Status: Schutzreflexe, rückläufige Nervenblockade nach rückenmarksnaher Leitungsanästhesie
- Normothermie
- akzeptables Schmerzniveau
- keine oder nur minimale Gefahr der Nachblutung

- **Indikationen zur intensivmedizinischen Überwachung**
- absolut
  - Respiratorische Insuffizienz mit Indikation zur nichtinvasiven oder invasiven Beatmung
  - Kreislaufinstabilität (RR u/o HF)
  - ausgeprägte Blutungsneigung
  - Hypothermie, die eine Nachbeatmung erfordert
- relativ (in Abhängigkeit von der Ausstattung der peripheren Stationen!)
  - O_2-Pflicht
  - Schlafapnoe-Syndrom
  - stark pflegebedürftiger Patient
  - unruhiger Patient, der sich dadurch selbst gefährdet
- ggf. Verlegung auf eine »*Intermediate-Care*«-Station (IMC) anstreben

1.5.2 Perioperative Komplikationen

Aspiration
- Definition: Unter Aspiration wird das Eindringen von körpereigenem oder körperfremdem Material in das Tracheobronchialsystem verstanden.
- Stille Aspiration bedeutet, dass dies unbemerkt verläuft.

Tag 2

— Ursachen
  — stille Aspiration im Schlaf (Kleinkinder oder Ältere, jedoch auch bei Gesunden)
  — fehlen von Schutzreflexen (schwer Verunfallte oder Patienten in Narkose)
— Aspiration von saurem Magensaft
— Es drohen Epithelschädigung des Bronchialsystems mit Schleimhautödem.
— spastische Bronchitis
— Schädigung des Alveolarepithels und Surfactant
— Lungenödem
— evtl. ARDS

- **Klinische Symptomatik**
— nach wenigen Sekunden möglich
  — Tachypnoe
  — Zyanose
  — Hypoxämie
  — Dyspnoe
  — pathologische Rasselgeräusche
  — Zunahme des pulmonalvaskulären Wiederstandes
  — Tachykardie und Hypotonie
— nach wenigen Minuten möglich
  — Atelektasen
  — Rechts-links Shunt
  — Hypoxämie
  — Epithelschädigung und Freisetzung von proinflammatorischen Zytokinen wie TNF und IL-8
  — Aktivierung von neutrophilen Granulozyten mit Freisetzung von Thromboxan, Leukotrienen, und Sauerstoffradikalen
  — Diese Symptomatik nach Aspiration von saurem Magensaft wird auch als **MENDELSON-Syndrom** bezeichnet.
— Das Ausmaß der Schädigung der Lunge scheint eher von dem pH-Wert des Aspirates abzuhängen, als vom aspirierten Volumen.
— Der kritische pH-Wert liegt bei pH <2,5, sodass die Schädigungen mit fallendem pH zunehmen. Auch kleine Volumina scheinen auszureichen, um eine deutliche Schädigung zu verursachen.

- **Therapie**
— Nach Aspiration von Magen-Darm-Inhalt sind folgende Therapieprinzipien zu beachten:
  — Intubation und Absaugen
    - Die Indikation ist großzügig zu stellen, um eine Bronchoskopie durchführen zu können.
    - spätestens, wenn die arterielle O_2-Sättigung bei einer FiO_2 >0,5 unter 90% fällt (z. B.: bei Maskenbeatmung oder Larynxmaske)

- initial O_2-Konzentration von 100%, später Reduktion auf mindestens 60%
- PEEP sollte mind. 8 mmHg betragen.

Tag 2

— Sofortige Bronchoskopie
  — bei Aspiration von Magensäure kein Spülen mit NaCl, da Schädigung durch Säure in der ersten 20 sec; danach besteht lediglich das Risiko der Verteilung von Säure im ganzen Bronchialsystem.
  — bei Aspiration in anderen Fällen (z. B. schwere Kopfverletzung) großzügiges Absaugen + baldmöglichst Bronchoskopie
— Medikamente
  — Falls ein Brochospasmus auftritt, können β-Mimetika gegeben werden.
  — Gabe von Glucokorticoiden wird nicht mehr empfohlen, da das Outcome nicht besser und eventuelle Infektionen begünstigt werden
  — Antibiotikatherapie erfolgt entsprechend der Standards der jeweiligen Intensivstation
— Beatmung und Überwachung auf der Intensivstation
— Thorax Röntgen
— Kontrolle im Verlauf

Laryngospasmus

— Definition: akuter Verschluss des Kehlkopfes durch einen anhaltenden Spasmus der supraglottischen quergestreiften Kehlkopfmuskulatur

■ Ursache
— Sekrete, Blut oder Erbrochenes
— Intubationsversuche, pharyngeale Reize bei zu flacher Narkose
— schmerzhafte operative Stimulation bei mangelnder Narkosetiefe unter Maskenbeatmung
— Extubation während des Exzitationsstadiums
— Der Laryngospasmus wird afferent und efferent über den N. laryngeus superior vermittelt. Am häufgsten sind Kinder in den ersten Lebensjahren betroffen (Reflexaktivität↑).

■ Symptomatik
— inverse Atmung, Zyanose, Tachykardie, Sistieren der Atmung, Bradyarrhythmie, Kreislaufstillstand

■ Therapie
— rasche Beseitigung des auslösenden Stimulus
— i. v.-Narkosevertiefung
— Zufuhr von 100% O_2 über dichtsitzende Maske
— bei Ineffektivität: Muskelrelaxierung mit Succinylcholin

Tag 2

Akute bronchiale Obstruktion (Bronchospasmus)

- Definition: Ausdruck eines reflektorischen Bronchospasmus oder Asthmaanfalls

■ **Diagnose**
- Erhöhung des Beatmungsdruckes
- Bronchospastik (pfeifende Nebengeräusche und verlängertes Exspirium)
- O_2-Sättigungsabfall, Zyanose
- Initial: Tachykardie, Hypertonie

■ **Basismaßnahmen**
- Beenden der chirurgischen Manipulation
- manuelle Beatmung mit 100% O_2
- Narkosevertiefung (möglichst volatile, ggf. auch intravenöse Anästhetika)
- Erweiterte Pharmakotherapie
    - β_2-Mimetika (z. B. Fenoterol-Spray, Terbutalin i. v.)
    - Glukokortikoide (kein Akuteffekt, max. 250 mg Prednisolon i. v.)
    - Ultima ratio bei Therapieresistenz: Ketamin, 5 mg/kg KG langsam i. v.

Maligne Hyperthermie (MH)

■ **Ursachen**
- Als Ursache für die MH wird eine funktionelle Störung des Ca^{2+}-Freisetzungskanals des sarkoplasmatischen Retikulums – Ryanodin-Rezeptor – der Skelettmuskulatur angesehen.
- Durch unkontrollierte intramuskuläre Calciumfreisetzung kann sich innerhalb von Minuten bis Stunden eine lebensbedrohliche Stoffwechselentgleisung entwickeln (sog. MH-Krise).
- Männer sind bevorzugt.
- Mögliche auslösende Faktoren für eine MH:
    - Inhalationsanästhetika
    - Succinylcholin
    - (Stress)

■ **Klinik beim Auftreten einer MH**
- Muskelrigidität nach Gabe von Succinylcholin
- plötzlicher CO_2-Anstieg, schnelle Verfärbung des Absorberkalkes
- Tachykardie und Rhythmusstörungen
- Steigerung der Spontanatmung beim nicht relaxierten Patienten
- Zyanose, Hypoxie
- Metabolische Laktatazidose: exzessive CO_2-Produktion, anaerobe Glykolyse und Laktatbildung
- Hyperkaliämie

>Memo
Bei der Malignen Hyperthermie (MH) handelt es sich um eine sehr seltene und gefürchtete Narkosekomplikation, die unbehandelt zum Tode führen kann.

>Memo
Der MH liegt eine autosomal-dominant vererbbare Erkrankung zugrunde; daher ist es wichtig, bei der Prämedikation die Familienanamnese zu erheben.

- Oligurie, Myoglobinurie, Rhabdomyolyse
- Fieber (bis über 42°C) als Spätsymptom
- CK-Anstieg
- Eine MH muss nicht immer fulminant verlaufen: Nur in ca. 6,5% der Fälle sind diese Verlaufsformen beobachtet worden.

Tag 2

■ **Therapie der MH**

■■ **Sofortmaßnahmen**
- Beendigung der Triggersubstanzzufuhr
- Steigerung des AMV auf das 3 - 4fache mit reinem Sauerstoff (anzustreben sind normale O_2 und CO_2-Werte)
- Austausch der Beatmungsschläuche und des Atemkalks
- Operateur informieren und auf schnelle OP-Beendigung drängen
- Sehr viel Hilfe holen!!!

■■ **Medikamentöse Therapie**
- DANTROLEN-Gabe
    - liegt als Trockenpulver in 20 mg Ampullen vor und muss in jeweils 60 ml Aqua aufgelöst werden
    - Das Lösen der Substanz ist sehr zeitintensiv, deshalb sollten zusätzliche Helfer hinzugezogen werden.
    - Dosierung: Dantrolen als Schnellinfusion i. v. 2,5 mg/kg KG ggf. bis zur 10 mg/kg KG pro Tag; nach MH-Krise für 48 - 72 h 1 mg/kg KG alle 6 h, bzw. bei neuer Krise höhere Dosen nach Bedarf

■■ **Nachgeordnete Maßnahmen**
- Korrektur des pH-Wertes mit Natrium-Bikarbonat
- Oberflächenkühlung des Patienten bis 38°C
- forcierte Diurese, ggf. Furosemid-Gabe
- engmaschige Laborkontrollen (K^+, Na^+, CK, Laktat, Myoglobin im Urin)
- Intensivüberwachung

■■ **Diagnostik bei Verdacht auf MH**
- genaue Familienanamnese
- Muskelbiopise
- Bestimmung der CK (c)

■■ **Narkoseführung bei Prädisposition zur MH**
- gute präoperative Anxiolyse, um Stress zu vermeiden
- Dantrolen-Prophylaxe nicht notwendig
- triggerfreie Narkose (keine Inhalationsanästhetika, kein Succinylcholin)
- engmaschige Überwachung
- neue Beatmungsschläuche, frischer Absorberkalk, durchgespültes Narkosegerät, 1. Patient im OP-Programm!

Tag 2

■■ **Sichere Medikamente bei MH**
- Benzodiazepine, Barbiturate, Propofol, Etomidat
- Opioide
- nicht-depolarisierende Muskelrelaxantien
- (N_2O)
- (Droperidol)
- Lokalanästhetika vom Amid- oder Ester-Typ

■■ **Weiterführende Informationen für Patienten und Ärzte**
- MH-Hotline: 01731-482050, überregionaler MH-Notruf, Prof. Schulte-Sasse, KH Heilbronn
- Leitlinien zu Diagnose und Therapie der MH von der deutschen Gesellschaft für Anästhesie und Intensivmedizin (DGAI): http://www.dgai.de/
- Europäische MH-Arbeitsgruppe: Zusammenschluss aller europaweiten MH-Labors: http://www.emhg.org/
- Patienteninformation zur MH: Herausgegeben von den deutschsprachigen MH-Labors: http://www.uni-leipzig.de/~kai/mhinfo. html

Hypo-, Hyperkaliämie
- Die Kalium-Konzentration im Serum ist unter klinischen Bedingungen der wichtigste Parameter zur Beurteilung des Kaliumbestandes.
- Dennoch befinden sich im Serum nur ca. 0,4% des gesamten K^+-Bestandes des Körpers. (98% intrazellulär, 2% extrazellulär)
- Somit muss zur Beurteilung der Wert nicht isoliert, sondern immer im Zusammenhang mit den Verteilungsprozessen zwischen Intra- und Extrazellulärraum beurteilt werden.
- Die elektrogene Na^+/K^+-ATPasen Pumpe transportiert K^+ im Austausch gegen Na^+ in die Zelle, während K^+ gleichzeitig entlang des Konzentrationsgefälles von intra- nach extrazellulär diffundiert.
- Kalium und Protonen im Intrazellulärraum (IZR) können sich teilweise gegenseitig ersetzen. Ändert sich die K^+-Konzentration im IZR, wird die Protonenkonzentration auf Kosten des Extrazellulärraumes (EZR) gegenseitig verändert und umgekehrt.
- Die Serumkaliumkonzentration ist nur dann ein verlässlicher Parameter, wenn Normalwerte des Säure-Basen-Haushaltes vorliegen.
- Denn bei einer Azidose kommt es zur Kaliumverschiebung vom IZR in den EZR, die Kaliumkonzentration im Serum steigt an.
- Bei einer Alkalose ist dagegen mit einem Übertritt von Kalium aus dem EZR in den IZR zu rechnen, die Serumkaliumkonzentration wird abnehmen (hypokaliämische Alkalose, hyperkaliämische Azidose).
- Umgekehrt können Schwankungen des Kaliumhaushaltes auch zu Änderungen des pH-Wertes führen.
- Schwerer Kaliummangel hat eine extrazelluläre metabolische Alkalose und eine relative intrazelluläre Azidose zur Folge.

— Eine normale Serumkaliumkonzentration bei Azidose bedeutet Kaliummangel, bei Alkalose dagegen Kaliumüberschuss.
— Bei alkalisierender Therapie (NaHCO$_3$) muss mit einer Abnahme der Serumkaliumkonzentration um etwa 0,5 mval/l gerechnet werden.
— Die Änderung der Kaliumkonzentration ist umso größer je höher der Kalium-Ausgangswert ist.
— Kaliumverschiebungen vom EZR in den IZR treten ebenso nach Therapie mit Glukose in Kombination von Insulin auf, da es sich um einen Co-Transport handelt.

Tag 2

■ **Hypokaliämie**
■ ■ **Ursachen des Kaliummangels**
— Diarrhö, Erbrechen, Laxantien, Darmspülung, Ileus
— kaliumfreie Ernährung und/oder Infusionstherapie
— renale Kaliumverluste (Tubulusdefekt, Diuretika)
— alkalisierende Therapie
— i. v. Insulintherapie
— Glukokortikoidwirkung
— Alkoholismus

■ ■ **Symptome**
— Müdigkeit, Apathie
— Herzrhythmusstörungen
  — T-Abflachung
  — U-Welle
  — erhöhte Empfindlichkeit für tachykarde bzw. supra-ventrikuläre Arrhythmien
  — erhöhte Digitalisempfindlichkeit
— Muskelhypotonie
— Darmatonie
— Konzentrationsschwäche der Niere

■ ■ **Therapie**
— Kalium Defizit in mval = (4,5 mval/l – Serum K$^+$) × 0,4 × kg KG
— nicht mehr als 20 mval K$^+$/h

■ **Hyperkaliämie**
■ ■ **Ursachen der Hyperkaliämie**
— Oligo/Anurie, Nieren- und Nebennniereninsuffizienz
— erhöhte Kaliumzufuhr
— Katabolismus
— Weichteilverletzungen
— Verbrennungen
— IZR/EZR Verschiebung bei Azidose
— (Succinylcholin)
— (Pseudohyperkaliämie bei falscher Blutabnahme)

Tag 2

▪▪ Symptome
- Schwäche
- Adynamie
- Verwirrtheit
- Parästhesien
- Herzrhythmusstörungen
  - hohes T
  - QRS-Verbreiterung
  - bradykarde Rhythmusstörungen, aber auch tachykarde bis zum Kammerflimmern möglich

▪▪ Therapie
- Kaliumzufuhr stoppen
- Diurese steigern
- Glucose + Insulin, z. B. 50 ml Glukose 40% + 10 I.E. Altinsulin über 1 h als Perfusor via ZVK
- evtl. Azidose - Ausgleich mit 50 - 100 ml einer einmolaren Natriumbikarbonat- Lösung
- Kalziumglukonat 10% 20 - 30 ml als Soforteffekt bei extremer Hyperkaliämie (wirkt als direkter Antagonist am Herzen)

1.6   Besondere Patientengruppen

N. García Piñeiro

1.6.1   Kinder

Anatomische Besonderheiten
- Herz/Kreislauf
  - nach Geburt zunächst funktioneller Verschluss von Foramen ovale und Ductus arteriosus Botalli
  - anatomischer Verschluss nach 4 - 6 Wochen
- Atmung
  - empfindliche Schleimhaut, Ödemneigung
  - große Zunge
  - kleiner Querschnitt des Nasen-Rachenraums → erhöhter Atemwegswiderstand, erschwerte Maskenbeatmung
  - Larynx steht ventral in Höhe 3. - 4. Halswirbel (beim Erwachsenen 5. - 6. HWK)
  - U-förmige, längere und weiche Epiglottis
  - kurze Trachea
  - engste Stelle in Höhe des Krikoids (»subglottische Enge«)
  - stärkster Atemmuskel ist Zwerchfell (Interkostalmuskulatur noch in Entwicklung)
- Temperaturregulation
  - braunes Fettgewebe
  - hohe Körperoberfläche im Vergleich zur Körpermasse
  - geringerer subkutaner Fettanteil

Tag 2

Alter	Herzfrequenz (pro Min)	Blutdruck (mmHg)	Atemfrequenz (pro Min)
Neugeborene	100-180	70/30	40-60
Säuglinge	100-180	80/40	30-40
Kleinkinder	80-140	90/60	20-30
Schulkinder	80-120	100/60	15-25
Erwachsene	60-90	120/80	8-16

◘ **Tab. 1.13** Übersicht Normwerte

Physiologische Besonderheiten

— Herz/Kreislauf (◘ Tab. 1.13)
  — Hypoxämie und Azidose des Neugeborenen können Wiedereröffnung des fetalen Shunts bewirken → gefährlicher Rechts-Links-Shunt
  — kaum Steigerung des Schlagvolumens möglich → HZV ist frequenzabhängig, Bradykardien werden schlecht toleriert
  — erhöhtes HZV im Vergleich zu Erwachsenen
  — Neugeborene und Säuglinge reagieren auf Hypoxie mit Bradykardie.
— Atmung
  — kleine funktionelle Residualkapazität – geringe intrapulmonale O_2-Reserven → deutlich verringerte Apnoetoleranz
  — erhöhte alveoläre Ventilation bei geringerem Residualvolumen → schnelleres An- und Abfluten volatiler Anästhetika
— Temperaturregulation
  — Shivering erst ab 6. Lj., zuvor Thermogenese durch Metabolismus braunen Fettgewebes
  — bei niedriger Körperkerntemperatur stressbedingte Katecholaminausschüttung → Erhöhung des O_2-Verbrauchs
— veränderte Pharmakodynamik/-kinetik durch
  — veränderte Verteilung der Körperkompartimente mit erhöhtem Extrazellulärvolumen
  — verminderte Proteinbindung und veränderte Membrantransportmechanismen
  — verlangsamte renale und hepatische Metabolisierung bei Neugeborenen

Anästhesiologisches Management

— Besonderheiten der Prämedikation
  — auf ruhige Atmosphäre achten, Ablauf erklären
  — Anamnese beinhaltet u. a.
    – Probleme bei Schwangerschaft/Geburt
    – Kinderkrankheiten

Tag 2

- – Fieberkrämpfe
- – Hämatomneigung
- – Allergien
- – Narkosezwischenfälle bei Familienmitgliedern
- auf kurzfristige Risikofaktoren, wie Infekt der oberen Atemwege, Durchfallerkrankungen, kürzlich erfolgte Impfungen, achten
- Nüchternheit und medikamentöse Prämedikation festlegen
- ggf. Lokalanästhetika-haltige Salbe oder Pflaster zum schmerzlosen Legen eines i. v.-Zugangs mitgeben
- Allgemeinanästhesie
  - wichtige Voraussetzungen: gut vorbereiteter Narkosearbeitsplatz, ruhige Atmosphäre
  - Wärmeerhalt (aufgewärmter Operationssaal, Wärmelampe, angewärmte Decken, Warmluftmatten u. a., abhängig von Alter und OP-Dauer)
  - Monitoring wie bei Erwachsenennarkose, Blutdruckmessung ggf. erst nach Einleitung der Narkose
  - Einleitung inhalativ mit Sevofluran (keine Atemwegsreizung) oder intravenös (zumeist Thiopental oder Propofol) möglich
  - gleiche Medikamente zur Narkose wie bei Erwachsenen, jedoch Dosierung nach Körpergewicht und Alter berechnen
  - bei Kindern oft deutlich ausgeprägte Exzitationsphyse bei Ein- und Ausleitung;
  - Tubusgröße nach Alter berechnen (Alter in Jahren/4 + 4,5), bis zum 8. Lebensjahr ungeblockt, nach Intubation auf Undichtigkeit achten; bei Tubus mit Cuff: Cuffdruckmessung!
  - Flüssigkeitstherapie
    - – Berechnung des Flüssigkeitsbedarfs anhand Körpergewicht und Flüssigkeitsverlust
    - – bei kleinen Kindern Perfusor verwenden, um Hyperhydratation zu vermeiden
    - – Gabe von Vollelektrolytlösungen, Glukoselösung nur bei Neugeborenen oder sehr langer OP-Dauer
  - Laryngospasmus
    - – tritt auf bei zu oberflächlicher Narkose
    - – auf Manipulationen während Ein- und Ausleitung verzichten
    - – erhöhtes Risiko bei Infektionen des Respirationstraktes

>Memo
Berechnete Dosis auf Erwachsenengewicht hochrechnen, um Dezimalstellenfehler aufzudecken

! Cave
In Exzitationsphase keine Manipulationen vornehmen, sonst Gefahr eines Laryngospasmus

Regionalanästhesie bei Kindern

- Regionalanästhesieverfahren senken intraoperativen Anästhetikabedarf und stellen frühpostoperative Analgesie sicher
- raschere, ruhigere Aufwachphase
- postoperative respiratorische Komplikationen werden reduziert
- bei Kindern angewendete Verfahren

- Kaudalanästhesie (häufig) bei Eingriffen unterhalb des
  Bauchnabels, einfach anzuwendendes Verfahren mit guter
  intra- und postoperativer Analgesie (Kinder bis 25 kg oder
  6 Jahre)
- periphere Blockaden, wie Peniswurzelblock, Ilioinguinalis-
  Iliohypogastricus-Block, Oberstscher Block, axilläre
  Plexusanästhesie (häufig)
- Spinal- und Epiduralanästhesie (selten)
- Anlage i. d. R. in Allgemeinanästhesie, isolierte
  Regionalanästhesieverfahren nur als Ausnahme
- Höchstdosen der LA müssen eingehalten werden
- Wirkungsverlängerung durch Adjuvantien wie Adrenalin (nicht
  bei Peniswurzel- und Oberstschem Block!) und Clonidin möglich

Tag 2

1.6.2 Schwangere

Anatomische Besonderheiten

- Zwerchfellhochstand
- erhöhtes Blutvolumen und Hämodilution
- aortokavales Kompressionssyndrom ab 20. SSW (in leichte
  Linksseitenlage bringen)
- erhöhte Regurgitationsgefahr aufgrund:
  - von vertikal nach horizontal verlagerter Magenachse
  - erhöhtem intragastraler Druck
  - verringertem Tonus von Magen und gastroösophagealem
    Sphinkter
- durch Flüssigkeitseinlagerung geschwollene Atemwege können
  Intubation erschweren

Physiologische Besonderheiten

- Atmung
  - AMV um bis zu 50% erhöht und funktionelle Residual-
    kapazität um 20% verringert → schnelleres An- und Abfluten
    volatiler Anästhetika
  - Hyperventilation mit metabolischer Kompensation
- Herz/Kreislauf
  - um 30 - 40% erhöhtes HZV (HF um 10 - 15% erhöht, SV um
    ca. 30% erhöht)
  - erniedrigter SVR
- Hyperkoagulabilität (erhöhtes Risiko thromboembolischer
  Komplikationen)
- erhöhter Blutfluss über inneren vertebralen Venenplexus
  aufgrund erhöhtem intraabdominellen Druck und V.-cava-
  Kompression → erhöhte Gefahr akzidentieller intravasaler LA-
  Injektion bei PDA
- Pharmakodynamik/-kinetik der Medikamente wird durch ver-
  änderte Proteinbindung, Zunahme des Gesamtkörperwassers,

veränderte Leber- und Nierendurchblutung und veränderte Enzymaktivitäten beeinflusst
— Uteroplazentarer Kreislauf
    — keine autonome Regulationsmöglichkeit
    — Uterusdurchblutung (bei Geburt ca. 10% des HZV) direkt von maternalem Blutdruck und Gefäßwiderstand abhängig
    — bei syst. Blutdruck <100 mmHg drastischer Abfall der Uterusdurchblutung mit Gefahr fetaler Minderversorgung mit Hypoxie und Azidose

Anästhesiologisches Management

— lumbale Periduralanästhesie
    — Einsatz zur Analgesie unter der Geburt sowie zur Sectio caesarea
    — übliche Technik und Beachtung von Kontraindikationen
    — durch Kombination von Opioiden (meist Sufentanil) mit LA (Bupivacain oder Ropivacain) kann eine bessere Analgesie bei reduzierter Lokalanästhetikadosierung erreicht werden; es resultieren eine reduzierte motorische Blockade und ein schnellerer Wirkungseintritt.
    — Flüssigkeitseinlagerungen im Gewebe können Punktion erschweren; »loss of resistance« wird schlechter erkannt
    — Segmente Th10-L1 zur Eröffnungsperiode meist gut ausgeschaltet, S2-S4 zur Austreibungsperiode oft nur unvollständig

— Anästhesie zur Sectio caesarea
    — Hauptanteil anästhesiebedingter mütterlicher Todesfälle bei Sectio ist auf Aspiration und Hypoxie bei Intubationsschwierigkeiten zurückzuführen → Bevorzugung rückenmarksnaher Anästhesieverfahren, wenn möglich

— Dringlichkeitseinteilung
    — Notsectio: so schnell wie möglich in Allgemeinanästhesie
    — dringliche Sectio: Entbindung innerhalb 30 Minuten, Spinalanästhesie oder Aufspritzen eines liegenden Periduralkatheters
    — elektive Sectio: Spinalanästhesie oder rückenmarksnahes Katheterverfahren

— Spinalanästhesie
    — Standardmonitoring, 2 Volumenzugänge, Flüssigkeitssubstitution vor Punktion
    — Medikamente und Material für sofortige Allgemeinanästhesie bereithalten
    — erst beginnen, wenn Operateur anwesend
    — nach Punktion leichte Linksseitenlagerung
    — übliche Technik und Beachtung von Kontraindikationen, nicht bei Gerinnungsstörungen bei Präeklampsie/HELLP-Syndrom
    — geringere Dosis der Lokalanästhetika, als bei nicht Schwangeren verwenden, zusätzliche Applikation eines Opioids zur ausreichenden Analgesiequalität

! Cave

Gerinnungsstörungen bei Präeklampsie/HELLP-Syndrom

- auf Blutdruckabfall durch Sympathikolyse achten, bei Schwindel oder Übelkeit sofortige Blutdrucktherapie

- Allgemeinanästhesie
  - Schwangere ab der 12. SSW weisen erhöhtes Aspirationsrisiko auf → Durchführung einer »*rapid sequence induction*«
  - Vorbereitung wie zu jeder RSI und mindestens 3-minütige Präoxygenierung aufgrund verminderter funktioneller Residualkapazität
  - Zeitpunkt zwischen Narkoseeinleitung und Abnabelung sollte so kurz wie möglich gehalten werden, um das Kind so wenig wie möglich durch uteroplazentar übertretende Anästhetika zu belasten: Lagerung, Hautdesinfektion, Anlage Blasenkatheter sowie steriles Abdecken und Vorbereiten des kompletten OP-Teams vor Narkoseeinleitung
  - Hautschnitt unmittelbar nach Einleitung
  - Einleitung mit Thiopental und Succinylcholin beeinträchtigen die kindliche Vigilanz im Regelfall nicht
  - Gabe eines Opioids nach Möglichkeit erst nach Abnabelung
  - Medikamente zur Aufrechterhaltung der Narkose am besten erst nach Abnabelung, falls vorher notwendig Bevorzugung von Inhalationsanästhetika in möglichst geringer Konzentration

1.6.3 Alte Patienten

Anatomische Besonderheiten

- Abnahme von Parenchymzellen und Zunahme von interstitiellem Gewebe mit reduzierten Kompensationsmöglichkeiten der Organsysteme
- Nervensystem
  - Atrophie des Zerebrums, vor allem nach dem 60. Lebensjahr
  - kompensatorische Erhöhung der Liquormenge
- Herz/Gefäße
  - vermehrte interstitielle Fetteinlagerungen
  - Reduktion von Kardiomyozyten und Abnahme elastischer Filamente
  - Elongation und Verdickung arterieller Gefäße
- Lunge
  - Versteifung des Thorax
  - Abbau elastischer Lungenfasern
  - Abnahme der alveolären Oberfläche
- Abnahme von Leber- und Nierenparenchym
- Abnahme des Wassergehalts und Zunahme des Fettgehalts sowie Abnahme des Blutvolumens ergeben veränderte Verteilungsvolumina, besonders für Substanzen mit hoher Proteinbindung oder Lipophilie

1

Tag 2

Physiologische Besonderheiten

- Nervensystem
  - Abnahme der Neurotransmittersyntheserate
  - abgeschwächte autonome Reflexantworten (z. B. Barorezeptorreflex)
- Herz/Gefäße
  - Abnahme der Ventrikelcompliance mit linksventrikulärer Hypertrophie
  - Erhöhung des Herzzeitvolumens wird im Alter über Zunahme des Schlagvolumens erreicht, nicht der Herzfrequenz
  - Zunahme des peripheren Gefäßwiderstands und Verlust der Windkesselfunktion der Aorta → erhöhter Afterload und Linksherzhypertrophie
  - erniedrigter venöser Rückstrom durch Venenklappeninsuffizienzen, eingeschränkte autonome Reflexe und vermindertes Blutvolumen → Gefahr starker Blutdruckabfälle bei Flüssigkeitsverlusten oder Lageänderungen
- Lunge
  - Abnahme von Vitalkapazität und Gesamtcompliance
  - Zunahme von Residualvolumen und funktioneller Residualkapazität
  - Reduktion der forcierten 1s-Kapazität FEV_1
  - zunehmendes Ventilations-Perfusions-Missverhältnis im Alter
  - verringerter Atemantrieb durch Hyperkapnie oder Hypoxie
- verlangsamter Metabolismus hepatisch abgebauter Medikamente
- erniedrigter First-pass-Mechanismus durch erniedrigten hepatischen Blutfluss
- verminderte Clearance renal ausgeschiedener Medikamente

Anästhesiologisches Management

- Berücksichtigung der altersbedingten anatomischen und physiologischen Veränderungen sowie altersbezogener Erkrankungen
- Medikamente
  - empfindlichere Reaktion der Patienten auf Benzodiazepine
  - längere Halbwertszeit und stärker ausgeprägte Kreislaufreaktionen auf IV-Hypnotika
  - Wirkungsverstärkung und -verlängerung der Opioide (außer Remifentanil, da organunabhängiger Metabolismus)
  - verlängerte Wirkdauer der Muskelrelaxantien (außer Atracurium/Cis-Atracurium, da Hoffmann-Elimination)
  - Abnahme der MAC volatiler Anästhetika
- starke Blutdruckabfälle durch verminderte Kompensationsmechanismen und präoperative Dehydratation möglich → präoperative Flüssigkeitssubstitution, ggf. Katecholamintherapie
- Tachykardien und damit verbundene Diastolenverkürzung können zu kardialen Ischämien führen → Vermeidung von Stresssituationen durch ausreichende Prämedikation, Narkosetiefe und postoperative Schmerztherapie

— Zunahme des Ventilations-Perfusions-Missverhältnisses in Rückenlage → Hochlagerung des Oberkörpers und Aufforderung zum vertieften Atmen prä- und postoperativ

— abgeschwächte Temperaturregulationsmechanismen, dadurch schnellere und länger anhaltende Auskühlung → Temperaturmessung und ggf. wärmezuführende Maßnahmen schon bei kurzen Operationen notwendig

— erhöhtes Narkoserisiko im Alter ist nicht auf Alter per se, sondern die steigende Anzahl an Begleiterkrankungen und der Verminderung funktioneller Reserven der Organsysteme zurückzuführen

Tag 2

Tag 3 – Intensivmedizin und Notfallmedizin

2 Intensivmedizin

M. Brozowski, A. Follmann, M. Tang, A. Zilkens

S. Beckers, R. Rossaint (Hrsg.), *Anästhesie, Intensivmedizin, Notfallmedizin, Schmerztherapie … in 5 Tagen*,
DOI 10.1007/978-3-642-16012-7_2, © Springer-Verlag Berlin Heidelberg 2014

Tag 3

2

2.1   Monitoring

A. Follmann

2.1.1   Grundlagen

- Sämtliche relevanten Organsysteme, vor allem Herz-Kreislauf-Funktion und Atmung, sind bei intensivmedizinischen Patienten kontinuierlich apperativ und ggf. laborchemisch zu überwachen und dokumentieren.
- Unerlässlich bleibt eine ausführliche klinische Untersuchung (mindestens 2-mal pro Tag).
- Je stärker ein Organsystem in seiner Funktion eingeschränkt ist umso engmaschiger und intensiver muss die entsprechende Überwachung sein.
- Zum Basismonitoring gehören neben der Überwachung der Herz-Kreislauf-Funktion über EKG-Ableitung und Blutdruckmessung die kontinuierliche Bestimmung der Sauerstoffsättigung im Blut.

2.1.2   EKG-Überwachung

- Kontinuierliche Überwachung ist unverzichtbar für die Erkennung von
  - Herzfrequenzänderungen
  - Arrhythmien
  - Schrittmacherdysfunktionen
  - Koronarischämien
- Wichtige Dispositionsfaktoren sind
  - KHK
  - Myokardinfarkt
  - Lungenembolie
  - Störungen des Elektrolyt- und Säure-Basen-Haushalts
- Für eine Routineüberwachung reicht meist die Brustwandableitung mit drei Elektroden:
  - ROT: zweiter ICR medioclavikular rechts
  - GELB: zweiter ICR medioclavikular links
  - GRÜN: sechster ICR medioaxillar links
- Elektronische Rhythmusmodule erkennen, analysieren und speichern arrythmische und brady- oder tachykarde Herzaktionen
- Eine digitale ST-Streckenanalyse macht Ischämiereaktionen im Trend erkennbar.
- Störungen sind meist den Elektroden oder auch Artefakten durch Bewegungen (Muskelaktionen) des Patienten zuzuordnen.

> **>Memo**
> Intensivpatienten sind in besonderem Maße durch Herzrhythmusstörungen gefährdet.

2.1.3 Blutdruck

Nichtinvasiv

- Methode nach Riva-Rocci: Bestimmung der Korotkoff-Töne
- Oszillometrische Messtechnik
    - Beginn der Oszillationen (Gefäßwandschwingungen) nach Ablassen des Manschettendrucks ist als systolischer Blutdruck festgelegt
    - Maximum der Oszillationen entspricht dem mittleren arteriellen Druck (MAP)
- Druckmessung mit Hilfe der Doppler-Technik
- Fingerplethysmographie: Bestimmung von Volumenpulsationen über einen Fotosensor

Invasiv

- Messung mit Drucksensoren über einen arteriellen Katheter (meist A. radialis oder A. femoralis in der Leiste)
- 20-G-Katheter wird über Seldinger-Technik in Arterie eingebracht
- erlaubt zusätzlich regelmäßige arterielle Blutentnahmen zur Blutgasanalyse
- kontinuierliche Messung bei hämodynamisch instabilen Patienten (v. a. bei Katecholamintherapie)
- Beurteilung der Druckkurve ermöglicht eine qualitative Aussage über die hämodynamische Situation

2.1.4 Sauerstoffsättigung

- Zur Beurteilung der Sauerstoffversorgung von Intensivpatienten werden folgende Parameter erhoben:
    - Hämoglobinkonzentration (laborchemisch)
    - Sauerstoffsättigung des Hämoglobins
    - Sauerstoffpartialdruck im arteriellen und gemischtvenösen Blut (siehe Säure-Basen-Haushalt)
    - Herzzeitvolumen
    - Laktat

Pulsoxymetrie

- Normwert: 96 - 98%
- I. d. R. Zweiwellenpulsoxymeter mit Sensoren, die an Finger (Fingerclip), Ohr oder Nase anzubringen sind
- misst nichtinvasiv den Anteil des oxygenierten Hämoglobins (in %)
- Messprinzip der Spektrofotometrie: Absorptionsunterschied von Licht mit einer Wellenlänge zwischen 650 und 690 nm zwischen oxygeniertem und desoxygeniertem Hämoglobin
- Häufig zwei Messmethoden miteinander verknüpft: Pulsoxymetrie und Fingerplethysmographie (▶ Abschn. 2.1.3)

Tag 3

! Cave
Hohe Konzentrationen von
Kohlenmonoxidhämoglobin
können eine falsch hohe Sauerstoffsättigung vortäuschen

Peripher

- Blutgasanalyse aus periphervenösem Blut
- Ungeeignet zur Beurteilung von pO_2 und pCO_2 (abhängig von lokaler Perfusion)

Zentral-venös

- Blutgasanalyse aus zentraler Vene (meist V. cava superior oder rechter Vorhof über einen zentralvenösen Katheter, ZVK)
- beträgt physiologisch >70% und erlaubt Rückschlüsse auf ausreichendes HZV und normale Ausschöpfung
- Repräsentiert je nach Lage der ZVK-Spitze das Blut aus der oberen oder unteren Körperhälfte

Gemischt-venös

- Blutgasanalyse aus der A. pulmonalis (über einen Einschwemmkatheter, sog. Pulmonaliskatheter, ► Abschn. 2.1.6)
- repräsentiert Mischblut aus dem gesamten Körper (gemischtes Blut aus V. cava superior und inferior)

2.1.5 Zentralvenöser Druck (ZVD)

- Zentralvenöser Druck (ZVD) spiegelt den mittleren Füllungsdruck im rechten Vorhof (über ZVK gemessen) und damit die rechtsventrikuläre Vorlast wieder
- ZVD ist beeinflusst durch:
  - Größe des zirkulierenden Volumens
  - Venentonus
  - Rechtsherzfunktion
  - intrathorakaler Druck
- »fluid challenge test«
  - Schnellinfusion von 500-1000 ml Kristalloiden
  - lässt die globale ventrikuläre Funktion abschätzen: bei guter linksventrikulärer Funktion erreicht der ZVD nach 10-15 min. wieder seinen Ausgangswert

2.1.6 Pulmonalarterieller Druck

Pulmonaliskatheter

- Pulmonaliskatheter (nach Swan und Ganz) werden über den zentralvenösen Zugangsweg (A. jugularis oder A. subclavia) durch den rechten Vorhof und rechten Ventrikel in die A. pulmonalis eingeschwemmt
- dient dem Monitoring von Kreislaufparametern. Grundsätzlich sind 3 hämodynamische Messungen möglich:
  - Messungen des rechten (ZVD) und indirekt des linken Vorhofdruckes (PCWP = *Pulmonary Capillary Wedge Pressure*) und der Drücke in der Pulmonalarterie

— Bestimmung des Herzzeitvolumens mittels Thermodilutions-
methode
— Gewinnung gemischtvenösen Blutes für die Blutgasanalyse
(▶ Abschn. 2.1.4)
— korrekte Positionierung erfolgt mittels Analyse der kontinuier-
lich überwachten Druckkurve am distalen Kanal des Katheters
— Katheter wird so weit vorgeschoben, dass ein Ballon am distalen
Ende das Lumen des Gefäßes komplett verschließt (»Wedge-
Position«).
  — In Wedge-Position ist der sog. **Wedge-Druck** (PCWP oder
  Verschlussdruck) messbar, der unter physiologischen Be-
  dingungen dem Druck im linken Vorhof entspricht
— Komplikationen
  — Herzrhythmusstörungen
  — Lungeninfarkt (wenn Katheter zu tief oder zu lange in Wedge-
  Position)
  — Ruptur eines Astes der A. pulmonalis, am ehesten durch zu
  starkes Aufblasen des Ballons
  — Endokardläsion, Trikuspidal- oder Pulminalklappenschädigung

Messung des Herzzeitvolumens (HZV)

— Herzzeitvolumina werden mit der Kältedilutionstechnik ermittelt
— Kältebolus von bekannter Menge und Temperatur (gekühlte
Kochsalzlösung) wird in den rechten Vorhof über einen Katheter
injiziert und verteilt sich im vorbeiströmenden Blut
— Temperaturänderungen werden von einem Sensor (Pulmonalis-
katheter) in der Pulmonalarterie kontinuierlich ermittelt.
— Die Berechnung des HZV wird von einem Mikroprozessor über-
nommen: Das HZV verhält sich umgekehrt proportional zum
Flächenintegral unter der Temperaturkurve und ist zur Menge
des injizierten Kältebolus proportional.
— Mithilfe der Thermodilution können folgende zusätzliche
Parameter berechnet werden:
  — Intrathorakales Blutvolumen (ITBV)
  — Extravaskuläres Lungenwasser (EVLW)
  — Globales enddiastolisches Volumen (GEDV)
  — Kardialer Funktionsindex (CFI)
— Sog. PICCO-Katheter ermöglichen eine kontinuierliche
HZV-Messung und sind weniger invasiv.
  — Ein arterieller Thermodilutionskatheter in der Leiste
  (A. femoralis) und ein ZVK sind notwendig.
  — transpulmonale Thermodilution und sog. Pulskonturanalyse
  der arteriellen Druckkurve
  — weitere hämodynamische Parameter bestimmbar
    – arterieller Druck
    – Herzfrequenz (HF)
    – Schlagvolumen (SV)
    – systemischer vaskulärer Widerstand (SVR)

Tag 3

>**Memo**
Normwerte der mittels Pulmona-
liskatheter direkt gemessenen
Werte sind:
Zentralvenöser Druck (ZVD):
0 - 10 mmHg
**Mittlerer Pulmonalarteriendruck
(MPAP):** 9 - 16 mmHg
**Pulmonalarterieller Verschluss-
druck (Wedge-Druck, PCWP):**
5 - 12 mmHg

2.1.7 Überwachung der Beatmung

- **Atemfrequenzmonitoring**: Veränderung des elektrischen Widerstands zwischen den einzelnen EKG-Elektroden während der Atemexkursionen (Impedanzpneumographie)
- **Manometrie** zur Messung des Beatmungsdrucks: Erkennen von Veränderungen der Lungen-Compliance und -Resistance sowie von Diskonnektionen im Beatmungssystem
- Messung der variabel einstellbaren, inspiratorischen Sauerstoffkonzentration
- **Volumetrie** zur Ermittlung des Atemzugvolumens (AZV) und, in Abhängigkeit zur Atemfrequenz (AF), des Atemminutenvolumens (AMV)
- endexspiratorische CO_2-Messung (**Kapnometrie**) zur Ventilationskontrolle (neben punktuellen Blutgasanalysen)
- Unter physiologischen Bedingungen entspricht das endexspiratorisch gemessene CO_2 annäherungsweise dem $paCO_2$
- zwei Methoden: Kapnometer wird im Hauptstrom zwischen Tubus und Winkelstück konnektiert oder Messung des Ausatemgases im Seitenstrom über einen dünnen Probenabsaugschlauch in einem Analysegerät
- Alle Alarme sind sinnvoll (mit Ober- und Untergrenze) einzustellen.

2.1.8 Intrakranieller Druck (ICP)

- Messung des intrakraniellen Drucks (ICP) zur Erkennung einer drohenden cerebralen Einklemmung (z. B. bei intrakraniellen Blutungen)
- Zur Messung gibt es 3 verschiedene Methoden:
  1. **Ventrikelkatheter**: Einführen eines Katheters über ein frontales Bohrloch in den ersten oder zweiten Ventrikel (Seitenventrikel). Über einen Ventrikelkatheter kann der Liquordruck gemessen und ggf. Liquor zu therapeutischen oder diagnostischen Zwecken entnommen werden
  2. **Epidurale Drucksonde**: Drucksonde wird über frontales Bohrloch zwischen Knochen und harter Hirnhaut eingesetzt. Zwar ist die Infektionsgefahr deutlich reduziert, es kommt jedoch häufig zu Fehlmessungen
  3. **Intraparenchymatöse Messung**: Eine optisch arbeitende Drucksonde (Camino-Sonde)
- Werte bis 15 mmHg gelten als normal, bis 30 mmHg als erhöht und ab 30 mmHg als stark erhöht
- Drücke ab 20 mmHg sollten therapeutisch angegangen werden

2.1.9 Intraabdomineller Druck (IAP)

- Messung des intraabdominellen Drucks (IAP) zur Erkennung eines drohenden Abdominalkompartments (z. B. nach großen bauchchirurgischen Operationen oder schweren Traumen)
- Messung erfolgt klinisch heutzutage nur noch indirekt
  - intravesikal oder -gastral, seltener -rektal, -uterinal, -peritoneal oder -vasal über die (V. cava)
  - Man nutzt die retroperitoneal oder intraperitoneal gelegenen Organe als Druckaufnehmer.
- **Intraabdominelle Hypertension (IAH)** ist ein erhöhter IAP von ≥ 12 mmHg über wenigstens 12 Stunden und tritt bei mehr als 30% der Intensivpatienten auf

Tag 3

>**Memo**
Die Differenz des mittleren arteriellen Drucks (MAP) und des intrakraniellen Drucks (ICP) ergibt den zerebralen Perfusionsdruck (CPP): **CPP = MAP – ICP**

>**Memo**
Normwert: 0 - 5 mmHg, bei kritisch kranken bis 7 mmHg

2.2 Beatmung

M. Tang

2.2.1 Klinische Anwendung

- Indikation: akute oder chronische schwere respiratorische Insuffizienz
  - Beatmung zur Übernahme oder Unterstützung der Ventilation bei
    - Ausfall des zentralen Atemantriebs oder der neuromuskulären Überleitung
    - Reduktion der effektiven Ventilation mit muskulärer Erschöpfung des Patienten
  - Zeichen der drohenden muskulären Erschöpfung:
    - flache schnelle Atmung (Frequenz >35/min)
    - deutliche Aktivität der Atemhilfsmuskulatur
    - Agitation oder Vigilanzminderung
    - respiratorische Azidose
    - Hypoxämie trotz O_2-Gabe (SpO_2 <90%)
  - Aufrechterhaltung eines ausreichenden pulmonalen Gasaustausches bei
    - Erkrankungen des Lungenparenchyms
    - Perfusionsstörungen

2.2.2 Grundlagen der Beatmung

- **physiologische Atmung**: durch Atemmuskulatur wird negativer intrathorakaler Druckgradient aufgebaut
- **maschinelle Beatmung**: Respirator erzeugt positiven Atemwegsdruck

2

Tag 3

  - Umkehr des physiologischen intrathorakalen Druckgradienten!
- Unterschieden wird zwischen:
  - kontrollierter Beatmung (Atemarbeit des Patienten wird vollständig übernommen)
  - unterstützender Beatmung (Atemarbeit des Patienten wird vom Respirator unterstützt)
  - invasiver Beatmung (Beatmung mittels Endotrachealtubus oder Trachealkanüle)
  - nichtinvasiver Beatmung (Beatmung mittels Maske oder Helm)

>Memo
Überwachung der Effizienz der Beatmung durch Pulsoxymetrie, Blutgasanalyse und Kapnometrie und Klinik des Patienten

Nomenklatur der maschinellen Beatmung und Atmungsunterstützung

- Durch fehlende Standardisierung und verschiedene Gerätehersteller existieren diverse Abkürzungen und Bezeichnungen.
- In der ◘ Tab. 2.1 sind die gebräuchlichsten Abkürzungen erläutert

Beatmungsformen

- Kontrollierte Beatmung: vollständiges Fehlen von Spontanatmung

Druckkontrollierte Beatmung (PCV)

- Atemwegsdruck wird direkt am Respirator eingestellt
- Atemzugvolumen ist nicht konstant, sondern abhängig von mechanischen Eigenschaften des respiratorischen Systems (z. B. stark reduziertes Atemzugvolumen bei Pressen des Patienten oder Bronchospasmus)
- Atemminutenvolumen muss engmaschig überwacht werden

! Cave
Alarmgrenzen am Respirator eng einstellen!

Volumenkontrollierte Beatmung (VCV)

- vorgegebenes Tidalvolumen wird in eingestellter Inspirationszeit mit einem einstellbaren Gasfluss (Inspirationsflow) verabreicht
- Atemwegsdruck ergibt sich aus mechanischen Eigenschaften des respiratorischen Systems und Höhe des Gasflows

! Cave
Vermeide überhöhte inspiratorische Spitzendrücke (>35 cm H_2O) durch Einstellen oberer Druckgrenze am Respirator (= volumenkontrollierte drucklimitierte Beatmung)

Unterstützende Beatmung

Assistierte maschinelle Ventilation (AMV, Assist Control, A/C)

- über Triggermechanismus löst Patient einen voreingestellten Atemhub aus
- respiratorische Muskulatur wird entlastet
- applizierter Beatmungshub entspricht Voreinstellung am Respirator, keine automatische Anpassung an Inspirationsbedürfnis des Patienten
- Länge der maschinellen Inspiration ist unabhängig von der Anzahl der Triggerimpulse → bei hoher Atemfrequenz wird Exspirationszeit verkürzt

! Cave
Gefahr der respiratorischen Alkalose

◻ Tab. 2.1 Gebräuchliche Abkürzungen bei der maschinellen Beatmung

Abkürzung	Bedeutung	Erklärung
A/C	*Assist Control*	Assistierte kontrollierte Beatmung
AMV	Assistierte mechanische Ventilation	s. u.
ASB	*Assisted spontaneus breathing*	Unterstützte Spontanatmung
ATC	*Automatic Tube Compensation*	Automatische Tubuskompensation
BIPAP	*Biphasic Positive Airway Pressure*	Kombination aus zeitgesteuerter, druckkontrollierter Beatmung und Spontanatmungsmöglichkeit auf zwei unterschiedlichen Druckniveaus
BIPAP	*Bilevel Positive Airway Pressure*	Zweiphasische positive Atem-Druckunterstützung bei der NIV
CMV	*Controlled Mechanical Ventilation*	Kontinuierliche mechanische Ventilation
CPAP	*Continous Positive Airway Pressure*	Spontanatmung mit kontinuierlich positivem Atemwegsdruck
CPPV	*Continuous Positive Pressure Ventilation*	Kontinuierliche Überdruckventilation
ILV	*Independant Lung Ventilation*	Seitengetrennte Überdruckbeatmung
IPPV	*Intermittent Positive Pressure Ventilation*	Intermittierende Überdruckventilation (bei Anwendung von PEEP => CPPV)
IRV	*Inversed Ratio Ventilation*	Beatmung mit umgekehrtem I:E Verhältnis
NIV	*Non-Invasive Ventilation*	Nichtinvasive Beatmung
PAV	*Proportional Assist Ventilation*	Volumen- oder flussproportionale Druckunterstützung
PCV	*Pressure Controlled Ventilation*	Druckkontrollierte Beatmung
PEEP	*Positive Endexspiratory Pressure*	Positiv endexspiratorischer Druck
PPS	*Proportional Pressure Support*	s. PAV
PSV	*Pressure Support Ventilation*	s. ASB
SIMV	*Synchronized Intermittent Mechanical Ventilation*	Kombination von kontrollierter Beatmung und Spontanatmung
VS	*Volume Support*	Variabel druckunterstütze flowgesteuerte Spontanatmung
VCV	*Volume Controlled Ventilation*	Volumengesteuerte maschinelle Ventilation

Synchronisierte intermittierende Ventilation (SIMV)

- Kombination aus eingestellten maschinellen Atemhüben und Spontanatmung des Patienten
- Beginn des maschinellen Atemhubs wird über Triggerimpuls an Spontanatmung synchronisiert
- Löst der Patient während eines Erwartungsfensters keinen Atemhub aus, wird der maschinelle Atemhub appliziert.
- Mindestventilation ist sichergestellt, aber keine effektive Entlastung der Atemmuskulatur
- Druckunterstützung der Spontanatemzüge zur Kompensation der erhöhten Atemarbeit (Tubus, Schlauchsystem) möglich

! Cave
Gefahr des intrinsic PEEP

Tag 3

Biphasic Positive Airway Pressure (BIPAP)

- Kombination aus drucklimitierter zeitgesteuerter maschineller Beatmung und Spontanatmung des Patienten
- Einstellen zweier Druckniveaus und Zeitspanne nach der das Druckniveau gewechselt wird
- Spontanatmung auf beiden Druckniveaus möglich
- Ohne Spontanatmung ist BIPAP = PCV
- Je näher die Druckniveaus sich angleichen desto weniger invasiv die maschinelle Ventilation.
- Verfahren besonders zum Weaning geeignet

Assisted Spontaneus Breathing (ASB)

- Spontane Atmung mit Hilfsdruck
- Jedes Einatmen löst Gasströmung aus, bis vorgewählter Atemwegsdruck erreicht ist.
- Wenn Atemwegsdruck um bestimmten Wert überschritten wird (1 - 3 cm H_2O) oder inspiratorischer Flow bestimmten Wert unterschreitet (meist 25% des Spitzenflusses), wird in Exspiration umgeschaltet.
- schrittweise Reduktion der Druckunterstützung zum Weaning
- nur bei ausreichendem Atemantrieb des Patienten
- keine Mindestventilation garantiert!

! Cave
Kontrolle von Atemfrequenz, Atemzeitverhältnis und Inspirationsflow bei Patient!

Continuous Positive Airway Pressure (CPAP)

- Spontanatmung unter kontinuierlich positivem Atemwegsdruck
- Kombination mit allen o. g. Spontanatmungsverfahren oder als NIV
- Verbesserung der Oxygenierung durch Erhöhung der funktionellen Residualkapazität
- Eröffnen von Atelektasen

Nichtinvasive Beatmung (Noninvasive Ventilation, NIV)

- Beatmung über dicht sitzende Nasen-, Gesichtsmaske oder Beatmungshelm
- Indikationen: u. a. exazerbierte COPD, kardiogenes Lungenödem, schwieriges Weaning, Schlafapnoe
- Wirkmechanismus
  - Rekrutierung hypoventilierter Lungenareale
  - Entlastung der Atemmuskulatur
  - Senkung der rechtsventrikulären >Vorlast
  - Minimierung des intrapulmonalen Rechts-/Links-Shunts
- Voraussetzungen
  - wacher, adäquat reagierender kooperierender Patient
  - Patient toleriert Maske/Helm, Maske/Helm sitzen ohne Leckage
  - kein Aspirationsrisiko
  - keine Verletzungen im Gesichtsbereich
  - logistische/personelle Voraussetzungen

- Vorteile
  - wacher Patient, erhaltener Hustenreflex mit möglicher bronchialer Sekretmobilisierung
  - Vermeiden der Intubation mit Reduktion der Pneumonierate
  - Reduktion der Letalität
  - Verkürzung des Intensivaufenthaltes
  - Senkung der Beatmungsdauer
  - Reduktion der Kosten
- Kontraindikationen
  - Atem- und Kreislaufstillstand
  - ausgeprägte Kreislaufinstabilität
  - akuter Myokardinfarkt mit Lungenödem
  - exzessiver Sekretverhalt
  - erhöhtes Aspirationsrisiko
  - deutliche Vigilanzminderung
  - obere GI-Blutung
  - Multiorganversagen
  - lebensbedrohliche Azidose
- Abbruchkritierien
  - falls nach 30 - 60 Minuten keine adäquate Oxygenierung oder tendenzielle Verschlechterung der Klinik → Intubation
  - trotz initialer Besserung konstant pathologische BGA
  - erneute Verschlechterung im Verlauf
  - anhaltender Sekretverhalt

Tag 3

2.2.3 Beatmungsparameter

Inspiratorische Sauerstofffraktion (FiO$_2$)

- Maß für inspiratorische O$_2$-Konzentration ist ausreichende Oxygenierung des Patienten!
- am Beatmungsgerät Einstellungsmöglichkeit zwischen 0,21 und 1,0
- Folgen hoher FiO$_2$
  - Pulmonale Vasodilatation mit Störungen der Ventilations-Perfusions-Verteilung
  - Resorptionsatelektasen
  - Zunahme des intrapulmonalen Shunts
  - Beeinträchtigung der mukoziliären Clearance
  - Dämpfung des Atemantriebs
- Oberhalb von 0,6 FiO$_2$ scheinbar exponentielle Zunahme der Toxizität von O$_2$, bisher keine klare Grenze für lungenschädigende Effekte
- Aber: Sorge um Schäden durch hohe inspiratorische O$_2$-Konzentrationen ist zweitrangig!

2

Tag 3

! Cave

In kritischen Phasen immer FiO_2 zunächst 1,0 bis Problem erkannt und behoben!

! Cave

Änderung des I:E-Verhältnisses bei hohen AF

>Memo

normales Tidalvolumen in Ruhe beim Erwachsenen ca. 6-7 ml/kg KG

! Cave

Totraumventilation!

>Memo

Atemminutenvolumen = Atem-frequenz × Tidalvolumen ($AMV = f \times V_T$)

! Cave

Plateaudrücke über 35 mbar un-bedingt vermeiden (Barotrauma!)

Atemfrequenz

- Anzahl der Atemzüge/Atemhübe pro Minute
- Einstellung nach physiologischem Atemmuster (8-16/min) und bedarfsadaptiert
- Kontrolle durch BGA

Tidalvolumen

- = Atemhubvolumen
- Bei stark verminderter Compliance muss zur Vermeidung eines Barotraumas aufgrund hoher Beatmungsdrücke häufig ein geringeres Tidalvolumen eingesetzt werden.

Totraum

- anatomischer Totraum: Atemwege bis Alveole (ca. 2 ml/kg)
- physiologischer Totraum: ventilierte, aber nicht ausreichend perfundierte Alveolen
- Gesamttotraum = anatomischer + physiologischer Totraum
- Totraumventilation: Totraumvolumen mal Atemfrequenz
- norm. 30-35% des Atemhubvolumens

Atemminutenvolumen (AMV)

- Anhaltsgrößen: Erwachsene: ca. 90-100 ml/kg/min, Kinder: 150-200 ml/kg/min
- Stoffwechselabhängige Steigerung oder Senkung des AMV
- Kontrolle über ausreichendes Atemminutenvolumen via Kapnometrie bzw. BGA

Inspirationsflow (Flow)

- Geschwindigkeit, mit der das Tidalvolumen in die Lunge ein-strömt
- Erhöhung des Tidalvolumens bei fixierter Inspirations- und Plateaudauer erfordert immer Erhöhung des Inspirationsflow

Atemwegsdruck

- Peakdruck: Druck, der zur Überwindung der Strömungswider-stände und Dehnungskräfte der Lunge benötigt wird
  - abhängig von: Resistance, Compliance, Tidalvolumen, Inspirationsflow, PEEP
- Plateaudruck: entspricht inspiratorischem Alveolardruck wenn für min. 0,5 s kein Flow herrscht
  - abhängig von: Tidalvolumen, Compliance, PEEP
  - Differenz zwischen Peakdruck und Plateaudruck entspricht dem Druck zur Überwindung des Atemwegswiderstandes (Resistance)
- Mittlerer Atemwegsdruck: (*mean airway pressure* [P_{mean}]): = mittlerer Druck über den gesamten Atemzyklus
  - korreliert mit: alveolärer Ventilation, Oxygenierung, hämody-namischen Nebenwirkungen sowie Inzidenz von Barotraumen

- abhängig von: inspiratorischem Druckverlauf, Inspirations-
  dauer, PEEP
- Steigerung des P_{mean} durch Erhöhung des Tidalvolumens,
  Steigerung der Atemfrequenz mit Verkürzung der Exspirationszeit, Erhöhung des I:E-Verhältnisses, Verlängerung des
  inspiratorischen Plateaus, PEEP
- Bei geschädigter Lunge kann eine Verbesserung der Oxygenierung über eine Verbesserung der alveolären Ventilation
  durch die Erhöhung des mittleren Atemwegsdrucks erreicht
  werden.

I:E Verhältnis

- Verhältnis von Inspiration zu Exspiration
- physiologisch in Ruhe: 1:1,7
  - Verringerung des I:E-Verhältnisses: obstruktive Ventilations-
    störungen: Beatmung mit reduziertem I:E Verhältnis
    (I:E 1:2 bis 1:4)
  - Erhöhung des I:E Verhältnis: bei verminderter Compliance
    und schweren Oxygenierungsstörungen (I:E 1:1,5 bis 1:1) im
    Einzelfall bis zur »*inversed ratio ventilation*« (I:E >1)

PEEP (Positive endexpiratory pressure)

- Positiver endexspiratorischer Atemwegsdruck
- Hauptwirkung
  - Erhöhung der funktionellen Residualkapazität (FRC) → Ver-
    besserung des Ventilations-/Perfusionsquotienten
    - Reduktion des Rechts-Links-Shunts → Verbesserung der
      Oxygenierung
  - Erhöhung der FRC relativ zur *Closing Capacity* bewirkt
    Reduktion von Atelektasen
- weitere Wirkungen
  - vermindert Surfactantauswaschung aus kollabierten Alveolen
  - reduziert alveoläres Lungenödem
  - erhöht mittleren Atemwegsdruck
  - erhöht intrathorakalen Druck
  - kontinuierliche Zunahme der Kreislaufwirkungen mit stei-
    gendem PEEP
- unerwünschte Wirkungen
  - Gefahr des Barotraumas bei hohem PEEP-Niveau
  - intrathorakaler Druckanstieg
    - verminderter venöser Rückstrom, Kompression der Vor-
      höfe und der Kammern mit Abnahme der Herzfüllung, Er-
      höhung der rechtsventrikulären Nachlast → HZV sinkt
    - Verminderung der renalen Funktion durch verminderten
      venösen Rückstrom → renaler Abfluss sinkt → GFR sinkt →
      Na- und Wasserretention, intravasales Volumen nimmt zu
    - Leberfunktionsstörung aufgrund venöser Abflussbe-
      hinderung

2

Tag 3

– Erhöhung des intrakraniellen Drucks durch Behinderung des venösen Abstroms
— Abnahme der Compliance und Überdehnung der alveolokapillären Membran bei sehr hohem PEEP
— Erhöhung des gemessenen PCWP (pulmonalarterieller Verschlussdruck) bei PEEP >10 cm H_2O über den tatsächlichen linksartrialen Druck

2.2.4 Beatmungsinduzierte Lungenschäden und lungenprotektive Beatmung

— VILI: Ventilator induced lung injury
  — Mechanotransduktion (Dehnung von Lungengewebe)
  — Volutrauma (progrediente Überdehnung)
  — Barotrauma (hohe Plateaudrücke)
  — Biotrauma (Inflammation)
  — Atelektrauma (hohe Scherkräfte)
— lungenprotektive Beatmung
  — Vermeidung peripherer Organschäden: Tidalvolumen: 6 ml/kg KG (Idealgewicht), Limitierung des Plateaudrucks auf <30 cm H_2O → Reduktion des Sterberisikos um 25%

! Cave
Reduktion der kardiovaskulären Funktion

  — Rekrutierung von Lungengewebe: PEEP-Einstellung: Erhöhung schrittweise um 5 cm H_2O Erfolgskontrolle anhand von Oxygenierung
  — permissive Hyperkapnie (Kontraindikationen: u. a. Hirndruck, Krampfleiden)
  — frühzeitige assistierte Spontanatmung
  — Lungenersatzverfahren: z. B. Extracorporale CO_2-Elimination (ECMO) erwägen
  — adjuvante Maßnahmen zur Verbesserung der Oxygenierung
  — Inhalation selektiver pulmonaler Vasodilatatoren (NO, Prostazyklin) bei schwerem ARDS oder Rechtsherzversagen induziert Reduktion des intrapulmonalen Shunts durch Dilatation pulmonaler Gefäße ventilierter Alveolen
  — kinetische Therapie: Bauchlage/135°Seitenlage, Lagerungsbett
  — Frühmobilisation, Physiotherapie, Sekretmobilisation, NIV, Rekrutierungsmanöver
— Beatmungsassoziierte Pneumonie (VAP = *ventilator associated pneumonia*)
  — häufige Komplikation: Inzidenz 8 - 28% aller länger als 24 h beatmeten Patienten
  — Inzidenz steigt mit Dauer der endotrachealen Intubation (Tubus als Leitschiene für Bakterien)
  — Häufige Erreger: *Staphylokokkus aureus, Pseudomonas aeruginosa, Enterobacteriacae, E.coli, Proteus spec., Serratia spec., Klebsiella pneumoniae*

— Therapie: vor Gabe des Antiinfektivums wenn möglich
  Materialgewinnung zur mikrobiologischen Diagnostik, dann
  - kalkulierte antiinfektive Therapie orientiert am lokalen
    Erreger- und Resistenzspektrum; nach Identifikation des
    Erregers: Deeskalation der antiinfektiven Therapie nach
    Resistogramm
— prophylaktische Maßnahmen
  - Verkürzung der Beatmungsdauer
  - wenn möglich NIV
  - aseptisches Umgehen mit allen Teilen des Beatmungssystems
  - Verwendung geschlossener Absaugsysteme
  - 30° Oberkörper-Hochlagerung

Tag 3

2.2.5 Entwöhnung von der Beatmung (Weaning)

— Definition: Übergang von der maschinellen Beatmung zur vollständigen Spontanatmung
— Voraussetzung: Gleichgewicht zwischen notwendiger und
  möglicher Atemarbeit

Einflussfaktoren der erforderlichen Atemarbeit

— patientenabhängige Faktoren
  — Compliance (erniedrigt z. B. bei Pleuraerguss, Pneumothorax)
  — Resistance (erhöht bei COPD, daher meist schwieriges
    Weaning)
  — Auto-PEEP
  — Sauerstoffbedarf (erhöhter Bedarf z. B. bei Infektionen)
  — CO_2-Abgabe (erschwerte CO_2-Abgabe z. B. bei Infektionen,
    metabolischen Entgleisungen)
  — Grad der Analgosedierung
  — Schmerzen, Stress
— patientenunabhängige Faktoren
  — Größe des Endotrachealtubus (Querschnittsverengung der
    oberen Atemwege → Anstieg des Strömungswiderstandes →
    Anstieg der Atemarbeit → je größer das Lumen des Tubus
    desto weniger Atemarbeit ist nötig, ggf. Tracheotomie mit
    großlumiger Trachealkanüle zum Weaning erforderlich)
  — Triggerschwelle (Trigger: Erkennen einer Inspirationsbe-
    mühung, Schwelle so niedrig wie möglich ohne Phänomen
    der Selbsttriggerung auszulösen)
  — Demand-Flow-Regler (Kontrolle der inspiratorischen Gas-
    strömung zur Aufrechterhaltung des vorgewählten Druckes)
  — Höhe des Gasflusses (Druckstabilität durch kontinuierliche
    Flusssysteme)
  — Grad der Synchronisation (maschinelle Assistenz synchron zu
    Atembemühung des Patienten, sonst ineffiziente Entlastung
    der Atemmuskulatur und Behinderung der Exspiration mit
    folgendem Anstieg der Atemarbeit!)

Tag 3

Entwöhnungstechniken

- Führen von Weaningprotokollen
- tägliches Screening der respiratorischen Situation: bei erfüllten Kriterien: Spontanatmungsversuche mit geringer Druckunterstützung (7 bis 12 mbar)
- zur Kompensation der zusätzlich zu leistenden Atemarbeit
- 3- bis 4-mal pro Tag für 1 h, dann ggf. Ausbau der Spontanatmungsintervalle
- flankierende Maßnahmen
  - adäquate Ernährung
  - Stressabschirmung
  - ausgeglichener Säurebasen- und Elektrolythaushalt
  - Normothermie
  - Vermeidung von Weaningversuchen bei Infektkonstellation
- Kriterien zur Beurteilung eines Spontanatmungsversuchs
  - keine Unruhe, Agitation oder Angst
  - Atemfrequenz <35/min
  - Atemzugvolumen >5 ml/kgKG
  - SpO_2 >90% bei einem FiO_2 von 0,4
  - max. Inspirationsdruck <20 mbar
  - HF <140/min; syst. RR <180 mmHg und >90 mmHg
- Zeichen der respiratorischen Erschöpfung: Tachypnoe, Diskoordination der Atmung, CO_2-Retention, respiratorische Azidose
- Schwieriges Weaning bei ca. 20% der beatmeten Intensivpatienten; bei COPD oder Langzeitbeatmung bis ca. 50%

2.3   Ausgewählte Krankheitsbilder

A. Zilkens

2.3.1 Störungen der Atem-Funktion

Respiratorische Insuffizienz

- Definition: Störung des pulmonalen Gasaustausches mit mangelnder Oxygenierung des Blutes und Abfall des arteriellen O_2-Partialdrucks
- Ursachen
  - zentrale Atemlähmung, z. B. durch
    - atemdepressive Medikamente oder Gifte
    - Schädigung des Atemzentrums im Rahmen eines SHT oder Hirntumors
  - periphere Atemlähmung, z. B. durch einen hohen Querschnitt
  - respiratorisches Versagen mit Hypoxie, z. B. aufgrund von
    - Lungenödem
    - Pneumonie
    - ARDS
    - Atelektase

Tag 3

- – Lungenkontusion
- – Lungenembolie
- ▬ respiratorisches Versagen mit Hyperkapnie, z. B. durch Exazerbation einer COPD
- ▬ gestörte Atemmechanik, z. B. durch Thoraxinstabilität, mangelnde Muskelkraft
- ▬ hierdurch entstehen
  - – Hypoventilation
  - – regionale ventilatorische Verteilungsstörungen
  - – Vergrößerung des Rechts-Links-Shunts
  - – Totraumventilation
  - – Diffusionsstörungen
- ▬ Symptomatik
- ▬ gesteigerte Atemarbeit zeigt sich durch
  - – interkostale Einziehungen
  - – Nasenflügeln
  - – Einsatz der Atemhilfsmuskulatur
  - – paradoxe Atembewegungen
  - – Tachypnoe
- ▬ Zyanose (reduziertes Hämoglobin beträgt über 5 g/dl)
  - – Tachykardie, HZV und Blutdruckanstieg
  - – Unruhe, Erregung, Angst, Schwitzen
  - – fortschreitende Hypoxie führt zum Kreislaufversagen mit Bradykardie, HZV und Blutdruckabfall
  - – Bradypnoe als Ausdruck der Erschöpfung der Atemtätigkeit
- ▬ Diagnostik
- ▬ Inspektion, Perkussion, Auskultation
- ▬ arterielle Blutgasanlayse
  - – arterielle Hypoxie: PaO_2: <70 mmHg
  - – Partialinsuffizienz: arterielle Hypoxie, Normo-, oder Hypokapnie
  - – Globalinsuffizienz: arterielle Hypoxie, Hyperkapnie
- ▬ Ganzkörperplethysmgraphie
- ▬ Röntgen-Thorax
- ▬ CT-Thorax
- ▬ Therapie
- ▬ Sauerstofftherapie (ist v. a. bei ventilatorischen Verteilungsstörungen wichtig)
- ▬ Bronchialtoilette mittels Physiotherapie und Atemtherapie, medikamentöse Sekretolyse und endotrachealer Absaugung (eventuell bronchoskopisch)
- ▬ spezifische Pharmakotherapie
  - – Bronchodilatatoren: β-Sympathomimetika und Parasympatholytika
  - – Glukokortikoide
  - – Antibiotika
- ▬ Unterstützung der Spontanatmung mittels CPAP, assistierte Beatmung oder kontrollierte Beatmung mit PEEP

Tag 3

Acute lung injury (ALI)/Adult respiratory distress syndrome (ARDS)

- Definition
  - *Acute lung injury* und *Adult respiratory distress syndrome* werden auch als akutes Lungenversagen bezeichnet
  - zwei Ausprägungsformen eines akut auftretenden, rasch progredient verlaufenden Krankheitsbildes, das durch eine Abnahme des ventilierten Lungenvolumen zu einer schweren Einschränkung der pulmonalen Oxygenierung führt
- Ursachen
  - pulmonal oder extrapulmonal
  - häufige pulmonale Ursachen
    - Pneumonie
    - Aspiration
    - Inhalation toxischer Gase
    - Lungenkontusion
    - ventilationsassoziierte Lungenschädigung
  - extrapulmonale Ursachen
    - Sepsis
    - SIRS
    - Polytrauma
    - Schock
    - Massivtransfusion
- Unterscheidung zwischen ALI und ARDS liegt in der Schwere der Gasaustauschstörung
  - ALI
    - akuter Beginn
    - bilaterale Infiltrate im Röntgen-Thoraxbild
    - Linksherzversagen entweder klinisch oder durch PCWP <18 mmHG ausgeschlossen
    - paO_2/FiO_2: <300 mmHg
  - ARDS
    - akuter Beginn
    - bilaterale Infiltrate im Röntgen-Thoraxbild
    - Linksherzversagen entweder klinisch oder durch PCWP <18mmHG ausgeschlossen
    - paO_2/FiO_2: <200 mmHg

> **Memo**
> **ALI** = paO_2/FiO_2: <300 mmHg;
> **ARDS** = paO_2/FiO_2: <200 mmHg

- Symptomatik
  - Dyspnoe, Tachypnoe, arterielle Hypoxämie bedingt durch Flüssigkeitsansammlung in den Alveolen
  - Tachykardie und ggf. weitere Symptome der Grunderkrankung
  - In der Blutgasanalyse zeigt sich eine schwere Gasaustauschstörung.
  - Hilfreich für eine schnelle klinische Beurteilung der Oxygenierungsfähigkeit der Lunge ist die Berechnung des Horovitz-Quotienten: Quotient aus paO_2 und FiO_2: Normalwert >400 mmHg.

- Therapie und Prophylaxe
  - Sowohl prophylaktisch als auch therapeutisch ist eine lungen-protektive Beatmung wichtig.
    - Tidalvolumen: 6 ml/kgKG (nicht 10 ml/kgKG!)
    - Atemfrequenz: 15 - 20/min
    - Plateaudruck <30 cmH$_2$O
  - Eine eventuell notwendige Inverse Ratio-Ventilation (I:E=2:1): ermöglicht niedrigere Spitzendrücke und eine bessere Oxygenierung.
- Wichtig sind die Sekretmobilisation und -elimination durch Atemtherapie und endotracheales Absaugen.
- Die Bauchlagerung des Patienten mit einem PaO$_2$/FiO$_2$ < 100 mmHg führt zu einer Verminderung der Shuntperfusion und Vergrößerung des Lungenanteils mit normalem Ventila-tions-Perfusions-Quotienten; reduziert die Letalität.
- Ggf. wird eine extrakorporale Membranoxygenierung (ECMO), eine NO-Beatmung oder eine Lungentransplantation notwendig.

2.3.2 Störungen der Herz-Kreislauf-Funktion

Schock

- Definition: Missverhältnis zwischen Sauerstoffangebot und Sauerstoffverbrauch mit dadurch bedingter unzureichender Ver-sorgung vitaler Organsysteme und nachfolgender Zellhypoxie
  - Der ungenügenden nutritiven Kapillardurchblutung liegt meist entweder eine Abnahme des HZV und/oder eine ge-störte Verteilung der Perfusion zugrunde.
  - Es gibt verschiedene Schockformen, die, ursachenunabhängig, jeweils zu einer Störung der Makro- und Mikrozirkulation führen (gemeinsame Endstrecke).
- Ursachen
  - Je nach auslösender Ursache können folgende Schockformen unterschieden werden:
    - **hypovolämischer Schock** (Blut-, Plasma-, Wasserverluste)
    - **kardiogener Schock** (Myokardinfarkt, Lungenembolie, Herzrhythmusstörungen)
    - **septischer Schock** (Einschwemmung von Mikroorganis-men bzw. deren Toxine)
    - **anaphylaktischer Schock** (Fremdeiweiße, Medikamente, Kontrastmittel)
    - **neurogener Schock** (Hirnstamm-, oder Rückenmark-trauma mit Störung der zentralen Gefäßregulation)
    - **endokriner und metabolischer Schock** (akute Neben-niereninsuffizienz, diabetisches Koma, thyreotoxische Krise)

2

Tag 3

— Symptomatik
  — kühle, feuchte, blass-zyanotische Haut und verzögerte
    Rekapillisierungszeit durch sympathoadrenerge Reaktion mit
    Kreislaufzentralsiation
  — Tachykardie und Abfall des systolischen Blutdrucks auf
    <80 - 90 mmHg bzw. unter 30 - 40% der Ausgangswerte
  — Unruhe, Verwirrtheit, ggf. Bewusstseinseintrübung
  — Dyspnoe, Tachypnoe
  — Oligurie (Urinproduktion <20 ml/h)
  — Schockindex (HF:systolischer Blutdruck >1)
  — je nach Schockform spezifische Symptome (z. B. gestaute
    Halsvenen bei kardiogenem Schock, kollabierte Hals- und
    Hautvenen bei hypovolämischem Schock, Infektzeichen und
    Fieber bei septischem Schock, Rötung und Quaddelbildung
    bei anaphylaktischem Schock)
— Therapie
  — Ziel: frühzeitige Normalisierung der Makro- und Mikro-
    zirkulation um ausreichendes Sauerstoffangebot für
    Organismus wiederherzustellen
  — Lagerung (Schocklage)
  — intravenöse Flüssigkeitszufuhr (Kristalloide und Kolloidale
    Volumenersatzmittel)
  — Erythrozytenkonzentrate (wenn Hb<7 g/dl) und Frischplasma
    (FFP)
  — Sicherstellung eines ausreichenden pulmonalen Gasaus-
    tausches (Sauerstoffgabe bzw. endotracheale Intubation und
    Beatmung)
  — Kreislaufunterstützung mittels Katecholaminen
  — Wärmeerhalt, da Kältezittern einen erhöhten Sauerstoffver-
    brauch bewirkt
  — kausale Therapie je nach Ursache:
    – Beseitigung des Antigens bei anaphylaktischem Schock,
      Gabe von Adrenalin, hochdosierten Glukokortikoiden so-
      wie H_1- und H_2-Blockern
    – chirurgische Beseitigung des septischen Herdes, früh-
      zeitige und breite Antibiotikatherapie bei septischem
      Schock
    – Behandlung der Grunderkrankung und kreislaufunter-
      stützende Therapie mittels Volumen und Noradrenalin zur
      Anhebung des peripheren Gefäßwiderstandes bei neuro-
      genem Schock

! Cave
Ausnahme für die Lagerung:
kardiogener Schock, dann Oberkörperhochlagerung!

Kardiogener Schock

— Definition: Der kardiogene Schock ist eine Schockform, bei der
  die unzureichende nutritive Versorgung der Organe auf einer
  ungenügenden Pumpfunktion des Herzens mit primär erniedrig-
  tem Herzzeitvolumen beruht

— Ursachen

Tag 3

  — sind primäre Störungen des Herzmuskels oder extrakardiale Ursachen
    – Häufigste Ursachen sind Myokardinfarkte mit Zerstörung von mindestens 40% der linksventrikulären Muskelmasse
    – weitere Ursachen sind: Herzrhythmusstörungen, Herztamponade, Lungenembolie, dekompensierte Kardiomyopathie oder dekompensierte Herzvitien
— Symptomatik
  — Kreislaufzentralisation mit peripherer Minderperfusion (kalte Haut, verzögerte Kapillarfüllung bei z. B. Druck auf einen Fingernagel)
  — Lungenstauung und gestaute Halsvenen
  — periphere Ödeme
  — Hinweise auf Herzerkrankung
— Therapie
  — Bettruhe, Oberkörperhochlagerung und psychische Abschirmung durch Analgesie und Sedierung
  — Sauerstofftherapie oder Beatmung
  — Verbesserung der Pumpfunktion mittels
    – positiv inotroper Medikamente (Katecholamine wie Dobutamin und Adrenalin)
    – Senkung überhöhter enddiastolischer Füllungsdrücke mittels Nitroglycerin
  — Verminderung der linksventrikulären Nachlast: Phosphodiesterasehemmer oder Vasodilatatoren wie Natrium-Nitropussid
  — vorsichtige Volumengabe (am besten unter Kontrolle des PCWP)
  — ggf. temporäre mechanische Kreislaufunterstützung (IABP)
  — ursachenspezifisch z. B. Thrombolyse bei Myokardinfarkt und Entlastungspunktion bei Perikardtamponade oder Pneumothorax

Lungenarterien-Embolie

— Definition: teilweise oder vollständige Verlegung der pulmonalarteriellen Strombahn durch thrombotisches Material, Fett, Luft oder Gas
— Ursachen und prädisponierende Faktoren
  — vorbestehende tiefen Bein- oder Beckenvenenthrombose (postoperativ, immobilisationsbedingt)
  — stellen die häufigste Ursache und den entscheidendsten Risikofaktor dar
  — »Touristenklasse-Syndrom«
  — Nikotinabusus und Kontrazeptivaeinnahme (Patienten sind darauf hinzuweisen)
  — maligne Grunderkrankungen
  — Varikosis
  — thromboembolische Vorerkrankungen oder Trombophilie-Erkrankungen

Tag 3

— Symptomatik
  — Durch den Pulmonalarterienverschluss kommt es je nach Größe des verschlossenen Gefäßes zu einer massiven Nachlasterhöhung und dadurch zu einem akuten Cor pulmonale.
  — Es entstehen plötzliche Dyspnoe und Tachypnoe.
  — Thoraxschmerz, atemsynchroner Pleuraschmerz
  — Angst, Kaltschweißigkeit
  — Husten, Hämoptoe
  — obere Einflussstauung und Zyanose
  — Durch ein Vorwärtsversagen des Herzens kommt es zudem zu den klassischen Schocksymptomen, wie Tachykardie und Hypotonie.
— Diagnostik
  — EKG: SI-QIII-Typ, überdrehter Rechtstyp, Rechtsschenkelblock, P-pulmonale
  — In der Echokardiographie zeigt sich häufig eine Dilatation des rechten Ventrikels und eine paradoxe oder hypokinetische Ventrikelseptumbewegung.
  — Labor (D-Dimere, Leukozytose, CK, LDH)
  — Ventilations-, Perfusionsszintigraphie
  — Spiral-CT
  — Pulmonalisangiographie
— Therapie
  — Bettruhe und leichte Oberkörperhochlagerung
  — Sauerstoffgabe bzw. endotracheale Intubation und Beatmung
  — intravenöse Heparintherapie, um ein appositionelles Wachstum des Thrombus zu verhindern und um Rezidivembolien vorzubeugen
  — Fibrinolyse (Streptokinase/Urokinase, tPA)
  — ggf. Katecholamintherapie
  — Stress und Schmerzbekämpfung
  — Katheterfragmentation und Embolektomie
— Prophylaxe
  — orale Antikoagulation mit Vitamin-K-Antagonsiten
  — Sperroperationen der V. cava inferior (Filterimplantation) falls Kontraindikationen für eine antikoagulative Therapie bestehen
  — Therapie oder Vermeidung der prädisponierenden Faktoren (z. B. Tumorsuche)

2.3.3 Störungen des Wasser- und Elektrolythaushaltes

— Definition
  — Störungen des Wasser-und Elektrolythaushalts zeichnen sich durch das Vorliegen pathologischer Werte von Natrium und Osmolalität im Plasma aus

— Störungen des Volumenhaushaltes können als Hyperhydrata- **Tag 3**
tion oder Dehydratation vorliegen
— Nach der **Osmolalität im Plasma** (normal: 280 - 300 mosmol/
kg H2O) unterscheidet man zwischen hypertonen, isotonen
und hypotonen Formen:
 – **isotone Störungen**: Überschuss oder Mangel an Wasser
 und Salz
 – **hypertone Störungen**: Volumenüberschuss oder -mangel
 mit erhöhtem Natriumgehalt im Serum (Plasmaosmolalität
 >300 mosmol/kgH$_2$O)
 – **hypotone Störungen**: Volumenüberschuss oder -mangel
 bei vermindertem Natriumgehalt im Serum (Plasmaosmolalität <280 mosmol/kg H$_2$O)

>Memo
Hyperton = >300 mosmol/kgH$_2$O;
hypoton = <280 mosmol/kg H$_2$O

— Ursachen
 — isotone Hyperhydratation: z. B. größere Mengen Infusions-
 lösung
 — isotone Dehydratation: Verlust isotonischer Körperflüssig-
 keiten, z. B. starkes Erbrechen, Blut- oder Plasmaverluste
 — hypertone Hyperhydratation: Überinfusion mit hypertonen
 Lösungen
 — hypotone Hyperhydratation: schwere Herzinsuffizienz
 — hypertone Dehydratation: Fieber, Schwitzen, Hyperventilation
 — hypotone Dehydratation: chronische Niereninsuffizienz mit
 Salzverlust
— Symptomatik
 — Zeichen der Dehydratation sind Tachykardie, Hypotonie,
 ZVD-Erniedrigung, Oligurie und verminderte Venenfüllung,
 während sich eine Hyperhydratation z. B. durch ein Lungenödem, eine respiratorische Insuffizienz, einen Hirndruck-
 anstieg oder ein Hirnödem bemerkbar macht.
— Therapie
 — Im Vordergrund steht die Behandlung der Grunderkrankung.
 — kein zu schneller Ausgleich der Wasser-Elektrolytstörung, da
 Gefahr des Hirnödems besteht
 — bei Hyperhydratation: Einschränkung der Volumen- und
 Natriumzufuhr, Entwässerung, Nierenersatztherapie
 — Bei Dehydratation steht die Volumengabe mit entsprechend
 abgestimmten Lösungen im Vordergrund.

2.3.4 Störungen des Säure-Base-Haushaltes

— Definiton
 — Abfall oder Anstieg des pH-Wertes im Plasma durch metabo-
 lische oder respiratorische Störungen
 — Verminderung der H$^+$-Ionen Konzentration führt zum
 Anstieg des pH-Wertes >7,44 und wird als Alkalose be-
 zeichnet

Tag 3

— Überschuss der Wasserstoffionenkonzentration im Plasma führt zum Abfall des pH-Wertes <7,36 und wird als Azidose bezeichnet
— Unterscheidung zwischen respiratorisch und metabolisch bedingten, und zwischen kompensierten und dekompensierten Störungen des Säure-Basen-Haushalts
— **respiratorische Azidose**
  — Ursache: Hypoventilation durch Verlegung der Atemwege, zentrale Atemdepression, Lungenerkrankung, neuromuskuläre Erkrankungen
  — typische BGA-Veränderung: pH-Wert <7,36 und $paCO_2$ >45 mmHg
  — Kompensation: renale Wasserstoffionenausscheidung wird erhöht und Niere fördert
  — Bicarbonatbildung (dadurch dann Standardbicarbonat >26 mmoml/l)
  — Therapie: Steigerung der Ventilation, z. B. durch assistierte oder kontrollierte Beatmung
— **respiratorische Alkalose**
  — Ursache: Hyperventilation und dadurch vermehrte CO_2-Ausscheidung über die Lunge durch Angst, Aufregung, Beatmungsfehler, kontrollierte Hyperventilation bei SHT
  — typische BGA-Veränderung: pH-Wert >7,44 und $paCo_2$ <35 mmHg
  — Kompensation: vermehrte renale Bicarbonatausscheidung (Standardbicarbonat <22 mmol/l)
  — Therapie: je nach Grunderkrankung (z. B. Beruhigung und CO_2-Rückatmung bei Angst)
— **metabolische Azidose**
  — Ursache: Anhäufung nicht flüchtiger Säuren (z. B. bei Schockformen, diabetischer Ketoazidose, Hunger, Nierenversagen) oder Verlust von Bicarbonat (Verlust Pankreassaft, Durchfall)
  — typische BGA-Veränderung: pH-Wert <7,36 und Base-Excess <-3 mmol/l, Standardbicarbonat <22 mmol/l
  — Kompensation: vermehrte CO_2-Ausscheidung über die Lungen durch Hyperventilation
  — Therapie: kausal, Gabe von Natriumbicrbonat 8,4%
— **metabolische Alkalose**
  — Ursache: Verlust von H^+-Ionen z. B. durch Verlust von saurem Magensaft, Diuretikagabe, iatrogen durch übermäßige Puffermaßnahmen
  — typische BGA-Veränderung: pH-Wert >7,44 und Base-Excess >+3 mmol/l, Standardbicarbonat >26 mmol/l
  — Kompensation: verminderte CO_2-Ausscheidung über die Lungen durch Hypoventilation
  — Therapie: Gabe von verdünnter (0,1 molarer) Salzsäure nur in sehr schweren Fällen (pH-Wert >7,55)

2.3.5 Akutes Nierenversagen

Tag 3

- Definition: plötzlich auftretende und potentiell reversible Einschränkung der exkretorischen Nierenfunktion mit Akkumulation harnpflichtiger Substanzen im Blut und Störungen des Wasser-Elektrolyt- und Säure-Basen-Haushalts
- Klassifikation mittels AKIN (Anstieg Serumkreatinin und Abfall Urinausscheidung) oder RIFLE-Kriterien
- etwa 30% der intensivpflichtigen Patienten erleiden ein ANV
- Ursachen und Differentialdiagnose
  - Je nach Ursache wird zwischen folgenden 3 Formen des ANV unterschieden:
    - **prärenales Nierenversagen**: mangelhafte Nierendurchblutung durch intravasalen Volumenmangel (Blutung, Sepsis, Verbrennung) oder vermindertes Herzzeitvolumen (Linksherzversagen, Myokardinfarkt)
    - **intrarenales Nierenversagen**: Primär renale Erkrankungen (Glomerulonephritis, Lupus erythematodes, Tubulusnekrose durch Ischämie oder toxische Substanzen), entzündlich oder vaskulär
    - **postrenales Nierenversagen**: Obstruktion der ableitenden Harnwege durch maligne Prozesse, Harnleitersteine, Harnröhrenstrikturen
  - Häufigste Ursache ist das hämodynamisch bedingte ischämische Nierenversagen, wobei das ANV fast immer im Rahmen eines Multiorganversagens auftritt.
- Symptomatik
  - Übelkeit, Erbrechen, evtl. Diarrhö bedingt durch Urämie
  - Überwässerung, Hyperkaliämie und metabolische Azidose aufgrund der verschlechterten exkretorischen Nierenfunktion
  - Oligo-, An-, oder Polyurie
  - Anämie (verminderte renale EPO-Produktion, vermindertes Überleben der Erythrozyten)
  - renale Osteopathie
  - Serumkreatinin >50% des Ausgangswertes, Harnstoff im Plasma erhöht, GFR erniedrigt
  - Symptome durch Komplikationen des ANV: Dyspnoe (Lungenödem), Arrhythmie, (Hyperkaliämie), Bewusstseinsstörungen (Urämie)
- Therapie
  - Wasserrestriktion (da Gefahr einer »*fluid lung*« besteht)
  - Elektrolytausgleich
  - Behandlung einer Hyperkaliämie durch Injektion von Natrium- oder Kalziumchlorid, Beta-2-Mimetika-Gabe, Glukose/Insulin-Infusion, ggf. Dialyse)
  - Nierenersatztherapie – intermittierende Verfahren: Hämodialyse, Peritonealdialyse – kontinuierliche Verfahren: kontinuierliche venovenöse Hämofiltration (CVVH/CVVHD)

Tag 3

- Prophylaxe
  - Wiederherstellung beeinträchtigter Vitalfunktionen und Sicherstellung eines ausreichenden MAP
  - Ausgleich Flüssigkeitsdefizit
  - Vermeidung nephrotoxischer Substanzen (z. B. Kontrastmittel) und Medikamente

2.3.6 Akutes Leberversagen

- Definition: plötzlich eintretende Leberfunktionsstörung mit erhöhten Transaminasen, Bilirubin, Koagulopathie und Bewusstseinsveränderung (hepatische Enzephalopathie) ohne vorbestehende chronische Lebererkrankung
- **Coma hepaticum**: schwerstes Stadium der hepatischen Enzephalopathie
- Ursachen
  - Häufigste Ursachen sind Viren (Hepatitis A, B, C, D, E, CMV, EBV, HSV)
  - Paracetamol-Intoxikation (auch Medikamente wie Valproinsäure, Isoniazid)
  - Sepsis (Multiorganversagen)
  - Toxine (z. B. Paraquat)
- Symptomatik
  - Enzephalopathie: Schlafrhythmusstörungen, Stimmungsschwankungen, Müdigkeit
  - Blutungsneigung (Nasenbluten, Zahnfleischbluten, gastrointestinale Blutungen)
  - Ikterus
- Komplikationen
  - Aszites
  - schwerste Gerinnungsstörungen
  - Kardiopulmonale Störungen
  - hepatorenales Syndrom (Nierenfunktionsstörung bei morphologisch intakten Nieren im Rahmen einer terminalen Leberinsuffizienz)
  - Infektionen
- Diagnostik
  - meist ist Quick-Wert der erste Parameter, der bei einer Leberfunktionsstörung pathologisch wird
  - massiver Zelltod geht mit deutlicher Erhöhung der Transaminasen einher (GOT + GPT) Anstieg GLDH
  - erniedrigte Parameter der Syntheseleistung der Leber: Faktor VII und V (Gerinnungsfaktoren, die nur in der Leber gebildet werden), Pseudocholinesterase, Serumalbumin
  - evtl. Hypoglykämien (verminderter Insulinabbau in der Leber)

— Therapie
  — parenterale Ernährung mit Glukoselösung, um ausreichende kalorische Ernährung zu sichern
  — Substitution mit Plasmaderivaten oder Thrombozyten bei bestehender relevanter Blutung
  — evtl. Versuch der Beseitigung der Koagulopathie durch Vitamin-K-Substitution
  — Aldosteronantagonisten und Diuretika zur Therapie des Aszites
  — endotracheale Intubation bei sich entwickelnder Enzephalopathie um Hirnödem besser beherrschen zu können
  — Lebertransplantation

Tag 3

2.3.7 Traumatologische Krankheitsbilder

Intensivmedizinische Versorgung des Polytrauma

— Definition: gleichzeitig entstandene Verletzungen mehrerer Körperregionen oder Organsysteme, wobei mindestens eine Verletzung oder die Kombination mehrere Verletzungen vital bedrohlich ist
— Symptomatik und Ursachen
  — hämorrhagischer Schock durch äußere oder innere Blutung
  — Hypoxie und Hyperkapnie, z. B. durch Hämato- oder Pneumothorax, Atemwegsverlegung, Aspiration, Lungenkontusion, Thoraxinstabilität
  — respiratorisch-metabolische Azidose
    – metabolisch: durch Volumenmangel mit Störung der Mikrozirkulation kommt es zur aneroben Glykolyse mit Anfall von Lactat
    – respiratorisch: fast immer vorliegende Ventilationsstörung oder schmerzbedingte Atemschonhaltung führt zur Kohlendioxid-Retention
  — Koagulopathie
  — Bewusstseinsstörungen bis Bewusstlosigkeit: intrakranielle Drucksteigerung durch Blutung oder Hirnödem
  — Hypotonie, Tachykardie, Kreislaufzentralisation, Blässe und anämische Bindehaut, Oligurie oder Anurie: Symptome des Volumenmangelschocks
— Therapie
  — Diagnostik und Primärversorgung
    – *A: Airway management and cervical spine protection*: Sind Atemwege frei? Sicherung der Atemwege unter Stabilisierung und Protektion der HWS, Anlage Stiffneck
    – *B: Breathing and Ventilation*: Ist Atmung vorhanden und ausreichend? Inspektion Thorax, Pulsoxymetrie, Sauerstoffgabe, spezielle Maßnahmen wie z. B. Entlastung eines Spannungspneumothorax

Tag 3

- C : *Circulation*: Überprüfung des Herz-Kreislauf-Systems, großlumige Zugänge, EKG, Volumenersatz, Labor, FAST-Sonographie, Untersuchung Abdomen, Becken, Femur, Kompression bei relevanter Blutung (kein Touriquet)
  - D: *Disability*: Beurteilung des neurologischen Status mittels Pupillenkontrolle und GCS
  - E: *Exposure and Environment*: vollständige Entkleidung und körperliche Untersuchung von »Kopf bis Fuß«, Vermeidung einer Hypothermie
- Die sekundäre Versorgung eines Polytraumas besteht aus 5 Phasen:
  - **Reanimations- bzw. Phase der lebensrettenden Sofortmaßnahmen**: Sicherung der Vitalfunktionen mittels endotrachealer Intubation und Beatmung, Infusions- und Transfusionstherapie
  - **lebensrettende Sofortoperationen**: liegen Verletzungen vor, die endgültige Stabilisierung der Vitalfunktionen nicht erlauben, z. B. schwerste intraabdominelle Blutung, Pneumothorax, intrakranielles Hämatom, müssen entsprechende lebensrettende Operationen ohne jegliche Verzögerung durchgeführt werden
  - **Stabilisierung**: optimierte volumenkontrollierte Beatmung, gezielte Infusions- und Transfusionstherapie, prophylaktische Maßnahmen gegen Hirnödem
  - **Organerhaltende Frühoperationen**: operative Frakturversorgung innerhalb 24 - 48 h
  - **Erholungsphase**: Ausschleichen der intensivmedizinischen Therapie sowie Weaning vom Respirator

Schädel-Hirn-Trauma

- Definition
  - Unterscheidung zwischen:
    - primärer Hirnschädigung, die unmittelbar als Folge des vorausgegangenen Traumas auftritt und mit einer irreversiblen Schädigung der grauen und weißen Substanz einhergeht und
    - sekundärer Hirnschädigung, die eventuell erst später auftritt und durch extrakranielle Ursachen wie Hypoxie, Hyperkapnie oder Hypotension oder intrakranielle Ursachen wie Hämatome oder Hirnödem bedingt ist
- Ursachen
  - Stoß-, Schlag-, Sturz-, Stich-, Schussverletzungen
- Symptomatik und Einteilung
  - Wichtigstes Symptom ist eine Bewusstseinstrübung; diese wird mithilfe der **Glasgow-Koma-Scale** in 3 Schweregrade unterteilt:
    - Grad I: leichtes SHT, GCS: 13 - 15
    - Grad II: mittelschweres SHT, GCS 9 - 12
    - Grad III: schweres SHT, GCS <9

- klinische Hirndruckzeichen: Übelkeit, Erbrechen, Bradykardie, Hypertonie, Kopfschmerzen, Schwindel, Sehstörungen, zentral ausgelöstes Fieber
- Pupillen (Pupillendifferenzen und reduzierte Lichtreaktion erst im fortgeschrittenen Stadium des Hirndruckanstiegs)
- Einklemmungszeichen: Pupillenerweiterung, Parästhesien, Streckkrämpfe, Nackensteifigkeit, Pyramidenbahnzeichen, Ausfall der Hirnstammreflexe mit Atem- und Kreislaufstörungen
- Diagnostik und Überwachung
  - Pupillendifferenz
  - CCT
  - EKG, invasive Blutdruckmessung, intrakranielle Druckmessung mittels intrakranieller Drucksonde, Ermittlung und Überwachung des zerebralen Perfusionsdrucks (Differenz von MAP und ICP), transkranielle Dopplersonographie, Temperatur- und Plasmaglukose-Kontrolle (Hyperthermie und Hyperglykämie verstärken Nervenzellschaden)
- Therapie
  - wenn GCS <9 Intubation und kontrollierte Beatmung, adäquate Oxygenierung (PaO_2>60 mmHg), milde Hyperventilation ($PaCO_2$: 35 - 38 mmHg)
  - Sicherstellung eines ausreichenden zerebralen Perfusionsdruckes (>60 mmHg) mittels Volumen- und Vasopressorentherapie
  - 15 - 20° Oberkörperhochlagerung um Abfluss von hirnvenösem Blut zu verbessern
  - Analgosedierung (erhöhter Sympathikotonus führt zu vermehrtem Nevenzelluntergang)
  - Normoglykämie und Normothermie
  - Osmotherapie mit Mannit 20%
  - chirurgisch: Entlastung von intrakraniellen Hämatomen, Ventrikeldrainage, Dekompression durch Kalottenentfernung

Tag 3

Verbrennungskrankheit

- Definition: Thermisches Trauma der Haut mit oder ohne Atemwegsbeteiligung
- unterschieden werden: Störungen, die unmittelbar durch Verbrennung und dadurch bedingte Schädigung der Haut resultieren, Inhalationstrauma und Komplikationen wie Sepsis, akutes Nierenversagen und Verbrauchskoagulopathie
- Einteilung
  - Verbrennung I. Grades: gerötete Haut ohne Blasenbildung, schmerzhaft, nur Epidermis betroffen
  - Verbrennung II. Grades
    - IIa: Blasenbildung, sehr schmerzhaft, oberflächliche Dermis betroffen
    - IIb: Blasenbildung, Schädigung Epidermis und Dermis, Hautanhangsgebilde noch erhalten

2

Tag 3

— Verbrennung III. Grades: trockener Wundgrund, Subkutis
  betroffen, nicht schmerzhaft, Hautanhangsgebilde zerstört
— Verbrennung IV. Grades: zum Teil Muskeln und Sehnen
  betroffen, Verkohlung, nicht schmerzhaft
— bei Erwachsenen gilt »Neuner-Regel« zur Abschätzung der
  Verbrennungsausdehnung
— Handfläche des Patienten macht etwa 1% der Körperober-
  fläche aus (auch bei Kindern anwendbar)
— Pathophysiologie
  — Schmerzen → Sympathikusstimulierung → Katecholamin-
    freisetzung → Vasokonstriktion → regionale Minder-
    perfusion
  — Freisetzung von Histamin, Prostaglandine, Bradykinin →
    gesteigerte Gefäßpermeabilität → Verlust von Wasser,
    Natrium und Proteinen ins Interstitium (toxisches
    Verbrennungsödem)
  — Ausstrom Albumin aus Gefäßen → intravasaler Volumen-
    verlust → vermindertes HZV
— Symptomatik
  — klinische Zeichen eines hypovolämischen Schocks wie
    Tachykardie, Hypotonie, kalte Extremitäten (ab etwa 20% ver-
    brannter Körperoberfläche)
  — metabolische Azidose (anaerober Stoffwechsel da Sauerstoff-
    versorgung der peripheren Gewebe bei erhöhtem Bedarf er-
    niedrigt ist)
  — Ödem der oberen und unteren Atemwege bei Inhalations-
    trauma
— Therapie
  — ausreichende Volumentherapie
  — Sicherstellung einer ausreichenden Oxygenierung, eventuell
    mittels Intubation und Beatmung
  — suffiziente Analgosedierung
  — Isolierung des Patienten, um Infektionsgefahr zu vermindern
  — ausreichend kalorische Ernährung aufgrund des bestehenden
    Hypermetabolismus
  — Stressulkusprophylaxe
  — Zimmertemperatur zwischen 28 - 32 Grad, um Wärmeverluste
    zu vermeiden
  — Debridement und antiseptischer Verband mit PVP-Iod und
    Fettgaze

! Cave
in ersten 24 h Volumentherapie
nur mit kristalloiden Lösungen

>Memo
Als Infusionsmenge werden beim
Erwachsenen 4 ml/kg KG/% verbrannter KÖF in den ersten
24 Stunden zusätzlich zum Grund-
bedarf empfohlen (bei Kindern
8 ml/kg KG/% verbrannter KÖF).
Die Hälfte davon sollte in den
ersten 8 Stunden infundiert werden (Baxter-Parkland-Schema).

2.4 Sepsis

M. Brozowski

2.4.1 Epidemiologie und Letalität

- In den USA beträgt die Inzidenz der Sepsis etwa 3/1000 Einwohner pro Jahr; dabei sind Männer etwas häufiger betroffen.
- In Deutschland erkranken etwa 150.000 Menschen/Jahr an einer Sepsis.
- Eine schwere Sepsis führt in etwa 50%, ein septischer Schock in bis zu 60% zum Tod (die Letalität wird sowohl vom Erreger als auch vom Infektionsort beeinflusst).
- Sepsis stellt mit 60.000 Todesfällen pro Jahr die dritthäufigste Todesursache in Deutschland dar.

Ursachen

- Folgende Ursachen können u. a. zu einer Sepsis führen:
  - Katheterassoziierte Infektionen (z. B. ZVK)
  - Urosepsis
  - Pneumonie (z. B. ventilatorassoziiert)
  - intraabdominelle Infektionen (z. B. Perforationen im Magen-Darm-Trakt, Cholezystitis, postoperative Infektionen etc.)

Pathophysiologie

- Erreger oder Toxine dringen in den Wirtsorganismus ein:
  - Bindung von grampositiven (Proteoglykane) und gramnegativen (Lipopolysaccharide) Bakterienbestandteilen an Toll-like-Rezeptoren (TLR-2 und -4) des Wirtsorganismus
  - Freisetzung von Makrophagen und T-Lymphozyten
- Es folgt eine überschießende Immunreaktion.
  - Zytokinausschüttung (TNF↑, Interleukine↑)
    - Endothelzellschädigung
    - Ödembildung, verstärkte NO-Freisetzung
    - Kreislaufdestabilisation↑
  - Zunahme der prokoagulatorischen Faktoren (PAF↑, Thromboxan↑, Prostaglandine↑)
    - Störung der Mikrozirkulation durch Thrombenbildung
    - MODS/MOV
    - Störung der Makrozirkulation durch Redutkion der Pumpfunktion
  - Abnahme der antikoagulatorischen Faktoren (Protein C↓)
    - Störung der Fibrinolyse und Thrombenbildung
- Folgen sind
  - Gerinnungsstörungen
  - hämodynamsiche Instabilität
  - Multiorgandysfunktion/-versagen

2.4.2 Definitionen

SIRS – systemische inflammatorische Wirtsreaktion

- Mindestens 2 der folgenden Kriterien müssen erfüllt sein:
  - Hypo- (<36°C) oder Hyperthermie (>38°C)
  - Tachykardie (>90/min)
  - Tachypnoe (>20/min) und/oder pCO_2<4,3 kPa (33 mmHg) und/oder maschinelle Beatmung
  - Leukozytose >12.000/µl oder Leukopenie <4000/µl oder Linksverschiebung >10% im Diff.-BB

Sepsis

- ist definiert als ein SIRS aufgrund einer im Körper nachgewiesenen (z. B. Blutkulturen, Trachealsekret, Abstrich usw.) oder vermuteten Infektion

Schwere Sepsis

- ist definiert als eine Sepsis mit beginnenden Anzeichen einer Organdysfunktion:
  - metabolische Azidose mit BE <−5 mmol oder Laktat >1,5-facher Wert als der lokal übliche Referenzwert
  - Nierenversagen mit Oligurie (<30 ml/h oder <0,5 ml/kg/h)
  - Enzephalopathie mit Delir
  - Thrombozytopenie (DD HIT-II)
  - Hypoxie: PaO_2 <10 kPa (75 mmHg) oder ein PaO_2/FiO_2 Verhältnis <33 kPa (250 mmHg) unter Sauerstoffverabreichung
  - Hypotonie: systolischer art. RR <90 mmHg oder mittlerer art. RR <65 mmHg

Septischer Schock

- Der septische Schock beinhaltet die Kriterien der Sepsis (SIRS + Infektnachweis) mit zusätzlicher Hypotonie (systolischer art. RR <90 mmHg oder mittlerer art. RR <65 mmHg) über mindestens 60 min.
- Zur Aufrechterhaltung des Mitteldruckes von >65 mmHg ist z. T. eine Vasopressortherapie notwendig.
- Zusätzlich kommt es trotz Volumentherapie zur verminderter Organperfusion oder Organdysfunktion.

2.4.3 Therapeutisches Vorgehen

Resuscitation Bundle

- Bei dem dringenden Verdacht auf ein septisches Geschehen müssen folgende Schritte umgehend durchgeführt werden:
  - Vorgehen innerhalb der ersten 3 Stunden
    - Laktatbestimmung

- Abnahme von Blutkulturen (vor Beginn der Antibiotika-
    Therapie!)
  - Gabe eines Breitspektrum-Antibiotikums
  - Volumentherapie: 30 ml/kg einer Kristalloidlösung bei
    Laktatanstieg und Kreislaufinstabilität
- Vorgehen innerhalb der ersten 6 Stunden
  - MAP >65 mmHg halten, ggf. eine Katecholamintherapie
    (z. B. Noradrenalin, Vasopressin, Dobutamin) beginnen
  - Bei therapierefraktärer Hypotension
    - ZVD messen (Ziel-ZVD = 8 mmHg)
    - SvO^2 messen (Ziel-SvO^2 =70%)
    - erneute Laktat-Bestimmung
- **Weiteres Vorgehen**
  - die klinische Untersuchung des Patienten,
    Laborkontrolle
  - bei liegenden Kathetern die Liegedauer und Vorliegen von
    Infektionszeichen überprüfen ggf. Katheter wechseln
  - Gewinnung von mikrobiologischem Material
    - Blutkulturen
    - Urin
    - Trachealsekret
    - Abstriche, Punktat
    - Umstellung der Antibiotikatherapie bei vorliegendem
      Antibiogramm
    - Weitere Fokussuche:
    - Röntgen-Thorax
    - Sonographie
    - CT
  - Fokussanierung (z. B. CT-gesteuerte Abszessdrainierung,
    chirurgische Intervention usw.)
  - Offene Peritonitisbehandlung, regelmäßige Lavage

Tag 3

> **! Cave**
> Gewinnung von mikrobiologi-
> schen Proben vor Beginn einer
> antiinfektiven Therapie!!!

Adjunktive Therapieverfahren

- Eine intensivierte Insulintherapie (Ziel-BZ: 90 - 110 mg/dl) ist
  nicht mehr empfohlen.
- Nach neuster Studienlage wird eine Insulintherapie mit einem
  oberen BZ-Schwellenwert von 180 mg/dl von der *Surviving
  Sepsis Campaign* vorgeschlagen.
- Analgosedierung mit Beginn einer frühzeitigen lungen-
  protektiven Respiratortherapie (Tidalvolumen von 6 ml/kg KG)
- Optimierung des Hb-Wertes (7 - 9 g/dl), ggf. Bluttransfusionen
  nach Richtlinien der Bundesärztekammer
- Nierdrig dosiertes Hydrocortison ist bei Patienten im septischen
  Schock grundsätzlich nicht mehr empfohlen, kann jedoch bei
  therapierefraktärem Schock und hohen Katecholamindosen
  als eine ultima ratio Therapie in Erwägung gezogen werden →
  verbesserte Ansprechbarkeit auf Katecholamine.
- Eine Selentherapie kann erwogen werden.

2

Tag 3

- Nierenersatzverfahren bei beginnender Niereninsuffizienz frühzeitig starten.
- frühzeitige enterale Ernährung → Vermeidung einer Zottenatrophie im Magen-Darm-Trakt → Reduktion einer bakteriellen Translokation und Steigerung der Immunabwehr

2.4.4 Volumentherapie

- Bei einer Sepsis kommt es zur Verteilungsstörung des im Körper vorhandenen Plasmavolumens.
  - intravasaler Flüssigkeitsverlust in den dritten Raum
  - Hypovolämie
  - Vorlastsenkung
  - HZV↓+ Vasodilatation
  - hämodynamische Instabilität mit verminderter Organperfusion
  - Organversagen
  - Schock
- Zielgerichtete Therapie (*goal directed therapy*)
  - Volumentherapie nach Zielkriterien MAP, ZVD und SvO_2 steuern wie (*Surviving Sepsis Campaign*)
    - frühzeitige Implementierung eines erweiterten hämodynamischen Monitorings und Steuerung nach z. B. SVV, SVI, CI, ITBI
    - »*Passive leg raising*« oder sonographisch gesteuerte Volumentherapie (Echo-Doppler-Sonographie, Vena-Cava-Collapse-Index) sind gut evaluiert
- Volumenersatzmittel
  - primär Kristalloide verabreichen
  - Nachteile der kolloidalen Lösungen scheinen den potentiellen Vorteilen in der Sepsistherapie zu überwiegen
  - Nach initialer Stabilisierung sollte nur noch die Gabe kristalloide Lösungen erfolgen.
  - Balancierte Lösungen sind bevorzugt empfohlen.
  - keine Empfehlung für HES in der Sepsis
  - keine eindeutige Datenlage für Gelatine vorhanden

> **Memo**
> Ziel ist es, den intravasalen Volumenbedarf frühzeitig auszugleichen, die Vorlast und dadurch die Pumpfunktion des Herzens zu steigern und die Organperfusion zu verbessern.

! Cave
NaCl sollte aufgrund der Gefahr einer hyperchlorämen Azidose nicht verwendet werden

Tag 3 – Intensivmedizin und Notfallmedizin

3 Notfallmedizin

S. Beckers, S. Beemelmanns, S. Bergrath, J. Bickenbach, H. Biermann,
J. Brokmann, M. Fries, D. Roertgen, B. Müller, H. Scheer, I.S. Na, H. Scheer,
C. Strack

S. Beckers, R. Rossaint (Hrsg.), *Anästhesie, Intensivmedizin, Notfallmedizin, Schmerztherapie ... in 5 Tagen*,
DOI 10.1007/978-3-642-16012-7_3, © Springer-Verlag Berlin Heidelberg 2014

3.1   Einführung in die »Notfallmedizin«

S. Beckers, H. Biermann, D. Roertgen, B. Müller

3.1.1   Organisation des Rettungsdienstes in Deutschland

Definition Notfallmedizin

- Notfallmedizin ist die Einleitung einer Intensivtherapie mit eingeschränkten diagnostischen, therapeutischen und personellen Möglichkeiten unter erschwerten äußeren Bedingungen, möglichst kurzfristig nach Eintritt des Geschehens mit dem Ziel:
    - das Überleben des Notfallpatienten zu sichern,
    - irreversible Schäden zu vermeiden,
    - Voraussetzungen für eine auf das Grundleiden ausgerichtete klinische Behandlung und Rehabilitation zu schaffen.
- Indikationen für eine notfallmedizinische Behandlung
    - manifeste oder drohende Störungen der Vitalfunktionen (Atmung, Kreislauf, Bewusstsein)
    - manifeste oder drohende Schädigungen von Organen, Organsystemen oder Körperteilen unabhängig von der auslösenden Ursache (Trauma, Erkrankung etc.)
    - akute Schmerz- und Erregungszustände

Definition Notfallpatient

- Personen, die sich infolge von Verletzung, Krankheit oder sonstiger Umstände in Lebensgefahr befinden oder deren Gesundheitszustand in kurzer Zeit eine wesentliche Verschlechterung vermuten lässt, sofern nicht unverzüglich medizinische Hilfe eingreift
- Unterschied zur Situation in der hausärztlichen Praxis
    - (Not-)Arzt bzw. Rettungsdienstpersonal kommt zum Patienten und nicht umgekehrt.
    - Charakteristisch sind erschwerte Arbeitsbedingungen (z. B. störende Schaulustige oder Angehörige, enge Treppenhäuser, eingeklemmte Patienten, schlechte Lichtverhältnisse).
    - eine meist unbekannte Krankengeschichte des Patienten, obwohl Entscheidungen über das therapeutische Vorgehen zeitkritisch getroffen werden müssen
    - Unmöglichkeit konsiliarischer Beratung mit Fachkollegen über behandlungsspezifische oder diagnostische Möglichkeiten einschließlich ausführlicher Literaturrecherche vor Ort
    - Eine definitive Diagnosestellung ist oft mit den verfügbaren Mitteln nicht zu erreichen.
- Es ergibt sich daher meist eine Arbeitsdiagnose, in deren Mittelpunkt eine **adäquate Stabilisierung** der Vitalfunktionen steht.
- Alle weiteren notwendigen diagnostischen und krankheitsspezifischen Maßnahmen sind in der prähospitalen Notfallversorgung sekundär und müssen der Klinik vorbehalten bleiben.

Rettungskette und Notruf

- Rettungskette beschreibt die Versorgung von Notfallpatienten als eine Folge reibungslos ineinandergreifender Einzelschritte
- Qualität der Versorgung dabei abhängig von jedem Einzelglied der Kette (schwächstes Glied)
- Hilfeleistung in Notfällen ist moralische und gesetzliche Pflicht

- **Gemäß § 323c Strafgesetzbuch ist in Deutschland jeder gesetzlich verpflichtet, Erste Hilfe zu leisten, insofern**
- ihm die Hilfeleistung den Umständen entsprechend zumutbar ist,
- er durch die Hilfeleistung nicht andere wichtige Pflichten verletzt,
- sich der Helfer durch die Hilfeleistung nicht selbst in Gefahr bringen muss.
- Wer dementsprechend bei Unglücks- oder Notfällen keine Hilfe leistet, kann mit einer Freiheitsstrafe bis zu einem Jahr oder mit einer Geldstrafe bestraft werden.
- Nach aktuellster Rechtsprechung muss in dem Falle einer Hilfeleistung durch einen Arzt dieser mindestens in der Lage sein, die Regeln des *Basic Life Support* (BLS) anwenden zu können.
- Eingeschränkt wird die gesetzliche Verpflichtung zur Hilfeleistung allerdings durch die Zumutbarkeit der Hilfeleistung.
  - Man ist (z. B. nicht verpflichtet, an einem Notfallort Hilfe zu leisten, wenn man sich dadurch als Helfer selbst in Gefahr bringt.
  - Die Verpflichtung zur unmittelbaren Hilfe ist eingeschränkt, wenn dadurch andere wichtige Pflichten verletzt würden (z. B. Aufsichtspflicht bei Lehrern).

- **Sofortmaßnahmen**
- Jeder in einer Notfallsituation – im Falle einer lebensbedrohlichen Erkrankung oder Verletzung, bei einem Unfall oder einer Vergiftung – erwartet Hilfe von seinen Mitmenschen und sollte selbst fähig sein, Hilfe zu leisten und dies als seine menschliche Pflicht ansehen.
- Hilfeleistung in einer Notsituation und bei Unglücksfällen ist nicht nur sittlich, sondern auch rechtliche und damit gesetzlich festgeschriebene Pflicht.

- **Lebensrettende Sofortmaßnahmen (LSM)**
- Absicherung eines Unfallortes und ggf. Rettung eines Betroffenen aus einem Gefahrenbereich
- Maßnahmen der Herz-Lungen-Wiederbelebung, einschließlich Defibrillation
- Stillung einer lebensbedrohlichen Blutung
- Maßnahmen zur Schockbekämpfung
- Stabile Seitenlage
- Abnahme des Schutzhelms bei Zweiradfahrern unter Berücksichtigung möglicher Halswirbelsäulenverletzungen

Tag 3

- Notruf
  - Absetzen des Notrufs zur Anforderung fachlicher Hilfe ist für das weitere Ineinandergreifen der Rettungskette und somit der Einleitung weiterer Maßnahmen elementar
  - Verständigung des Rettungsdienst ist jedem jederzeit möglich und zumutbar
  - In allen EU-Ländern, wie auch in der Schweiz, Liechtenstein, Island und Norwegen, können unter der Notrufnummern »112« Rettungsdienst, Feuerwehr und Polizei angefordert werden.
  - Lokal sind z. T. weitere, zusätzliche geschaltete Nummern vorhanden, die überwiegend weiterhin geschaltet bleiben (z. B. Rettungsdienst in der Schweiz 144, etc.)
  - In Deutschland sind Rettungsdienst, Notarzt und Feuerwehr über die 112 anzufordern, die Polizei hingegen über die 110 (regional z. T. zusätzliche Nummern wie die 19222).
  - Vermeidbare Verzögerungen des Notrufs bedeuten für den Notfallpatienten eine Verzögerung der Hilfsmaßnahmen, unter der die Versorgungsqualität leidet; diese Verzögerungen sind insbesondere bei schwer traumatisierten und reanimationspflichtigen Patienten fatal.
  - Nach Möglichkeit erfolgt der Notruf durch einen zweiten Helfer, parallel zu den Sofortmaßnahmen.
  - Um optimale Hilfe anzufordern, sind gute Informationen über die Art des Notfalls Grundvoraussetzung und werden vom Leitstellendisponenten abgefragt. Um auf die Fragen des Disponenten antworten zu können, helfen fünf »W«s.

> **>Memo**
>
> Die fünf »W's« des Notruf
> **Wo** ist der Notfall passiert?
> **Was** ist passiert?
> **Wie** viele Personen sind betroffen?
> **Welche** Arten von Verletzungen/ Erkrankungen liegen vor?
> **Warten** auf Rückfragen!

- Erste Hilfe
  - Unter der Ersten Hilfe versteht man alle Maßnahmen zur Versorgung eines Notfallpatienten bis zum Eintreffen professioneller Hilfe, die über die Sofortmaßnahmen hinausgehen.
  - fließender Übergang von Laienhilfe zur qualifizierten Hilfe
  - Zur sog. »Ersten Hilfe« zählt man folgende Maßnahmen, die sowohl von Laien als auch von ausgebildeten Ersthelfern oder sog. »*First Respondern*« durchgeführt werden können.
    - Maßnahmen zur Wundversorgung
    - Erstmaßnahmen bei akuten Erkrankungen (z. B. Herzinfarkt, Schlaganfall, Asthma, Krampfanfall)
    - Erstmaßnahmen bei thermischen Schädigungen (z. B. Verbrennung, Verbrühung, Unterkühlung, Erfrierung, Sonnenstich)
    - Erstmaßnahmen bei Verletzungen und besonderen Notfällen (z. B. Knochenbrüche, Stromunfall, Verätzung, Vergiftungen)
  - Erste-Hilfe-Kurse umfassen acht Doppelstunden und sind für einige Führerscheinklassen und für Betriebsersthelfer vorgeschrieben.

- **Rettungsdienst**
  - Mit Eintreffen des Rettungsdienstes beginnt der professionelle Teil der Versorgung.
  - Hauptziel ist die Aufrechterhaltung und Wiederherstellung der Vitalfunktionen, die Verhinderung von Folgeschäden sowie Erhalt oder Herstellung von Transportfähigkeit.
  - rettungsdienstliche Versorgungsphase ist wichtige Schnittstelle, an der Informationen von zentraler Bedeutung untergehen können
  - letzte Möglichkeit der Begutachtung der Notfallsituation
  - Transport muss in eine geeignete Klinik erfolgen

- **Krankenhaus**
  - Hier beginnt die definitive Versorgung.
  - Bis hierher verlorene Zeit und verpasste Interventionen sind unter Umständen nicht mehr auszugleichen.
  - Übergabe von Informationen über die Notfallsituation und bereits ergriffene Maßnahmen sind von zentraler Bedeutung.

Tag 3

3.1.2 Personal der prähospitalen Notfallmedizin

Rettungsdienstpersonal

- mit qualifiziertem nicht-ärztlichem Personal
  - Rettungsassistenten
  - Rettungssanitäter
- kann zusammen mit Notärzten auf alle gestellten Anforderungen reagiert werden
- Rettungsdienstsystem in Deutschland und Österreich vergleichbar
- In den Bundesländern der ehemaligen DDR wurde der Notarztdienst als sog. »Schnelle Medizinische Hilfe« (SMH), abgeleitet vom russischen »skoraja medizinskaja pomoschtsch«, bezeichnet.
- Aufgaben des nicht-ärztlichen Personals im bundesdeutschen Rettungsdienst sind:
  - bei gleichzeitiger Alarmierung eines Notarztes bis zu seinem Eintreffen lebensrettende Maßnahmen durchzuführen
  - Assistenz des Notarztes bei der Stabilisierung der Vitalfunktionen des Patienten
- derzeit ca. 47.000 hauptberuflich Beschäftigte im bundesdeutschen Rettungsdienst tätig (größtenteils Angehörige des anerkannten Ausbildungsberufs »Rettungsassistenten/ Rettungsassistentin«)

- **Rettungsassistent (RA)**
- ist die Berufsbezeichnung des in Deutschland anerkannten Ausbildungsberufes im Rettungsdienst
- »Rettungsassistent/Rettungsassistentin« (RA) absolviert eine zweijährige, 2.800 h dauernde anerkannte Berufsausbildung, geregelt durch das Rettungsassistentengesetz vom 10.07.1989

Tag 3

- bekommt theoretische Grundlagen an einer Rettungsassistenten-schule sowie einem Klinikpraktikum in verschiedenen Fachabteilungen vermittelt
- Das 1. Ausbildungsjahr wird mit einer staatlichen Prüfung abgeschlossen.
- Im 2. Ausbildungsjahr werden die theoretischen Kenntnisse bei der Tätigkeit auf einer Lehrrettungswache vertieft.
- Examinierte Krankenpfleger oder Rettungssanitäter haben die Möglichkeit, den theoretischen Ausbildungsteil zu verkürzen bzw. ihre bisherige rettungsdienstliche Tätigkeit anrechnen zu lassen.

- **Aufgaben des Rettungsassistenten**
- Versorgung von Notfallpatienten bis zum Eintreffen des Notarztes
- Assistenz bei Maßnahmen des Arztes oder Notarztes
- eigenverantwortliche Abwicklung von Rettungsdienst-Einsätzen, bei denen bis zum Eintreffen im Krankenhaus eine ärztliche Anwesenheit nicht erforderlich, aber dennoch eine qualifizierte Betreuung nötig ist
- fachgerechte Durchführung von Krankentransporten
- Im Rahmen der sog. »Notkompetenz« dürfen RA unter bestimmten Umständen ärztliche Maßnahmen ergreifen (s. u.):
  - für den Fall, dass einfache Maßnahmen nicht zu einer Verbesserung des Zustandes des Patienten führen und ein Arzt bzw. Notarzt nicht in adäquater Zeit zur Verfügung steht
  - Voraussetzung hierfür ist generell, dass der RA diese ärztlichen Maßnahmen auch fachgerecht durchführen kann.
- *»Emergency Medical Technician«* entspricht im angelsächsischen Raum in etwa dem RA. In der Schweiz ist der diplomierte Rettungssanitäter mit dreijähriger Ausbildung äquivalent anzusehen.
- Paramedics/Emergency Medical Technicians (EMT) in den USA oder Niederlanden werden im Gegensatz dazu auch invasiv tätig.

- **Rettungssanitäter (RS)**
- Personen, die für Rettungsdienst, (Notfallrettung und qualifizierten Krankentransport) mit einer 520 h umfassenden Ausbildung qualifiziert werden, welche Folgendes beinhaltet:
  - 160 h theoretische Grundlagenausbildung
  - 160 h Krankenhauspraktikum, überwiegend auf Intensiv- oder Wachstation, im Ambulanzbereich oder in der Anästhesie, wobei folgende Maßnahmen im Mittelpunkt stehen:
    - Vorbereitung von Medikamenten und Infusionen
    - Assistenz bei der endotrachealen Intubation
    - Umgang mit Medikamenten
    - Überwachung und Dokumentation von Patienten
  - 160 h Praktikum auf Krankentransportwagen (KTW), Rettungswagen (RTW) und Notarztwagen (NAW)/Notarzteinsatzfahrzeug (NEF)

- — Abschluss der Ausbildung mit 40-stündigen Abschlusslehrgang, inkl. staatlicher Prüfung mit schriftlichen, mündlichen und praktischen Anteilen
- — Aufgabenspektrum des Rettungssanitäters ist dem des Rettungsassistenten grundsätzlich ähnlich, allerdings ist der Einsatzbereich je nach Landesrecht unterschiedlich geregelt
- — Einsatz überwiegend im qualifizierten Krankentransport
- — Im Rettungsdienst stellen Rettungssanitäter überwiegend die Besatzung neben dem Rettungsassistenten von RTW und NAW.

- **Rettungshelfer (RH)**
- — besitzen rettungsdienstliche Minimalausbildung aus 2 Wochen Theorie und 100 h Praktikum im Krankentransport und Rettungsdienst
- — Je nach Landesrecht ist ein Einsatz auf verschiedenen Rettungsmitteln zulässig, wobei sich dieser im Regelrettungsdienst überwiegend auf Aufgaben des qualifizierten Krankentransportes beschränkt.
- — geforderte Basisqualifikation für Aufgaben des erweiterten Rettungsdienstes bzw. des Katastrophenschutzes

Der Notarzt (NA)
- — nach DIN 13050 »ein im Rettungsdienst tätiger Arzt, der über eine besondere Qualifikation (‚Fachkundenachweis Rettungsdienst‘) verfügen muss«
- — nach bundeseinheitlicher Regelung muss hierfür eine
  - — 18-monatige klinische Tätigkeit nachgewiesen werden, wovon mindestens 3 Monate im Bereich der klinischen Anästhesiologie, Intensivmedizin oder einer Notaufnahmestation gewesen sein müssen
  - — Besuch einer speziellen 80-stündigen Fortbildung
  - — Teilnahme an lebensrettenden Einsätzen auf einem Arztbesetzten Rettungsmittel unter Leitung eines erfahrenen Notarztes (je nach Bundeland zwischen 10 und 50 Einsätze)
- — ist dem ausgebildeten Rettungsdienstpersonal (Rettungsassistenten und -sanitäter) in medizinischer Hinsicht weisungsbefugt

- **Aufgaben des Notarztes**
- — Durchführung akut lebensrettender medizinischer Maßnahmen
- — Herstellung der Transportfähigkeit des Patienten
- — Begleitung und Überwachung des Patienten beim Transport in ein geeignetes Krankenhaus
- — ggf. die Feststellung des Todes und der Abbruch der Hilfsmaßnahmen
- — ggf. Todesfeststellung sowie das Ausfüllen einer Todesbescheinigung (vorläufige oder endgültige, entsprechend landesgesetzlicher Regelung)

Tag 3

>Memo
Der Begriff »Rettungssanitäter« wird fälschlicherweise oft als Synonym für nicht-ärztliches Personal im Rettungsdienst verwendet. Damit ist wie bei dem Begriff »Sanitäter« keine Aussage über die Qualifikation getroffen. Landläufig ist zudem unbekannt, dass der Rettungsassistent von seinen Kompetenzen höher gestellt ist, als der Rettungssanitäter.

Tag 3

- Einsatzindikationen für den Notarzt
- Handlungsleitlinie zusammengestellt von der Bundesvereinigung der Arbeitsgemeinschaften der Notärzte Deutschlands e.V. (BAND) und der Bundesärztekammer empfiehlt Indikationen für den Notarzt-Einsatz
    - **Bewusstsein**: reagiert nicht auf Ansprechen und Anfassen → Schädel-Hirn-Trauma, intrazerebrale Blutung, Vergiftungen, Koma
    - **Atmung**: Ausgeprägte oder zunehmende Atemnot, Atemstillstand → Asthmaanfall, Lungenödem, Aspiration
    - **Herz/Kreislauf**: Akuter Brustschmerz, ausgeprägte oder zunehmende Kreislaufinsuffizienz, Herz-Kreislauf-Stillstand → Myokardinfarkt, Angina Pectoris, Herzrhythmusstörungen, hypertone Krise, Schock
    - **Sonstige Beeinträchtigung der Vitalfunktionen**: Schwere Verletzung/Blutung, starke Schmerzzustände, plötzliche Lähmungen →Thorax-/Bauchtrauma, Schädel-Hirn-Trauma, Amputationsverletzungen, Frakturen mit deutlichen Fehlstellungen, Pfählungsverletzungen, Vergiftungen
- Alarmierung eines Notarztes wird zudem als absolut notwendig erachtet bei folgenden notfallbezogenen Indikationen
    - schwerer Verkehrsunfall mit v. a. Personenschaden
    - Unfall mit Kindern
    - Brände/Rauchgasentwicklung mit v. a. Personenschaden
    - Explosions-, thermische oder chemische Unfälle, Stromunfälle mit v. a. Personenschaden
    - Wasserunfälle, Ertrinkungsunfälle, Eiseinbruch
    - Maschinenunfall mit Einklemmung
    - Verschüttung
    - drohender Suizid
    - Sturz aus Höhe (>3 m)
    - Schuss-/Stich-/Hiebverletzungen im Kopf-, Hals- oder Rumpfbereich
    - Geiselnahme und sonstige Verbrechen mit unmittelbarer Gefahr für Menschenleben
    - unmittelbar einsetzende oder stattgefundene Geburt
    - Vergiftungen
    - jede unklare Situation, bei der eine vitale Gefährdung nicht auszuschließen ist

- Notarztsysteme
- Art des Notarztsystems abhängig von infrastrukturellen Rahmenbedingungen, wie Lage der Krankenhäuser, der Feuer- und/oder Rettungswachen
- Bei bodengebundenen Notarztsystemen unterscheidet man folgende Systeme:

■ ■ **Stationssystem**
- Ein mit zwei Rettungsassistenten und einem Notarzt besetzter Notarztwagen (NAW) – meist an einem Krankenhaus stationiert – fährt die Einsatzstelle an, wobei zeitgleich ein RTW alarmiert wird, wenn dieser den Patienten schneller erreichen kann.
- Nach notfallmedizinischer Erstversorgung wird der Patient mit NAW bei entsprechender Indikation zur notärztlichen Versorgung und Betreuung in die geeignete Zielklinik transportiert.

■ ■ **Rendezvous-System**
- Rettungsleitstelle alarmiert bei gegebener Indikation ein Notarzt-Einsatz-Fahrzeug (NEF) parallel zu einem Rettungswagen
- Patient kann ggf. im Rettungswagen vom Notarzt auf der Fahrt in die Klinik betreut werden
- insofern keine Transportbegleitung durch den Notarzt erforderlich ist, steht dieser für andere Einsätze zur Verfügung
- höhere Flexibilität und kostengünstiger im Vergleich zum Stationssystem

■ **Einsatzformen Notarzteinsatz**
- Im Rahmen des boden- und luftgebundenen Rettungsdienstes kann zwischen dem Primär- und dem Sekundäreinsatz unterschieden werden:
- **Primäreinsatz**
  - gilt nach Mitteilung der Einsatzdaten bis zum Eintreffen am Notfallort als dringlich
  - Aufgrund der eingegangenen Notfallmeldung muss von einer vitalen Bedrohung des Patienten ausgegangen werden.
  - Somit ist auch die Inanspruchnahme von Sonder- bzw. Wegerechte (»Blaulicht und Martinshorn«) durch die Rettungsmittel legitimiert.
  - Über eine Verwendung von Sonder- bzw. Wegerechten beim Transport des Notfallpatienten auf dem Weg zum Krankenhaus wird indikationsabhängig individuell durch das Rettungsdienstpersonal entschieden.
- **Sekundäreinsatz**
  - definiert als Transport eines Notfallpatienten von Krankenhaus zu Krankenhaus
  - kann dringlich oder nicht-dringlich sein
  - dringliche Transportindikation liegt vor, wenn eine vitale Bedrohung für den Patienten besteht und dieser im Anschluss an die Primärversorgung im nächstgelegenen Krankenhaus einer Spezialabteilung zugeführt werden muss (z. B. polytraumatisierter Patient mit Schädel-Hirn-Trauma)

Tag 3

>**Memo**
Alle niedergelassenen Ärzte
müssen am kassenärztlichen
Notfalldienst teilnehmen.

- **Kassenärztlicher Notdienst und kassenärztliche Notdienstpraxen**
  - Insgesamt 17 kassenärztliche Vereinigungen (KV) in Deutschland stellen die bedarfsgerechte kassenärztliche Versorgung rund um die Uhr sicher.
  - sind für die regional gleichmäßige Verteilung der niedergelassenen Ärzte zuständig und organisieren Notfall- und Bereitschaftsdienste in sprechstundenfreien Zeiten
  - aufgrund mangelnder Kenntnis begrifflicher Unterschiede kommt es in breiten Bevölkerungsanteilen zu Verwechslungen zwischen Notarztdienst als Teil des Rettungsdienstes und dem (kassenärztlichen) Notdienst
  - Im Falle einer lebensbedrohlichen Situation des Patienten ist es Aufgabe des kassenärztlichen Notdienstes, eine Erstversorgung bis zum Eintreffen des nachgeforderten Notarztes durchzuführen.
  - In vielen KV-Bezirken existieren zunehmend oft an Krankenhäuser angegliederte Notdienstpraxen, die eine hausärztliche Versorgung auch außerhalb der Praxisöffnungszeiten für die Behandlung nicht-lebensbedrohlicher Erkrankungen und Verletzungen sicherstellen.
  - Eine Einbindung des kassenärztlichen Bereitschaftsdienst in das Notarztkonzept des jeweiligen Rettungsdienstbereiches ist generell aufgrund regional unterschiedlicher Strukturen möglich, wobei natürlich dann für die eingesetzten Ärzte der Nachweis erforderlicher Qualifikationen notwendig ist.

- **Rechtliche Grundlagen**
  - Rettungsdienst in Deutschland ist nach dem Föderalismus-Prinzip organisiert, sodass Rettungsdienst- oder Feuerwehrgesetze der einzelnen Bundesländer die strukturellen Rahmenbedingungen vorgeben
  - jeweiliges Landesrecht stellt die Funktionsfähigkeit des Rettungsdienstes sicher und definiert zudem organisatorische Gegebenheiten, wie (z. B. Schnittstellen zur klinischen oder ambulanten Versorgung
  - Landesrechtliche Gesetzesgrundlagen unterscheiden sich deutlich hinsichtlich struktureller Gegebenheiten, sodass Kenntnisse über besondere Regelungen innerhalb des jeweiligen Einsatzgebietes für jeden tätigen Arzt oder Notarzt von Bedeutung sind.

- **Länderspezifische Besonderheiten der Landesrettungsdienstgesetze**
  - föderalistische Rettungsdienst-Struktur wird durch 16 Landesrettungsdienstgesetze sowie die Bestimmungen des jeweiligen Rettungsdienstträgers bestimmt
  - Qualifikationsanforderungen von Rettungsdienstpersonal für die Besetzung von Rettungsmitteln ist landesweit geregelt.

- Im Einzelnen können folgende Bereiche regional unterschiedlich strukturiert, ausgestattet oder mit Kompetenzen und Aufgabenbereichen belegt sein:
- Rettungsmittel-Ausstattung (landeseinheitliche Beschaffung vs. kommunale Zuständigkeit)
- Rechte und Pflichten folgender Personen
    - Ärztlicher Leiter Rettungsdienst
    - Leitender Notarzt
    - Organisatorischer Leiter Rettungsdienst
- Vorsorgemaßnahmen und Strukturen beim Massenanfall von Verletzten oder beim Großschadensfall

- **Delegation ärztlicher Aufgaben**
- Vor Ort anwesende Notärzte können die Durchführung ärztlicher Maßnahmen an Rettungsdienstpersonal übertragen, wobei die korrekte Indikationsstellung in der Verantwortung des Notarztes bleibt.
    - Zudem muss er sicher sein, dass die mit der Aufgabe betraute Person hierfür ausreichend qualifiziert und für die Durchführung dieser Maßnahme geeignet ist.
    - Lehnt der Rettungsassistent/Rettungssanitäter die Übernahme einer Maßnahme nicht ab, so ist er dann auch für die korrekte Durchführung verantwortlich.
    - Eine Delegation ärztlicher Maßnahmen setzt die Anwesenheit des entsprechenden Arztes voraus.
    - Generell nicht delegationsfähig und immer dem Arzt vorbehalten sind Diagnosestellung sowie die letztendliche therapeutische Entscheidung.

- **Weisungsrecht**
- Generell ist jeder behandelnde Arzt rechtlich dazu in der Lage, vor Ort anwesendem Rettungsdienstpersonal Weisungen zu erteilen.
- Das gilt nur für den Fall, wo es sich um einen Patienten handelt, den dieser Arzt behandelt, und er zudem vor Ort anwesend ist.

- **Notkompetenz**
- Ausbildung der Rettungsassistenten gemäß § 3 des RettAssG soll diese in die Lage versetzen, am Einsatzort als »Helfer« des Arztes zu fungieren und bis zum Eintreffen des Arztes lebensrettende Maßnahmen bei Notfallpatienten durchzuführen zu können.
- Muss ein Rettungsassistent an einem Notfallort alleine tätig werden, und ärztliche Hilfe steht nicht rechtzeitig zur Verfügung, darf und muss dieser, basierend auf seiner Erhebung der aktuellen Befunde, Entscheidungen treffen, die für eine unmittelbare Abwehr von Gefahren für das Leben oder die Gesundheit des Notfallpatienten dringend erforderlich sind.
    - Rettungsassistent handelt in diesem Fall im Rahmen des sog. »rechtfertigenden Notstandes«

Tag 3

- — Dabei ist entsprechend dem Grundsatz der Verhältnismäßigkeit der Mittel das am wenigsten invasive zu wählen, das für die dringend erforderliche Behandlung ausreichend ist.
  - — Alarmierung eines Notarztes ist in jedem Fall obligat.
- — Bundesärztekammer hat für sog. Notkompetenz durch den Ausschuss »Notfall-, Katastrophenmedizin und Sanitätswesen« eine Zusammenstellung (Stand: 20.10.2003) und Erläuterungen (Stand: 11.03.2004) des Maßnahmen-Kataloges herausgegeben, der es Rettungsassistenten erlaubt, in diesem Rahmen auch invasive Maßnahmen durchzuführen
  - — Voraussetzung hierfür ist allerdings die Teilnahme an regelmäßigen, jährlichen Fortbildungsveranstaltungen.
  - — Benannt sind zudem ausgewählte Notfallmedikamente, deren Applikation in diesem Rahmen vorgenommen werden kann.

- ■ **Voraussetzungen für die »Notkompetenz«**
- — wenn der Rettungsassistent am Notfallort auf sich alleine gestellt ist und rechtzeitig ärztliche Hilfe, etwa durch An- oder Nachforderung des Notarztes, nicht erreichbar ist
- — wenn die Maßnahmen, die er aufgrund eigener Diagnosestellung und therapeutischer Entscheidung durchführt, zur unmittelbaren Abwehr von Gefahren für das Leben oder die Gesundheit des Notfallpatienten dringend erforderlich sind
- — wenn das gleiche Ziel durch weniger eingreifende Maßnahmen nicht erreicht werden kann (Prinzip der Verhältnismäßigkeit bei der Wahl der Mittel)
- — wenn die Hilfeleistung nach den besonderen Umständen des Einzelfalles für den Rettungsassistenten zumutbar ist
- — Neben der Infusion von Elektrolytlösungen im Volumenmangelschock werden derzeit folgende Medikamente für entsprechende Indikationsbereiche genannt:
  - — Adrenalin: Reanimation und anaphylaktischer Schock
  - — Glukose 40%:   Hypoglykämischer Schock
  - — β_2-Sympathomimetikum als Spray: Obstruktive Atemwegszustände
  - — Benzodiazepin als Rectiole: Krampfanfall
  - — Nitrat-Spray/-Kapseln: Akutes Koronarsyndrom
  - — Analgetikum: Verletzungen und ausgewählte Schmerzsymptome
- — Angepasst an die regionalen Erfordernisse wird vom jeweiligen ärztlichen Leiter des Rettungsdienstbereiches festgelegt, welche Notfallmedikamente der Rettungsassistent aufgrund seines Befundes verabreichen darf.
- — Konstrukt der Notkompetenz ist nicht nur bei rettungsdienstlichen Berufsverbänden umstritten, da verschiedene Fachgremien oder Landesregelungen die Notkompetenz sowie die fachgerechte Überwachung unterschiedlich interpretieren

Leitender Notarzt (LNA)

- nach DIN 13050 ein Funktionsträger des Rettungsdienstes, der für den jeweiligen Rettungsdienstbereich vom zuständigen Rettungsdienstträger namentlich benannt wird und aktive Führungsaufgaben an einem Schadensort im Alarmierungsfall wahrnimmt
- LNA-Vorhaltung wird im jeweiligen Rettungsdienstbereich meist von einer LNA-Gruppe sichergestellt, die durch einen Beauftragten der LNA-Gruppe (BLNG) organisiert wird

- **Definition Leitender Notarzt (LNA, nach DIN 13050)**
- Ein im Rettungsdienst tätiger Arzt, der am Notfallort bei einer größeren Anzahl Verletzter, Erkrankter sowie auch bei anderen Geschädigten oder Betroffenen oder bei außergewöhnlichen Ereignissen alle medizinischen Maßnahmen zu leiten hat.
- übernimmt medizinische Führungs- und Koordinationsaufgaben
- verfügt über die entsprechende Qualifikation und wird von der zuständigen öffentlichen Stelle berufen
- zuständig für die medizinische Leitung eines Einsatzes bei einem Massenanfall von Verletzten (MANV), einem sog. Großschadensfall oder anderen besonderen Gefahrenlagen
- Der dargestellte Aufgabenkatalog erhebt keinen Anspruch auf Vollständigkeit, verdeutlicht aber sehr wohl die Komplexität der Aufgabenstellung.
- Über den Einsatz bei einer Schadenslage hinaus sollte die für den Rettungsdienstbereich zuständige LNA-Gruppe zudem präventiv im Sinne einer vorbeugenden Gefahrenabwehr tätig werden, d. h. im Einzelnen sollte für die LNA-Gruppe Folgendes gelten:
  - Einbindung in alle organisatorischen Vorbereitungs- und Planungsmaßnahmen zur Bewältigung von Großschadensereignissen
  - Kontrolle von Vorsorgemaßnahmen bei genehmigungspflichtigen Großveranstaltungen im Hinblick auf die Möglichkeit der Entwicklung eines Großschadensereignisses
  - Aus- und Weiterbildung der bei der Großschadensbewältigung unterstellten Rettungsdienstkräfte
- Einsatz eines LNA ist immer dann indiziert, wenn aufgrund eines Missverhältnisses zwischen notfallmedizinischem Leistungsbedarf und der Kapazität des Regelrettungsdienstes eine individualmedizinische Versorgung von Notfallpatienten nicht mehr zu gewährleisten ist
- Neben regional unterschiedlichen Alarmierungsstichworten und Versorgungskapazitäten ist hiervon für folgende Einsatzindikationen in den meisten Rettungsdienstbereichen auszugehen:

Tag 3

    — Einsatz von mindestens drei arztbesetzten Rettungsmitteln an einem Schadensort

    — 10 oder mehr Notfallpatienten

    — Schadensereignissen, bei denen mit einem Massenanfall von Verletzten oder Erkrankten jederzeit aufgrund der Schadensentwicklung gerechnet werden muss (Gefahrstoffunfälle, Busunfälle usw.)

    — Rettungsdiensteinsätze mit zeitaufwendiger technischer Rettung

    — Zusätzliche Anforderung durch Rettungsdienstpersonal oder Notärzte am Schadensort

— Die Alarmierung des diensthabenden LNA erfolgt über die jeweilige Rettungsleitstelle bei gegebener Einsatzindikation so früh wie möglich aufgrund der Notfallmeldung oder der Rückmeldung.

— Eine vorsorgliche Alarmierung des LNA ist auch jeder unklaren Lage oder Gefährdungssituation möglich und ggf. sinnvoll.

- **Aufgaben des »Leitenden Notarztes«**

— Beurteilung der vorliegenden Schadens- und Gefahrenlage
    — Art des Schadens und Ausmaß des Schadensumfangs
    — Art der Verletzungen und/oder Erkrankungen
    — Anzahl Verletzter und/oder Erkrankter
    — bestehende oder zu erwartende Zusatzgefährdungen
    — Schadensentwicklung

— Beurteilung der eigenen Lage
    — Personalkapazität
    — Materialkapazität
    — Transportkapazität
    — stationäre und ambulante Behandlungskapazitäten

— Bestimmung des Schwerpunktes und der Art des medizinischen Einsatzes
    — Sichtung
    — medizinische Versorgung
    — Transport

— Durchführung und Koordination des medizinischen Einsatzes
    — Festlegung der Behandlungs- und Transportkapazitäten
    — Festlegung der medizinischen Versorgung
    — Delegation medizinischer (auch ärztlicher) Aufgaben
    — Festlegung der Transportmittel und Transportziele (Fachabteilungen)
    — Festlegung von medizinischem Material und Materialbedarf
    — Sicherstellung der medizinischen Dokumentation
    — Koordination des Einsatzes in Abstimmung mit der (Gesamt-)Einsatzleitung
    — Beratung der (Gesamt-)Einsatzleitung in medizinischen Fragen

- Im Einsatzfall ist der LNA zur Erfüllung seiner Aufgaben gegenüber dem gesamten medizinischen Personal am Einsatzort (Notärzte, Ärzte, Rettungsdienstpersonal, Einsatzkräfte des Katastrophenschutzes, d. h. Sanitäts- und Betreuungsdienst) sowie der Rettungsleitstelle in medizinisch-organisatorischer Hinsicht weisungsbefugt.
- Sollten an einer Schadenstelle mehrere Notärzte mit der Qualifikation oder Bestellung zum LNA anwesend sein, so kann und darf nur der von der Rettungsleitstelle alarmierte LNA die originären Aufgaben wahrnehmen.
- Als Voraussetzungen für die Bestellung zu einem LNA – neben etwaiger regional zusätzlicher Anforderungen – gelten allgemein (Achtung: bundesweiter Standard bisher nicht etabliert!):
  - Ärzte mit einer Gebietsanerkennung in einem der Intensivmedizin nahe stehenden Fachbereich
  - Fachkundenachweis »Rettungsdienst« oder eine von der zuständigen Ärztekammer als vergleichbar anerkannte Qualifikation
  - langjährige notärztliche Einsatzerfahrung und Führungskompetenz
  - sehr gute Kenntnisse der regionalen Rettungsdienststrukturen (Organisation und Leistungsfähigkeit der rettungs-/sanitätsdienstlichen Strukturen)
  - fachspezifische Fortbildung, (z. B. angeboten bei Aus- und Fortbildungsstätten der Ärztekammern oder Rettungsdienstschulen

> **>Memo**
> An einer Schadensstelle gibt es per definitionem immer nur **einen** Leitenden Notarzt!

3.1.3 Rettungsmittel

- In Deutschland ist bislang keine einheitliche Ausstattung oder farbliche Gestaltung der Rettungsdienstfahrzeuge gelungen.
- Selbst in den jeweiligen Bundesländern ist dies aufgrund organisatorischer Gegebenheiten nicht gewährleistet.
- Europaweit ist das sog. »Eurogelb« als einheitliche Grundfarbe für den Rettungsdienst vorgesehen.
- Generell unterscheidet man im bundesdeutschen Rettungsdienst arztbesetzte (Notarzt-Einsatz-Fahrzeuge, Notarztwagen) von nicht-arztbesetzten Rettungsmitteln (Krankentransportwagen, Rettungswagen).
- Mit »Krankenwagen« ist im eigentlichen Sinne ein Krankentransportwagen (KTW) gemeint.
- Begriff wird leider von Laien, Presse, aber auch von Ärzten oft missverständlicherweise als Synonym für jede Art von Rettungsdienst-Fahrzeug benutzt
- Gefahr hierbei
  - Entsendung eines nicht-adäquaten Rettungsmittels zum Einsatzort

Tag 3

>**Memo**
Begriff »Krankenwagen« sollte in
dieser Form keine Anwendung
finden!

— unnötige sowie eventuell gefährliche Zeitverzögerung in der
  Behandlung von Notfallpatienten
— Bisher regelte die DIN 75080 Ausstattung und Klassifizierung
  der Rettungsdienst-Fahrzeuge.
— wird durch die DIN EN 1789 ersetzt, wobei bestehende Fahr-
  zeugtypen eingeordnet werden
— Die als Richtlinie anzusehende Euronorm DIN EN 1789 definiert
  insgesamt vier Typen von Krankenkraftwagen als Rettungsmittel
  mit Transportfunktion, die sich in ihrer Minimalausstattung
  unterscheiden (s. u.).

Krankentransportwagen (KTW)

— ist im ursprünglichen Sinne ein im Rettungsdienst und Sanitäts-
  dienst eingesetztes Transportfahrzeug
  — für nicht-akute Transporte von verletzten oder erkrankten
    Personen, die aber einer Betreuung durch qualifiziertes Perso-
    nal bedürfen
  — für Personen, die an einer ansteckenden Krankheit leiden
    oder der Verdacht darauf besteht
— häufigste Arten von Krankentransporten
  — nach Einweisung durch den Hausarzt Transport in ein
    Krankenhaus oder Transport zu einem Facharzt
  — Rücktransport von einem Facharzt oder Krankenhaus nach
    Hause
  — Interhospital-Verlegungen
  — sog. Ambulanzfahrten, (z. B. zur ambulanten Dialyse-
    Behandlung; Hin- und Rücktransport nach entsprechender
    Behandlung
— generell aufgrund ihrer Bauart (räumliche Enge, geringe apparative Ausstattung) nicht zum Transport von Notfallpatienten geeignet
— In folgenden Situationen ist der Einsatz eines ja ebenfalls mit
  qualifiziertem Rettungsdienstpersonal besetzten KTW in der
  Notfallrettung denkbar:
  — KTW ist nächstes Rettungsmittel zum Notfallort und wird
    parallel zum arztbesetzten Rettungsmittel sog. *First Responder*
    alarmiert
  — Es steht kein Rettungswagen oder arztbesetztes Rettungsmittel
    aufgrund der Einsatzlage mehr zur Verfügung.
  — im Falle eines Massenanfalls von Verletzten oder Groß-
    schadensereignis
— bislang gültige DIN 75080 legte aber bereits einen Minimal-
  standard der Ausstattung u. a. die Bestückung mit einer Sauerstoff-Behandlungsanlage und einer Notfalltasche fest

- **Ausstattung und Aufgaben des Krankentransportwagens**

- ■ **Ausstattung (nach DIN 75080 bzw. EN 1789) u. a.**
- ▬ Sauerstoff-Behandlungsanlage
- ▬ Notfalltasche mit Beatmungsbeutel
- ▬ regional unterschiedlich

- ■ **Aufgaben**
- ▬ Transport von Nicht-Notfallpatienten, aber aufgrund ihrer Erkrankung (z. B. ansteckende Krankheit) oder Hilfsbedürftigkeit (z. B. Beförderung nur im Liegen möglich) fachliche Betreuung erforderlich
- ▬ nicht zum Transport von Notfallpatienten geeignet

Rettungswagen (RTW)

- ▬ einheitliche Normung existiert seit geraumer Zeit bisher als DIN 75080, jetzt DIN EN 1789
- ▬ werden entsprechend für die jeweiligen Rettungsdienstträger teilweise auch über die Norm hinaus bestückt
- ▬ Typ C - *Mobile Intensive Care Unit* (MICU) gemäß EU-Richtlinie DIN EN 1789 entspricht im Wesentlichen dem Rettungswagen bzw. Notarztwagen
- ▬ wird bei allen Notfallsituation eingesetzt, bei denen Rettungsdienstpersonal vor Ort erforderlich ist, das mit der Fahrzeugausstattung unter Verwendung ihres notfallmedizinischen Wissens und Könnens vitale Bedrohungen abwenden oder die Vitalfunktionen wiederherstellen oder sichern kann
- ▬ ist für die optimale individualmedizinische Versorgung eines Notfallpatienten ausgelegt
    - ▬ Wiederherstellung bzw. Aufrechterhaltung der Vitalfunktionen, sowie der Transport von Notfallpatienten
    - ▬ Verlegungstransporte von Patienten, bei denen eine intensivmedizinische Betreuung beim Transport erforderlich ist

- **Ausstattung und Aufgaben eines Rettungswagens**
- ■ **Ausstattung (nach DIN 75080 bzw. EN 1789) u. a.**
- ▬ EKG-Defibrillator-Einheit
- ▬ Pulsoxymeter
- ▬ Sauerstoff-Behandlungsanlage
- ▬ Notarztkoffer für Erwachsene, Kleinkinder und Säuglinge
- ▬ Erweiterte tragbare Notfallausrüstung (u. a. mit Infusionen und Zubehör, Material zur Atemwegssicherung sowie Medikamente)
- ▬ Vakuummatratze, Schaufeltrage, Immobilisationsgeräte
- ▬ spezielle Notfallausrüstung, wie externer Herzschrittmacher, Thoraxdrainage-Set, Perikardpunktions-Set, ZVK, automatisches Beatmungsgerät mit PEEP-Ventil, Spritzenpumpe, Set für Vergiftungsnotfälle, Material zur Amputatversorgung, Koniotomie-Set, Rettungskorsett

- Kapnometer
- Spineboard empfohlen

▪▪ Aufgaben
- Wiederherstellung und Aufrechterhaltung der Vitalfunktionen
- Transport von Notfallpatienten nach Erstversorgung
- traumatologische Stabilisierung

Notarzt-Einsatz-Fahrzeug (NEF)

- im Wesentlichen dazu bestimmt, den Notarzt inkl. seinem erforderlichen Equipment zum Notfallort zu transportieren
- laut DIN 75079 Kraftfahrzeuge mit einem Gesamtgewicht bis 3,5 t zulässig, denen jedoch die Möglichkeit zum Patienten-Transport fehlt
- Ein NEF kann somit nur in Verbindung mit einem RTW im sog. Rendezvous-System eingesetzt werden.
- in DIN ist Fahrzeugtechnik (Beschleunigung, maximale Beladung) sowie notfallmedizinische Ausstattung geregelt
- keine europaweite Normung, da in den meisten Ländern keine arztbesetzten Rettungsmittel existieren
- wird in meisten Bundesländern von einem Rettungsassistenten gefahren, in einigen Rettungsdienstbereichen mit geringem Einsatzaufkommen fährt der Notarzt u. U. selber

▪ Ausstattung und Aufgaben eines Notarzt-Einsatz-Fahrzeugs (NEF)
▪▪ Ausstattung (nach DIN 75079) u. a.
- EKG-Defibrillator-Schrittmacher-Einheit
- Pulsoxymeter
- Beatmungsgerät
- Kapnometrie
- Notarztkoffer für Erwachsene, Kleinkinder und Säuglinge
- Notfallmedikamente, ausgewählte Antidote
- Sets für Thoraxdrainage, Notamputation etc.

▪▪ Aufgaben
- Transport des Notarztes und der medizinischen Ausrüstung zur Einsatzstelle bzw. zum Patienten
- Einsatz nur in Verbindung mit einem RTW im sog. Rendezvous-System, da es selber keine Patienten transportieren kann

▪ Notarztwagen (NAW)
- Rettungswagen mit einem Notarzt besetzt und eingesetzt im sog. Stationssystems (s. o.)
- Diese Notarzt-besetzten RTW sind um die zusätzlichen Ausstattungsmerkmale des NEF erweitert bestückt.

Luftrettungsmittel

- **Rettungshubschrauber (RTH)** sind speziell für die Notfallrettung ausgerüstete Hubschrauber.
  - als Notarztzubringer im Rahmen des Rendezvous-Systems für den Primär-Einsatz
  - oder/und für Interhospitaltransfer von Notfall- oder Klinikpatienten im Sekundär-Einsatz
- Der RTH kann je nach infrastruktureller Organisation generell für Primär-Einsätze eingebunden oder von der zuständigen Rettungsleitstelle nur dann eingesetzt werden, wenn kein bodengebundenes arztbesetztes Rettungsmittel zur Verfügung steht.
- RTH-Einsatz abhängig von Witterungs- und Sichtbedingungen

- **Vorteile des Rettungshubschraubers**
- Einsatzfähigkeit in schwer zugänglichen Gegenden
- Unabhängigkeit von Verkehrssituation (z. B. Stau) und Fahrbahnzustand (z. B. Eisglätte)
- zügiger und schonender Transport mit medizinischer Betreuung und umfassender Überwachungsmöglichkeit auch in weiter entfernte Spezial-Kliniken
- Mindestausstattung orientiert sich an der Ausrüstung bodengebundener Arzt-besetzter Rettungsmittel wie NEF oder NAW (s. o.)
- teilweise noch zusätzlich erweitert, (z. B. durch die Möglichkeit der transportablen präklinischen Sonographie

- **Ausstattung und Aufgaben eines Rettungshubschraubers**
- **Ausstattung (vergleichbar NEF, nach DIN 13230-3)**
- Pulsoxymeter, Beatmungsgerät
- EKG-Defibrillator-Einheit
- Notarztkoffer für Erwachsene, Kleinkinder und Säuglinge
- Notfallmedikamente, ausgewählte Antidote
- Vakuummatratze, weitere Rettungs- und Immobilisationsgeräte

- **Aufgaben**
- Transport des Notarztes und medizinischer Ausrüstung zur Einsatzstelle (v. a. in dünn besiedelten Gebieten und über größere Entfernungen)
- schonungsvoller Transport von Patienten über weite Strecken
- Suchflüge, Organ- und Materialtransporte
- an verschiedenen Standorten stehen zudem rund um die Uhr Intensivtransport-Hubschrauber (ITH) für den Interhospitaltransfer bereit

> **>Memo**
> Generell sind nächtliche Einsätze möglich, aber es besteht für Rettungshubschrauber bei unbekanntem Gelände in der Dunkelheit ein sehr hohes Risiko für Landungen außerhalb von ausgeleuchteten Landeplätzen. Die einsatzbereite Zeit der meisten RTH ist auf die Zeit zwischen Sonnenaufgang und Sonnenuntergang beschränkt.

Tag 4 – Notfallmedizin

3   Notfallmedizin

S. Beckers, S. Beemelmanns, S. Bergrath, J. Bickenbach, H. Biermann,
J. Brokmann, M. Fries, D. Roertgen, B. Müller, H. Scheer, I.S. Na, H. Scheer,
C. Strack

3.2   Notfallmedizinische Prinzipien und Techniken

S. Beckers, H. Biermann, J. Brokmann, B. Müller

3.2.1   Systematisches Vorgehen am Notfallort und der ABCDE-Approach

- Der vor Ort anwesende Ersthelfer muss sich genauso wie der eintreffende Notarzt einen Gesamtüberblick über die vorgefundene Situation, die Art des Notfalls, eventuell bestehende Gefahren etc. verschaffen.
- Prinzipiell hat der Eigenschutz Vorrang, (z. B. muss eine Unfallstelle auf einer Autobahn vor der Durchführung von medizinischen Maßnahmen ausreichend abgesichert sein.
- Strukturiertes Vorgehen ist der Schlüssel zur Versorgung von Notfallpatienten.
- Grundlegende Maßnahmen müssen bei jedem Notfallpatienten – auch im Stress und unter widrigen Bedingungen – erfolgen und dürfen nicht vergessen werden.
- Abarbeiten einer »Checkliste« oder Vorgehen nach Merksätzen empfiehlt sich.
- Umstände, die Interventionen vor dem Transport erfordern, müssen identifiziert werden
- Minimierung der Zeit am Notfallort durch strukturiertes Arbeiten
- ABCDE ist ein Akronym (s. u.)
    - A - *Airway*
    - B - *Breathing*
    - C - *Circulation*
    - D - *Disability*
    - E - *Exposure/Environment*
- Eigenschutz und Ersteinschätzung gehen der Begutachtung der »ABCDE«s voran.

- **Eigenschutz**
- Der Ausschluss von Gefahren für die Helfer steht immer an erster Stelle.
- persönliche Schutzausrüstung tragen (Einsatzjacke, geeignetes Schuhwerk, Handschuhe, ggf. Helm…)
- bewusstes Begutachten der Situation und Suche nach Gefahren
- Erkannte Gefahren müssen beseitigt werden.
- Falls dies nicht selbstständig möglich ist, wird entsprechendes Personal nachgefordert und der Notfallort erst betreten, wenn die Gefahren beseitigt sind.

- **Häufige Gefahren an Einsatzstellen**
- Tiere (auch normalerweise harmlose, wie Hunde oder Katzen)
- aggressive Patienten oder andere aggressive Personen am Einsatzort

- Straßen- oder Bahnverkehr
- elektrischer Strom
- Rauch und Feuer
- Gefahrgüter
- scharfe Kanten

- **Notfallsituation**
- Wie viele Patienten sind betroffen?
- Reichen die vorhandenen Einsatzkräfte und Ressourcen aus?
- Gibt es Hinweise auf ein Trauma oder Hinweise auf die Art der Erkrankung?
- Stehen Medikamente in der Wohnung oder liegen Arztbriefe auf dem Tisch?
- Sind Personen anwesend, die Informationen bieten könnten?

- **Erster Eindruck**
- Auffindesituation, Geschlecht, Alter, Verhalten von Patient und Umstehenden, Hautkolorit, sichtbare Verletzungen, auffällige Symptome, Reaktion des Patienten auf den Helfer und viele weitere Informationen erhält der Helfer bereits, wenn er den Notfallort betritt und noch einige Meter vom Patienten entfernt ist.
- Erster Eindruck gibt häufig bereits eine erste Richtung vor und vermittelt einen Eindruck der Dringlichkeit der Versorgung
- Bewusstseinslage wird bei erster Kontaktaufnahme grob beurteilt (wach, somnolent, soporös, komatös).

- **A – *Airway***
- Sind die Atemwege frei?
- Atemnebengeräusche können Hinweis auf Verlegung der Atemwege geben (Schnarchen, Gurgeln).
- Besteht die Gefahr einer Atemwegsverlegung?
- Sind Schutzreflexe vorhanden, oder ist der Patient tief bewusstlos?
- Zeichen einer inversen Atmung sichtbar? (Schaukelatmung, Einziehungen)
- bei Traumapatienten spätestens an dieser Stelle HWS-Immobilisierung

- **B – *Breathing***
- Wie ist die Atemmechanik?
- Bewegung des Thorax symmetrisch?
- Atmung tief, normal, flach oder nicht vorhanden?
- Atemfrequenz (beim ersten Check Tachy-, Normo-, oder Bradypnoe)?
- Verletzungen des Thorax vorhanden?
- ggf. Auskultation: RG's, seitengleich

Tag 4

>**Memo**
Die Situation bietet bereits viele Informationen über den Patienten und sollte daher bewusst »gelesen« werden!

Tag 4

- ■ **C – *Circulation***
- ▬ Hautkolorit?
- ▬ Haut warm, kalt, verschwitzt?
- ▬ Periphere Pulse palpabel (z. B. A. radialis)?
- ▬ Pulsfrequenz tachykard, normal oder bradykard?
- ▬ Puls rhythmisch oder arrhythmisch?
- ▬ Pulsqualität schwach/ fadenförmig, stark?
- ▬ Kinder: kapilläre Füllungszeit (pathologisch >2 sec nach Kompression des Nagelbettes)
- ▬ Aktive Blutung vorhanden? Wenn ja → durch Kompression stoppen falls möglich

- ■ **D – *Disability***
- ▬ Neurologische Auffälligkeiten?
- ▬ Pupillen (isokor? seitengleich? Lichtreaktion direkt und indirekt? rund?)
- ▬ Extremitätenbewegung möglich?
- ▬ Sensibilität grob vorhanden?
- ▬ Glasgow Coma Scale <15?
- ▬ bei aggressiven und unruhigen Patienten Atemnot, Schmerzen, Hypoglykämie als Ursache ausschließen

- ■ **E – *Environment/Exposure***
- ▬ Patienten ggf. vollständig entkleiden, falls Umstände dies erlauben
- ▬ Erkennen sonstiger Verletzungen/ Hinweise
- ▬ für Wärmeerhalt sorgen!

- ■ **Anwendung**
- ▬ bei Verschlechterung des Patienten oder stets erneut bei »A« Beginnen
- ▬ Reihenfolge einhalten
- ▬ pathologische Befunde möglichst sofort beseitigen (Atemwege nicht frei: → Freimachen)
- ▬ Getreu dem Motto: »Treat first, what kills first«

3.2.2 Lagerungsarten

- ▬ einfache und effiziente Möglichkeit, dem Patienten zu helfen
- ▬ sollten frühzeitig angewendet werden
- ▬ bei Lagerung immer auf Wärmeerhalt achten
- ▬ Patienten nicht zwingen, wenn eine Lagerung nicht toleriert wird

Stabile Seitenlage

> **Memo**
> Durchführung: Patient stabil in Halbseitenlage, Kopf überstreckt, Mund tiefste Stelle des Körpers

- ▬ Indikation: bewusstloser Patient mit sicher suffizienter Spontanatmung
- ▬ Prinizip: Atemwege werden freigehalten, Aspirationsrisiko wird minimiert, indem Flüssigkeiten über den Mund ablaufen können

— nach Durchführung unbedingt sofort und im Verlauf Atmung kontrollieren
— falls Material vorhanden und der Arzt in Durchführung erfahren, wird die stabile Seitenlage meist durch Atemwegssicherung mittels endotrachealer Intubation oder alternativem Airwaymanagement ersetzt

Schocklagerung

— Indikation: Schockzustände
— Durchführung: Oberkörper flach lagern, Beine bei leicht flektiertem Kniegelenk deutlich über Herzniveau bringen (Beine ca. 30° Hüftbeugung)
— Alternativ: Ganzkörperschräglage mit Trage, Liege oder Spineboard
— Prinzip: Autotransfusion, Blut aus venösen Kapazitätsgefäßen der Beine wird in den Körperstamm mobilisiert und erhöht die Vorlast und somit den Blutdruckt

30°-Oberkörper Hochlagerung

— Indikation: Schädelhirntrauma, soweit mit Begleitverletzungen möglich
— Durchführung: 30°-Hochlagerung des Oberkörpers, Kopf in Neutralstellung
— Prinzip: Senkung des ICP durch hydrostatische Reduktion des Intravasalen Druckes

Halbsitzende Lagerung

— Indikation: internistische »Standardlagerung«, Atemnot, kardiale Beschwerden
— Durchführung: Oberkörper hochlagern
— Prinzip: Bequeme Haltung, Senkung der Vorlast, gute Beweglichkeit von Thorax und Diaphragma bei Atmung

Bauchdeckenlagerung

— Indikation: Bauchschmerzen, akutes Abdomen
— Durchführung: Oberkörper leicht erhöht bis flach, Hüftgelenk und Knie leicht gebeugt, Kniekehlen unterpolstert
— Prinzip: Entspannung der Bauchdecken

3.2.3 Notfalldiagnostik

Pulsoxymetrie

— kontinuierliche und nicht-invasive Überwachung der partiellen Sauerstoffsättigung des arteriellen Blutes (pSaO$_2$)
— Normwert pSaO$_2$ >95%; bei Werten unter 90% spricht man von Hypoxie

Tag 4

! Cave
Bei V. a. HWS-Trauma besser in Rückenlage und Absaugbereitschaft mit modifiziertem Esmarch-Handgriff Atemwege freihalten, bis Atemwegssicherung möglich

! Cave
nicht bei kardialem Schock

- Grundlage für die Messmethode ist das unterschiedliche Extinktionsverhalten von mit O_2 angereichertem (oxygeniertem) und von O_2 depletiertem (desoxygeniertem) Hämoglobin,
  - Vom Messprinzip wird erst der pulsatile Anteil mit einer Wellenlänge bestimmt,
  - dann mit der zweiten Wellenlänge der Anteil an oxygeniertem Hämoglobin gemessen,
  - woraus dann die Sauerstoffsättigung errechnet werden kann.
- erlaubt eine Beurteilung der Sauerstoffsättigung des funktionell intakten Hämoglobins
- Pathologische, d. h. nichtfunktionelle Hämoglobine wie COHb oder Methämoglobin können nicht erfasst werden.
  - Im Normalfall nehmen diese Fraktionen allerdings mit unter 2% nur einen sehr geringen, vernachlässigbaren Anteil ein.
  - tatsächliche Sauerstoffsättigung daher nur geringfügig kleiner als die $pSaO_2$
- Messgenauigkeit kann durch folgende Situationen gestört sein:
  - periphere Durchblutungsstörungen und Zentralisation
  - Patientenbewegungen mit ggf. Sensordislokaltion
  - Dyshämoglobinämien, starke Hautpigmentierung, Nagellack
  - sehr niedrige Sättigungswerte (unter 70%)
  - extreme Anämie (Hb unter 5 g/dl)
- Seit 2006 besteht zudem die Möglichkeit durch Messung der Extinktion auf der Wellenlänge von Carboxyhämoglobin eine nichtinvasive Diagnostik von Kohlenmonoxidvergiftungen durchzuführen (MASSIMO™-Oxymetrie).

Blutdruckmessung

- einer der wichtigsten Parameter zur Beurteilung kardiozirkulatorischer Störungen
  - palpatorische Messung: durch Tasten des Radialispulses mit Ermittlung des systolischen Blutdruck-Wertes
  - auskultatorische Messung: Bei Verwendung eines Stethoskops Ermittlung sowohl des systolischen, als auch den diastolischen Wertes
- Standardmäßig wird die luftleere Blutdruckmanschette am entblößten Oberarm angelegt, wobei sie ca. 2/3 der Oberarmlänge bedecken sollte.
- Nach jeder Messung sollte die restliche Luft abgelassen werden.
- Müssen bei einem Betroffenen mehrmals Blutdruckmessungen vorgenommen werden, (z. B. im Rahmen einer weiteren Überwachung, sollte die Messung immer am selben Arm und in derselben Position (sitzend/liegend) durchgeführt werden.

Blutzucker-Bestimmung

- eine der wenigen präklinisch anwendbaren laborchemischen Untersuchungen

Tag 4

- Nach Gewinnung eines Bluttropfens aus der Fingerbeere oder aus einer Vene (z. B. nach Anlage eines venösen Zugangs) wird mit einem Blutzuckermessgerät der Blutglukosegehalt ermittelt.
- Zu beachten ist, dass die derzeit verwendeten Geräte nicht den Anforderungen für Laboranalysen entsprechen und die Messung fehlerhaft sein kann.
- Bestehen Zweifel am Ergebnis einer durchgeführten BZ-Messung, ist eine Wiederholung, (z. B. mit einem Gerät aus dem Besitz des Patienten, vorzunehmen.

Notfall-EKG-Diagnostik

- gehört bei der Überwachung der Vitalfunktionen von Notfallpatienten zum Standardmonitoring
- Im Rettungsdienst sind Geräte in Gebrauch, die eine Kombination aus EKG-Monitor, Defibrillator und Schrittmacher darstellen.
- 12-Kanal-EKG mit 6 Extremitäten- und 6 Brustwandableitungen ist rettungsdienstlicher Standard.
- Ziel einer EKG-Diagnostik vor Ort ist das Erkennen von Störungen
  - des Herzrhythmus,
  - der Herzfrequenz,
  - der ST-Strecken.

Kapnometrie/Kapnographie

- Messung des Gehaltes an Kohlenstoffdioxid (CO_2) eines Patienten in der Ausatemluft
- Kapnometer: es werden nur reine Zahlenwerte dargestellt
- Kapnograph: stellt neben dem Zahlenwert auch die dazugehörige Kurve dar
- Normbereich endexpiratorischer Kohlendioxid-Partialdruck: 33 bis 43 mmHg bzw. 4,3 bis 5,7 Vol.-%
- Messwert entspricht beim Lungengesunden dem arteriellen Kohlendioxid-Partialdruck ($paCO_2$), (Differenz ca. 3 - 5 mmHg)
- ermöglicht frühzeitiges Erkennen
  - einer korrekten endotrachealen Tubuslage
  - einer Verlegung des Endotrachealtubus
  - einer Diskonnektion des Endotrachealtubus
  - einer Leckage im Beatmungssystem des Endotrachealtubus
  - eines Wiedereinsetzenden Spontankreislaufes während der Reanimation
- ermöglicht Beurteilung der Stoffwechsellage des Patienten

Dokumentation

- Hat man sich einen Gesamtüberblick über den Zustand des Patienten verschafft, helfen sog. Scores bei der Dokumentation und Einschätzung von Notfallpatienten.
- Scores erlauben eine Beurteilung der Schwere der vitalbedrohlichen Störungen und können (z. B. bei Vorabinformation des Krankenhauses durch den Notarzt hilfreich sein.

Tag 4

◼ Tab. 3.1 NACA-Score

Schweregrade		Beispiele
0	Keine Verletzung/Erkrankung	
I	Geringfügige Störung	Schürfwunde / Prellung
II	Ambulante Abklärung	Periphere geschlossene Fraktur
III	Stationäre Abklärung	Stammnahe geschlossene Fraktur, SHT 1 °
IV	Akute Lebensgefahr nicht auszuschließen	Offene Fraktur, SHT 2 °
V	Akute Lebensgefahr	Beckenfraktur, große Verbrennungen
VI	Reanimation	
VII	Tod	

- **DIVI-Protokoll**
- Minimaldatensatz für die Dokumentation von Notarzteinsätzen (MIND) wurde von der Deutschen interdisziplinäre Vereinigung für Intensiv- und Notfallmedizin (DIVI) festgelegt
- aktuell ist der sog. MIND 3

- **Besonderheit Dokumentation kardiopulmonale Reanimation**
- Präklinische Reanimationen stellen nicht nur für den Rettungsdienst, sondern auch für die weiterbehandelnde Klinik eine besondere Herausforderung in der Patientenversorgung dar.
- Im Rahmen eines Symposiums wurde bereits 2002 die Notwendigkeit einer strukturierten Datenerfassung zur Reanimation gefordert.
- Definition eines Reanimationsdatensatzes »Erstversorgung« durch den Arbeitskreis Notfallmedizin der Deutschen Gesellschaft für Anästhesiologie und Intensivmedizin e.V. (DGAI) als Basis für ein einheitliches, vergleichbares, nationales Reanimationsregister, welches auf Vorgaben des Utstein-Styles baut (http://www.reanimationsregister.de)

- **NACA-Score (National Advisory Committee for Aeronautics)**
- Scoring-System, das die Schwere von Verletzungen, Erkrankungen oder Vergiftungen in der (Notfall-)Medizin beschreibt
- ursprünglich entwickelt vom National Advisory Committee for Aeronautics für Unfälle in der Luft- und Raumfahrt gliedert sich das NACA-Schema (◼ Tab. 3.1) in mit römischen oder arabisch Ziffern bezeichnete
- Im Rettungsdienst besteht üblicherweise ab der Bewertung NACA III, spätestens aber ab NACA IV eine Notarztindikation.

- **Injury Severity Score (ISS)**   **Tag 4**
  - speziell vorgesehen für die Klassifizierung und statistische Erfassung von polytraumatisierten Notfallpatienten
  - erhobene Daten sollen im Verlauf eine Aussage über Prognosen sowie eine Kontrolle des Therapieerfolges dieser Gruppe von Patienten erlauben
  - Erhebung setzt eine komplette körperliche Untersuchung des Patienten und entsprechende Diagnosestellung voraus
  - Die erhobenen Befunde der Einzelverletzungen werden in sechs Körperregionen eingeteilt:
    1. Kopf und Hals
    2. Gesicht
    3. Abdomen
    4. Extremitäten und Beckengürtel
    5. Thorax
    6. Haut und Weichteile
  - Jeder Verletzung wird dabei in der entsprechenden Region ein Schweregrad (»*Abbreviated Injury Scale*«, AIS) von 0 bis 6 zugeordnet:
    - Harmlos   0 Punkte
    - Leicht   1 Punkt
    - Mäßig   2 Punkte
    - Ernst   3 Punkte
    - Schwer   4 Punkte
    - Lebensbedrohlich   5 Punkte
    - Tödlich   6 Punkte
  - Für die weitere Berechnung werden dann die drei am stärksten betroffenen Körperregionen ausgewählt und die jeweils schwerste Einzelverletzung einer Region quadriert und letztendlich diese drei Quadrate zusammengerechnet.
  - Errechnete Werte für den ISS können zwischen 0 und 75 Punkten liegen.
  - Sollte eine Verletzung mit einem Schweregrad von 6 (tödlich, nicht überlebbar) in einer der Körperregionen kategorisiert werden, so ist keine weitere Rechnung erforderlich, da dann ein ISS von 75 resultiert.
  - korrekte Erhebung setzt eine detaillierte Einschätzung und Bewertung der Verletzungsmuster voraus und bedarf einiger Übung
  - Es ist zu bedenken, dass der letztendlich errechnete ISS-Endwert isoliert keine Auskunft mehr über betroffenen Körperregionen an sich gibt, und eine angemessene statistische Vergleichbarkeit von Polytraumapatienten somit eher zu bezweifeln ist.

3

Tag 4

3.2.4 Notfallmedizinische Techniken

Intravenöser Zugang

- i. d. R. periphervenöse Venenverweilkanüle (z. B. aus Polytetrafluorethylen (PTFE)
- häufig offengehalten mit Ringerlösung in langsamer Tropfgeschwindigkeit
- Indikationen
  - Applikation von Medikamenten
  - prophylaktisch, um schneller reagieren zu können
  - Zeichen des Volumenmangels (dann, wenn möglich, zwei Zugänge, (z. B. Grau oder Orange)

- **Durchführung i. v.-Zugang**
- Händedesinfektion, anschließend unsterile Einmalhandschuhe anlegen
- Stauband um Arm legen oder RR-Manschette über diastolischen Blutdruck aufpumpen
- Vene aussuchen (bevorzugt 1. Handrücken, 2. Unterarm, jeweils abseits der Gelenke)
- Desinfektion mit Spray
- einmaliges festes Abwischen in eine Richtung mit unsterilem Tupfer
- erneutes Einsprühen und i. d. R. 30 Sekunden Einwirkzeit
- restliches Material richten (geplante Punktionsstelle nicht mehr palpieren)
- Punktion der Vene im 45° Winkel unter Straffung der Haut mittels nicht punktierender Hand
- wenn Blut in Sichtkammer, gesamtes System parallel zur Haut einige Millimeter vorschieben
- Mandrin um halben cm zurückziehen und Verweilkanüle ganz vorschieben
- Stau lösen
- Verweilkanüle mit sterilem Pflaster befestigen ggf. wickeln
- Mandrin entfernen (daraus entweder BZ messen oder direkt in Contamed Box)
- Infusion anschließen, ggf. vorher Blut abnehmen oder abstöpseln (nach Bedarf)
- Punktionssorte peripher: drei Venenstämme der V. cephalica, V. mediana cubiti und der V. basilica sowie deren Verbindungsäste
  - ulnare Seite: die V. basilica zieht nach proximal
  - radiale Seite: V. cephalica verläuft hier
  - Zwischen diesen beiden liegt, meist über mehrere Teilungsäste in Verbindung stehend, die V. mediana cubiti.
- Aus den Ellenbeugenvenen sollte deswegen allenfalls Blut für Laborzwecke abgenommen werden.
- Im Bereich des Unterarms können nahezu alle oberflächlichen Venen relativ gefahrlos punktiert werden.

> **Memo**
>
> Im Bereich der Ellenbeuge sollte primär auf eine Punktion verzichtet werden, da in dieser Region die Gefahr von Schädigung dort verlaufender Nervenstrukturen oder der Fehlpunktion der A. brachialis möglich ist.

Tag 4

- Für eine Punktion eignen sich am besten Y-förmige Zusammenflüsse zweier Venen, da sie dort recht gut im Unterhautgewebe fixiert sind.
- Komplikationen
    - paravasale Lage → im Zweifel verwerfen und neuen Zugang legen
    - intraarterielle Lage (v. a. mediale Regio cubitalis) → Verwerfen, komprimieren, neu legen
    - Phlebitis (ca. 30% bei fünftägiger Liegedauer) → Zugang entfernen, lokale Kühlung
- Kontraindikationen: lokale Infektionen der Punktionsstelle
- Im Notfall – insbesondere bei Herz-Kreislaufstillstand – ist die V. jugularis externa, die sich durch eine gut sichtbare und palpable oberflächliche Lage auszeichnet, ein geeigneter Zugangsweg.
    - Eine leichte Kopftieflage sorgt für einen guten Füllungszustand, dies kann durch Luftanhalten und Pressen oder vorsichtige digitale Kompression supraklavikulär noch verstärkt werden.
    - Punktionsstelle liegt an der Kreuzungsstelle über dem M. sternocleidomastoideus, hilfreich ist hier ein Anspannen der Haut kranial des Punktionsortes, um ein Ausweichen des Gefäßes zu vermeiden.

Intraossärer Zugang

- Alternative zum periphervenösen Zugang bei Kindern und Erwachsenen
- schnelle Anlage auch bei fehlenden punktierbaren Venen
- je nach verwendetem System einfache Anwendung
- gängige Systeme
    - EZ-IO
    - Cook-Nadel
    - Yamshidi-Nadel
    - Bone Injection Gun (BIG)
    - FAST 1
- Indikation
    - dringend benötigter Gefäßzugang bei nicht möglicher, oder unverhältnismäßig viel Zeit in anspruchnehmender peripherer Venenpunktion (z. B. Reanimation nach zwei bis drei fehlgeschlagenen Punktionsversuchen)
- Kontraindikationen
    - Infektionen im Bereich der Punktionsstelle
    - Fraktur des zu punktierenden Knochens oder proximal davon
    - vorangegangene i. o. Punktion innerhalb 24 Std. an derselben Stelle
    - im Bereich von Prothesen, Osteosynthesen, auf alte OP-Narben achten
    - relativ: Osteogenesis Imperfecta

3

Tag 4

— Prinzip
  — Der Markraum des Knochens dient als nichtkollabierbare Vene.
  — Alle gängigen Notfallmedikamente können appliziert werden (keine hyperosmolaren Lösungen oder Ernährung).
  — Blutentnahme für BGA oder andere Blutproben möglich (auf Laborschein intraossär vermerken)

▪ **Gängige Punktionsorte Intraossärer Zugang**
— proximale Tiba
— distale Tibia
— Humeruskopf

Atemwegsmanagement

— Überstrecken des Kopfes (»*Head Tilt*«) und das Anheben des Kinns (»*Chin Lift*«) sind **die** Standardmaßnahmen zum Frei-machen der Atemwege, da hiermit der Zungengrund vom Rachen abgehoben werden kann.
— Eine Inspektion von Mund und Rachen nach Fremdkörpern und Erbrochenem ist sinnvoll, da diese ggf. nach dem Überstrecken aspiriert werden könnten.
— Sollten sich sichtbar Fremdkörper oder Erbrochenes im Mundraum befinden, so wird der Kopf (möglichst achsengerecht mit dem Körper) auf die Seite gelegt und der Mund mit zwei Fingern einer Hand oder mit Hilfe einer Magill-Zange ausge-räumt oder ggf. abgesaugt.
— Festsitzende Gebissprothesen erleichtern die »Handhabbarkeit« von Kiefer und Kopf sowie die Beatmung mit Hilfsmitteln und können somit belassen werden.
— Vor allen Dingen bei Verdacht auf Schäden der Wirbelsäule, bzw. Halswirbelsäule, stellt die Anwendung des sog. modifizierten Esmarch'schen Handgriffs, dem Vorschieben des Unterkiefers am Kieferwinkel (»*Jaw Thrust*«) eine Alternative dar.
— Eine komplette Verlegung der Atemwege durch Fremdkörper resultiert beim Bewusstlosen in der sog. »inversen« Atmung, bei der sich Brust- und Bauchatmung fühlbar abwechseln.
— Ursachen einer Atemwegsverlegung können (z. B. sein
  — Blut
  — Mageninhalt
  — Fremdkörper
  — Gesichtsschädeltrauma
  — Trauma im Bereich Hals/Rachen
  — Zentrale Störung (ZNS)
  — Epiglottitis
  — Schwellungen im Bereich des Kehlkopfes (z. B. Infektion, Ödem)
  — Laryngospasmus
  — Bronchospasmus
  — bronchiale Hypersekretion

Masken-Beutel-Beatmung

Tag 4

- Ziel der Anwendung eines Beatmungsbeutels (Inhalt des Beutels 1,3 l - 1,7l) sollte das Erreichen von Atemhubvolumina zwischen 0,4 und 0,6 l beim Patienten sein.
- Wenn vorhanden, sollte immer ein Sauerstoffanschluss in Verbindung mit einem Reservoirbeutel oder einem Demand-Ventil angeschlossen werden, um dem Patienten in der Einatemluft eine möglichst hohe Konzentration an Sauerstoff zuzuführen.
- Nach Auswahl der richtigen Maskengröße erlaubt die Anwendung des sog. C-Griffes eine adäquate Beatmung durch ausreichende Dichtigkeit: Daumen und Zeigefinger bilden ein C über der Maske und dem Gesicht des Patienten, die restlichen Finger befinden sich am Unterkiefer, heben diesen leicht an und erleichtern somit die Beatmung.
- Die einzelnen Beatmungshübe sollten nicht zu heftig, sondern langsam und sanft (mind. 2 Sekunden, im Falle der 30:2 Reanimation 1Sekunde) abgegeben werden, um Druckerhöhungen in den oberen Atemwegen zu vermeiden.
- Übersteigt der Beatmungsdruck den Verschlussdruck des unteren Ösophagus-Sphinkters (ca. 15 cm H_2O), kommt es u. U. zu einer Überblähung des Magens mit der Gefahr einer Aspiration.
- Beatmungstechnik und maximal erreichbare inspiratorische O_2-Konzentration
  - Mund-zu-Nase-Beatmung (Ausatemluft)   17%
  - Spontan- und Masken-Beutel-Beatmung (Raumluft)   21%
  - Masken-Beutel-Beatmung mit 10 l/min Sauerstoffanschluss
                                                                                    bis zu 40%
  - Masken-Beutel-Beatmung in Verbindung mit Reservoir und 10 - 15 l/min Sauerstoff   bis zu 90%
  - Masken-Beutel-Beatmung mit Demand-Ventil   100%

Hilfsmittel zur Beatmung

- Als Hilfsmittel zum Freihalten der Atemwege können auch Oropharyngealtuben (sog. Guedel-Tuben) oder Nasopharyngealtuben (sog. Wendl-Tuben) eingelegt werden.
- Sie können eine Maskenbeatmung erheblich erleichtern, da sie eine Verlegung der Atemwege durch das Zurückfallen der Zunge verhindern.

Guedel-Tubus

- richtige Größe ergibt sich durch Abmessen der Entfernung vom Mundwinkel bis zum Ohrläppchen
- Bei Erwachsenen werden die Größen 3 - 4 - 5, bei Kindern die Größe 2 und bei Säuglingen und Kleinkindern die Größen 000 - 00 - 0 - 1 verwendet.
- Bei zu klein gewähltem Guedel-Tubus besteht die Gefahr einer Verlegung der Atemwege durch Zurückdrücken des Zungengrundes.

Tag 4

>Memo
Generell bietet der Guedel-Tubus keinen Aspirationsschutz, er verbessert lediglich die Beatmungssituation und kann darüber hinaus als Beißschutz und zum Fixieren eines Endotrachealtubus dienen.

>Memo
Im Gegensatz zum Guedel-Tubus verursacht der Wendl-Tubus einen wesentlich geringeren Vagusreiz und kann somit auch bei nicht tief bewusstlosen Patienten angewendet werden, bietet aber dennoch keinen Aspirationsschutz.

>Memo
sicherste Methode zur definitiven Sicherung der Atemwege

- Bei zu großem Tubus kann die Tubusspitze die Atemwege blockieren oder eine Vagusstimulation mit Erbrechen, Bradykardie und ggf. Asystolie auslösen.
- Zum Einbringen des Guedel-Tubus wird dieser mit der Spitze zum Gaumen zeigend eingeführt und unter Drehung von 180 Grad komplett eingesetzt.

Wendl-Tubus

- wird seltener zum Einsatz gebracht
- richtige Größe ergibt sich durch Längenabmessung von Nasenspitze bis zum Ohrläppchen
- Bei zu groß gewähltem Wendl-Tubus kann auch dieser zu einer Verlegung der Atemwege führen, bei Vorliegen von Schädelbasisfrakturen ist theoretisch eine Tubuslage intrakraniell möglich.
- Eingelegt wird dieser über Nasenhöhle und Rachenhinterwand, wobei die Spitze senkrecht eingeführt und unter Drehung im Uhrzeigersinn weiter geschoben wird.

Endotracheale Intubation

- Einführen eines Kunststoffschlauches (Tubus) über den Mund (orotracheal) oder über die Nase (nasotracheal) in die Trachea
- erlaubt eine Überdruckbeatmung des Patienten, ohne das für diesen die Gefahr einer Überblähung des Magens oder der Aspiration besteht
- sollte, sobald Material vorhanden und der Durchführende die Maßnahme sicher beherrscht, immer dann frühestmöglich zum Einsatz kommen, wenn die Indikation zur Schaffung eines sicheren Atemwegs und zur Durchführung einer kontrollierten Beatmung gegeben ist
- Sicher beherrscht wird die Durchführung der endotrachealen Intubation heutiger Ansicht nach nur von solchen Personen, die sie in ihrer täglichen Routine durchführen (Anästhesie, Intensivstation, etc.).
- Unbemerkte oesophageale Fehllagen mit desaströsen Folgen für den Patienten wurden wiederholt in Studien beschrieben und beispielsweise von Timmermann et al. mit 6,7% beziffert.
- Indikationen zur Endotrachealen Intubation
  - Beatmung erforderlich bei
    - Atemstillstand
    - Ventilationsstörungen
    - Oxygenierungsstörungen
  - Atemwegsverlegung durch
    - die Zunge
    - Fremdkörper
    - Schwellung der oberen Atemwege
  - Fehlende Schutzreflexe bei
    - Koma jeglicher Ursache
    - Narkoseeinleitung

Endotrachealtubus

Tag 4

- Eine am distalen Ende des Tubus vorhandene aufblasbare Manschette (Cuff) ermöglicht eine Abdichtung der Luftröhre.
- Über eine dünne in der Tubuswand verlaufende Zuleitung wird der Cuff durch Einbringen von Luft mit einer 20 ml-Spritze geblockt
- Es wird individuell nur mit so viel Luft geblockt, bis keine Atem-Nebengeräusche mehr zu hören sind.
- Wegen möglicher Schädigung der Schleimhaut werden bei Kindern bis 8 Jahren standardmäßig Tuben ohne Cuff verwendet.
- Bei der Auswahl der richtigen Tubusgröße orientiert man sich grob nach Alter und Geschlecht, angegeben werden die Maße des Innendurchmessers (ID) in mm oder des Außendurchmessers (AD) in Charrière.
- Für erwachsene Männer werden meist Tuben der Größe 7,5 mm und 8,0 mm, für Frauen die Größen 7,0 mm und 7,5 mm verwendet.
- Bei Kindern orientiert man sich entweder an dem kleinen Finger des Patienten (bzw. an dem Nasenloch), der dem Tubusdurchmesser entsprechen sollte, oder man zieht eine der folgenden Formeln zu Rate: $ID_{in\ mm} = 4 + (^{Alter\ in\ Jahren}/_4)$; $AD_{in\ Ch.} = 18 + $ Alter in Jahren.

Laryngoskop

- besteht aus Handgriff und abnehmbaren Spateln mit Lichtquelle in verschiedenen Größen
- Für die meisten Erwachsene ist die Größe 3 geeignet.
- dient der Betrachtung des Kehlkopfeinganges und ermöglicht den Blick auf die Stimmbänder
- Bei Erwachsenen werden überwiegend gebogene (nach Macintosh), bei kleinen Kindern aber auch gerade Spatel (nach Miller) verwendet.

Führungsstab

- Die recht flexiblen Endotrachealtuben erhalten durch einen Führungsstab eine gewisse Versteifung, sodass bei Intubationsschwierigkeiten der Tubus den anatomischen Gegebenheiten besser angepasst werden kann.

Magill-Zange

- Intubationszange, gelegentlich erforderlich, um bei schwierigen Intubationsbedingungen den Endotrachealtubus in die Trachea vorzuschieben
- kann bei der Entfernung von Fremdkörpern aus dem Oropharynx hilfreich sein

Tag 4

Crikoid-Druck (»Sellick-Handgriff«)

- dient der Reduktion einer passiven Regurgitation von Mageninhalt, indem mit 3 - 4 kg senkrecht auf das Crikoid gedrückt wird, wodurch dann der Ösophagus zwischen Crikoid und HWK 2 verschlossen werden soll
- Nicht zu verwechseln ist der Crikoiddruck mit dem **BURP-Manöver**, in dem der Schildknorpel (!) aus Sicht des Intubateurs nach hinten-oben-rechts bewegt wird (**B**ackward-**U**pward-**R**ightward-Pressure).

Für eine Notfallintubation müssen vorbereitet werden

- Laryngoskop mit Spatel (auf Funktion überprüfen)
- Endotrachealtubus (Frauen 7 - 7,5 mm ID, Männer 7,5 - 8 mm ID) mit Führungsstab
- überprüfen des Cuffs auf Dichtigkeit
- 20 ml Spritze zum Blocken des Cuffs
- einsatzbereite Absaugung mit Absaugkatheter (manuell oder elektrisch betrieben)
- Stethoskop zur Lagekontrolle
- Beatmungsbeutel mit Sauerstoffanschluß und Sauerstoffreservoir
- Material zum Fixieren (Mullbinde bzw. Pflaster ggf. Thomas-Holder)
- Mundkeil oder Guedel-Tubus
- Magill-Zange

Durchführung der orotrachealen Intubation

- leicht erhöhte (ca. 10cm) und überstreckte Lagerung des Kopfes, zur Verbesserung der Sicht auf den Larynx
- Öffnen des Mundes mit der rechten Hand
- Einführen des Laryngoskopes mit der linken Hand, von rechts her wird die Zunge mit dem Spatel nach links gedrängt und das Laryngoskop weiter vorgeschoben, bis die Spatelspitze in dem Raum zwischen Epiglottis und Zungengrund (Plica glossoepiglottica/Vallecula) liegt
- Ziehen des Laryngoskopes nach vorne-oben (in Richtung einer gedachten Linie entlang des Laryngoskopgriffes), wodurch Mundboden und Kehldeckel angehoben und die Stimmbänder sichtbar werden (Kein Hebeln im Handgelenk, die Oberkieferschneidezähne werden nicht als Hypomochlion für das Laryngoskop benutzt!)
- Einführen des von einem Assistenten angereichten Endotrachealtubus mit der rechten Hand und Vorschieben bis der Cuff hinter den Stimmlippen positioniert ist (ab Zahnreihe meist zwischen 21 und 23 cm)
- Blockung des Cuffs mit 5 - 10 ml Luft, solange bis bei der Beatmung inspiratorisch keine Luft mehr aus der Trachea entweicht (Nebengeräusche)

— Entfernung des Führungsstabes und Anschluss eines Beatmungsbeutels
— Feststellung einer korrekten Tubuslage durch Auskultation
beider Thoraxseiten (seitengleich belüftet?) und über dem
Epigastrium (blubberndes Geräusch deutet auf ösophageale
Tubuslage), symmetrisches Heben und Senken des Thorax
(unsichere Zeichen) sowie Intubation unter Sicht und Kapnographie (sichere Zeichen)
— Fixierung des Tubus mit Pflaster oder einem Fixierband, ggf. zusätzlich Einbringen eines Guedel-Tubus zur Sicherung

Tag 4

Lagekontrolle des Endotrachealtubus

— Sicherster Beweis für eine korrekte endotracheale Lage des Tubus
ist das Einführen des Tubus zwischen den Stimmbändern unter
Sicht gefolgt von einer typischen CO_2-Kurve in der Kapnographie.
— Auskultation über beiden Lungenseiten in der mittleren Axillarlinie, bzw. eine Negativkontrolle über dem Epigastrium sowie die
Beobachtung von seitengleichen Thoraxexkursion soll dies be-
stätigen.
— Zu den unsicheren Zeichen einer endotrachealen Tubuslage gehören auch das Beschlagen der Tubusinnenseite unmittelbar
nach dem ersten Beatmungsversuch.

Beatmung nach Intubation

— Nachdem der Patient intubiert, die korrekte endotracheale Lage
des Tubus bestätigt und dieser geblockt sowie fixiert ist, kann die
Beatmung ohne Aspirationsgefahr über den Tubus stattfinden.
— **Manuelle Beatmung**: Anschluss des Beatmungsbeutel mit
Sauerstoffanschluss und Reservoir
   — Vorteil: Der Beatmende kann eine Diskonnektion an Tubus
   oder Beutel durch direkten Druckverlust bemerken und auch
   ein Ansteigen des Atemwegswiderstandes oder des Beatmungsdruckes registrieren; kann darüber hinaus auf Atembemühungen des Patienten sofort reagieren und die
   Beatmung assistiert fortführen.
   — Nachteil: Notarzt oder ein Mitarbeiter des Rettungsdienstes ist
   durch diese Tätigkeit gebunden.
— **kontrollierte Beatmung** mit einem Beatmungsgerät
   — Zur Anwendung kommen zumeist volumenkontrollierte
   Beatmungsgeräte, d. h. das erreichte Atemminutenvolumen
   wird durch Einstellung des Atemzugvolumens oder des Atem-
   zeitvolumens und der Beatmungsfrequenz festgelegt.
— Bei einem 70 kg Patienten würde man (z. B. bei 0,1 l/kg KG) ein
Atemminutenvolumen von 7,0 l anstreben (ergibt sich z. B. aus
einem Tidalvolumen von 700 ml und einer Atemfrequenz von
10/min).

Tag 4

◻ **Tab. 3.2** Größen der Larynxmasken und entsprechendes Füllvolumen des Cuffs

Alter	Größe	Volumen
Säuglinge bis 6,5 kg	1	<5 ml
Kleinkinder bis 25 kg	2	<10 ml
Kleinkinder bis 30 kg	2,5	<20 ml
Kleine Erwachsene	3	<25 ml
Erwachsene	4	<35 ml
Große erwachsene	5	<40 ml

Supraglottische Beatmungsmöglichkeiten: Beispiel Larynxmaske

— Eine Larynxmaske besteht aus einem weitlumigen Tubus, an dem am distalen Ende ein elliptisch geformter, aufblasbarer Gummiwulst angebracht ist, der den Larynxeingang umschließen soll.

— Mitte der 80er Jahre eingeführt, wird die Larynxmaske in der Anästhesie vor allen Dingen bei Eingriffen an der Körperoberfläche oder an den Extremitäten sowie bei kurzdauernden Eingriffen in der Gynäkologie und Urologie eingesetzt.

— ist in den meisten Fällen einfach zu platzieren und erlaubt eine sicherere Ventilation als mit Maske und Beatmungsbeutel

— Das Einbringen einer Larynxmaske erfordert keine der endotrachealen Intubation vergleichbare Narkosetiefe sowie keine Relaxation.

— wird in der präklinischen Notfallmedizin von in der endotrachealen Intubation nicht-routinierten, bei fehlgeschlagener oder in der Situation des schwierigen Atemwegs (»*cannot ventilate, cannot intubate*«) angewendet, um eine Oxygenierung des Patienten sicherzustellen

— Größe entsprechend ◻ Tab. 3.2 zu wählen

Einführen einer Larynxmaske

— Der blockbare Maskenteil sollte vollständig entleert sein und mit Wasser oder Gel angefeuchtet werden (vor allen Dingen auf der dem Lumen abgewandten Seite).

— Nach leichter Beugung des Kopfes in den Nacken und Mundöffnung wird die Larynxmaske am harten Gaumen entlang geschoben, ohne dass dabei die Zunge nach hinten gedrückt wird. Ein auf dem Tubus befindlicher schwarzer Längsstreifen sollte dabei zur Oberlippe zeigen.

— Wird ein spürbarer Widerstand beim Einführen überwunden, kann die Larynxmaske vollständig in den Hypopharynx vorgeschoben und platziert werden.

- Mit einer Blockerspritze (50 ml) wird die Maske mit dem entsprechendem Volumen gefüllt, wobei sie dabei nicht festgehalten werden sollte, damit sich die Lage durch die Entfaltung des Maskenwulstes selbsttätig korrigieren kann (solange bis bei der Beatmung keine Atemnebengeräusche mehr hörbar sind).
- An den Tubus kann nun ein Beatmungsbeutel oder ein Beatmungsgerät angeschlossen und dieser fixiert werden.
- Die korrekte Lage wird durch Auskultation über beiden Lungenflügeln und durch sichtbares Heben und Senken des Brustkorbs bestätigt.

Grenzen der Larynxmaske

- Die Larynxmaske gewährleistet keinen sicheren Aspirationsschutz!
- Bestehen bei Patienten erhöhte Atemwegswiderstände, (z. B. bei Bronchospasmus oder COPD, kann es aufgrund einer entstehenden Leckage zu einer Hypoventilation kommen!
- Beatmungsdrücke über 20 cm H_2O gehen mit einer unzureichenden Dichtigkeit der Larynxmaske einher!
- unzureichende Narkosetiefe kann ggf. Husten, Laryngospasmus oder Erbrechen mit dem Risiko nachfolgender Aspiration auslösen
- In 6 - 9% wird der Ösaphaguseingang von der Maskenöffnung mit eingeschlossen, so dass in diesem Fall das Ausmaß einer Aspiration verstärkt werden kann!
- Bei schlechter Positionierung kann es durch Umschlagen der Epiglottis zu einer Verlegung der Atemwege kommen!

Defibrillation und Cardioversion

- Bei Auftreten von Kammerflimmern oder pulsloser ventrikulärer Tachykardie (pVT) folgt ca. drei Minuten nach dem Herz-Kreislauf-Stillstand eine irreversible zerebrale Schädigung aufgrund der entstehenden Hypoxie.
- Zur vollständigen neurologische Rehabilitation sollte schnellstmöglich eine Defibrillation als einzig mögliche Kausaltherapie durchgeführt werden.
- Steht kein Defibrillator umgehend zur Verfügung, dienen die Maßnahmen des *Basic Life Support* zur Aufrechterhaltung eines Minimalkreislaufs solange, bis dies möglich ist.
- Je kürzer das sog. »therapiefreie Intervall« (Zeit vom Eintreten des Kammerflimmern bis zur Defibrillation) desto größer ist die Wahrscheinlichkeit einer erfolgreichen Defibrillation.

Funktionsprinzip

- Defibrillation hat die Beendigung eines Flimmerns der Herzmuskulatur zum Ziel, genauer gesagt, wird eine erfolgreiche Defibrillation als die Abwesenheit von Kammerflimmern/pulsloser ventrikulärer Tachykardie fünf Sekunden nach Auslösen des Schocks definiert.

Tag 4

- Applikation eines transthorakalen Stromstoßes, der eine synchrone Reizung aller nicht refraktären Myokardbezirke bewirkt
- Nur eine ausreichende Stromdichte im gesamten Herzmuskelgewebe gewährleistet eine synchrone Depolarisation der Herzmuskelzellen, wobei zur Beendigung eines Kammerflimmerns Untersuchungen zufolge mindestens ein Drittel der Herzmuskelzellen depolarisiert werden müssen (sog. »*critical mass*«), um dem »natürlichen« Schrittmacher des Herzens die Kontrolle wiederzugeben.
- Eine erfolgreich Defibrillation hängt von verschiedenen »technischen« Faktoren ab:
  - transthorakalen Widerstand
  - applizierter Energie
  - Elektrodenposition
  - Dauer des therapiefreien Intervalls
  - Ausmaß einer bestehenden Hypoxie, bzw. Azidose

Transthorakaler Widerstand (transthoracic Impedance (TTI))

- wird nicht nur durch die Elektroden-/Paddle-Position sowie der Art des Elektrodengels bestimmt, sondern auch die Anzahl und Dauer der abgegebenen Elektroschocks; Abstand der Elektroden zueinander und der Anpressdruck der Paddles spielen hierbei eine Rolle.
- Bei der Benutzung von Paddles kann der Widerstand durch die Benutzung von Elektrodengel oder von aufklebbaren Gel-Pads reduziert werden.
- ausreichender Anpressdruck (ca. 8 kg pro Pad) gewährleistet guten Kontakt zur Körperoberfläche und verringert die thorakale Impedanz
- bei geringem Lungenvolumen reduziert, sodass die Defibrillation idealerweise in der Exspirationsphase einer Beatmung durchgeführt werden sollte

Defibrillationsenergie

- Beim Erwachsenen wird zur Beendigung von Kammerflimmern/pulsloser ventrikulärer Tachykardie Initial ein Elektroschock von 360 Joule abgegeben (gültig für monophasische Schockform, für biphasische Schockformen gilt eine äquivalente Energiemenge (z. B. 150 - 200 J).
- weitere Erhöhung wird nicht als sinnvoll erachtet (und ist meist auch vom Gerät her nicht möglich), da es im Gegenteil zu thermischen Schädigungen an den Myokardzellen kommen kann
- Alle aktuellen auf dem Markt befindlichen Geräte nutzen die biphasische Schockform, da eine biphasische Defibrillation gegenüber den bisher verwendeten monophasischen Schockformen eine größere Chance hat, einen Spontankreislauf wiederherzustellen.

Tag 4

- Bei dieser Schockform wird nach ca. 5 - 15 ms für den Rest der Impulsdauer eine Umkehr der Stromrichtung vorgenommen.
- Die polarisierte Zellmembran wird dadurch wieder entladen, wodurch die Gefahr einer spontanen multifokalen Depolarisation verringert wird.
- Die Defibrillationsschwelle lässt sich damit um bis zu 50% reduzieren.
- Derzeit kann aber eine ideale Impulsform und Energiemenge für die biphasische Defibrillation noch nicht angegeben werden. Gesichert ist aber, dass mit biphasische Schockformen unter Verwendung geringerer Energiemengen (≤ 200 J) eine ebenso sichere, bzw. mindestens gleich effektive Defibrillation möglich ist

Position der Elektroden/Paddles

- Eine ideale Elektrodenposition gewährleistet ein Maximum an Energiefluss durch das gesamte Herzmuskelgewebe.
- Standardmäßig wird eine Elektrode unterhalb der rechten Clavikula lateral des Sternum angebracht, während die andere in Höhe des fünften Interkostalraumes in der vorderen Axillarlinie (entsprechend der EKG-Ableitungen V5 und V6) positioniert wird.
- Dieselbe Orientierung gilt für das Aufbringen der Paddles.
- Hierbei ist auf die Verwendung von Elektrodengel oder Gel-Pads zu achten, um den Hautwiderstand zu reduzieren.
- Die Entstehung von sog. Gelbrücken auf dem Thorax durch großflächige Verteilung von Elektrodengel kann bei der Schockabgabe zu Lichtbogenbildung und oberflächlichen Verbrennungen des Patienten führen.

Anwendungssicherheit

- Die Durchführung der Defibrillation sollte im Hinblick auf den Eigenschutz der Helfer/Mitarbeiter ohne eine Gefährdung derselben, also mit größtmöglicher Sorgfalt geschehen.
- Feuchte Umgebung (nasser Boden, Pfütze etc.) oder leitender Untergrund (z. B. Baugerüst) ist bei der Defibrillation zu meiden.
- Indirekter oder direkter Kontakt des Defibrillierenden oder anderer Personen mit dem Patienten ist unbedingt zu verhindern.
- Mit den Worten »Achtung, alle weg vom Patienten! Schock!« werden diese vom Anwender gewarnt und zeigen durch Heben beider Hände an, dass sie diese Warnung verstanden haben.
- Vor Auslösung des Schocks hat sich der Defibrillierende dennoch durch einen Rundblick davon zu überzeugen, dass dies auch der Fall ist.
- Insbesondere auf Angehöriger oder unbeteiligt Umstehende muss hier geachtet werden.
- Auch das Berühren einer Trage oder eines Bettes mit dem Körper sowie mit einem Stethoskop sollte unbedingt vermieden werden.

Tag 4

— Angeschlossene und gehaltene Infusionen müssen abgelegt, die Beatmung unterbrochen, und das entsprechende Equipment darf nicht berührt werden.
— Weiterhin sollte sichergestellt sein, dass der bei der Beatmung zugeführte Sauerstoff nicht mit großem Flow den Defibrillationsbereich erreicht, da es bei Lichtbogenbildung zu einem Feuer kommen kann.
— Die Paddles sollten niemals in einer Hand gehalten werden oder achtlos während der Herzdruckmassage neben den Patienten gelegt werden.

Zur eigenen Sicherheit bei der Defibrillation
— keine Berührung des Patienten bei Schock
— keine Berührung anderer leitfähiger Materialien bei Schockauslösung
— guter Elektrodenkontakt, Kontaktgel nicht vertrocknet
— keine Nässebrücken durch Gel oder Feuchtigkeit
— deutlich gesprochener Warnhinweis bei Schockauslösung und Blick über den Patienten
— keine Defibrillationen im Wasser, auf elektrisch leitendem Untergrund oder in explosionsgefährdeter Umgebung

Gerätetypen
Manuelle Defibrillatoren
— Über die Paddles oder die Klebe-Elektroden muss das abgeleitete EKG vom Anwender selbst interpretiert werden.
— Aufladung sowie Energiewahl und Schockfreigabe erfolgen manuell.
— Sensitivität und Spezifität so hoch, wie der jeweilige Kenntnisstand des Anwenders
— beratende Defibrillatoren
— fortlaufende EKG-Überwachung mit Prüf-/Schockempfehlung bei Vorliegen defibrillationspflichtiger Rhythmen
— Aufladung sowie Energiewahl und Schockfreigabe erfolgen ebenfalls manuell
— Defibrillation ist aber auch unabhängig vom Ergebnis einer Rhythmusanalyse möglich.

Semiautomatische Defibrillatoren
— sog. »Halbautomaten« (entspricht AED) zeichnen sich durch die Möglichkeit der kontinuierlichen EKG-Überwachung aus
— Nach manuell aktivierter Analyse erfolgt bei erkanntem Kammerflimmern/ventrikulärer Tachykardie ein automatisches Aufladen auf eine festgelegte Energiestufe
— Schockfreigabe muss manuell erteilt werden.

Vollautomatische Defibrillatoren

- Anwender bringt lediglich die Defibrillationselektroden auf und schaltet das Gerät ein
- Analyse, Ladung und Schockauslösung erfolgen automatisch, d. h. die Defibrillation ist nicht an einen Patientencheck gebunden und es besteht keine Interventionsmöglichkeit bei Schockauslösung.

Anwendung

- Defibrillation bei Kammerflimmern oder pulsloser ventrikulärer Tachykardie einzige Kausaltherapie: empfohlene Klasse-I-Maßnahme
- Steht ein automatisierter externer Defibrillator (AED) zur Verfügung, ist die Defibrillation Bestandteil der Basismaßnahmen neben Beatmung und Herzdruckmassage
- Durchführung der kardiopulmonalen Reanimation erfolgt solange, bis der AED einsatzbereit ist
- Abgabe der Schocks erfolgt mit 360 Joule monophasisch (oder biphasisches Äquivalent)
- zwischen einer Defibrillation und der nächsten Rhythmusanalyse erfolgen 2 min CPR (30:2)

Manuelle Defibrillation

- Eine Verwendung von manuellen Defibrillatoren ist vor allen Dingen für daraufhin geschulte Ärzte sowie eingewiesenes Pflege- und Rettungsdienstpersonal vorgesehen, da die notwendige Rhythmusanalyse vom Anwender selbst durchgeführt werden muss.
- Rhythmusanalyse erfolgt oft über Paddles entsprechend der Einthoven-Ableitung II, Einsatz von Klebeelektroden ist zu bevorzugen
- Vorteil: Im Gegensatz zur Verwendung von halb-automatischen Defibrillatoren kann bei der manuellen Defibrillation auch dann ein Schock abgegeben werden, wenn diese an ihre Grenzen stößt, (z. B. bei implantierten Schrittmachern oder gestörtem EKG-Signal
- Nachteil: Sensitivität und Spezifität bei der Erkennung der defibrillationswürdigen Rhythmen immer nur so hoch, wie der jeweilige Kenntnisstand und die Erfahrung des Anwenders
- Ablauf der manuellen Defibrillation
  1. Feststellung des Herz-Kreislauf-Stillstandes
  2. Anschließen des Defibrillators (Einschalten, Selbsttest, Elektroden aufkleben oder Paddles mit Elektrodengel aufbringen)
  3. Beurteilung des Rhythmus
  4. (Wieder-)Aufnahme der Thoraxkompressionen
  5. Bei Feststellung von Kammerflimmern oder pulsloser ventrikulärer Tachykardie Einstellung der Defibrillationsenergie auf 360 Joule (oder biphasischem Äquivalent)
  6. Laden des Defibrillators

7. Warnung »Achtung, alle weg vom Patienten! Schock!« und Unterbrechen der Thoraxkompressionen
8. Blickkontrolle, ob alle Umstehenden die Warnung verstanden haben
9. Bestätigung des defibrillationswürdigen Rhythmus und Abgabe des Schocks
10. unmittelbare Fortführung der CPR
11. Beurteilung des Rhythmus nach 2 min. CPR (5 Zyklen 30:2)
12. Bei Rhythmusänderung: Pulskontrolle durch zweiten Helfer

— Bei bestehenden VF/VT: Wiederholung der Schritte 5 - 9

Automatisierte Externe Defibrillation (AED)

— Da durch eine frühzeitige Defibrillation die Überlebensraten bei Herz-Kreislauf-Stillstand verbessert werden können, wird auch von der Bundesärztekammer die Durchführung von Frühdefibrillationen durch medizinische Laien bei einer ausreichenden Einweisung, Schulung und bestehender Qualitätssicherung empfohlen.
— Bedienung eines AED ist relativ einfach, da nach Einschalten des Gerätes der Benutzer über den integrierten Lautsprecher, bzw. über die Anweisungen auf dem Bildschirm, zum Anlegen der Elektroden am Patienten aufgefordert wird; weitere Bedienungshinweise werden ebenfalls vom Gerät gegeben
— AED analysieren den Herzrhythmus mittels Digitalisieren des EKG durch einen Mikroprozessor, der die Daten dann auswerten. Innerhalb weniger Sekunden können die Geräte eine Herzrhythmusanalyse durchführen, die Impedanz bestimmen, die entsprechende Defibrillationsenergie laden und die Defibrillation ermöglichen
— Nur bei Kammerflimmern erfolgt eine Ladung des Gerätes und die Freigabe zur Defibrillation, bei anderen Herzrhythmen ist keine Defibrillation möglich.
— Sensitivität des AED-Analysesystems beträgt über 96 - 98%, d. h., dass mindestens in 96% aller Fälle ein Kammerflimmern vom Gerät erkannt wird.
— Die fälschliche Defibrillation eines noch schlagenden Herzens kann durch eine Spezifität der Analyseverfahren mit einem Wert von annähernd 100% nahezu sicher vermieden werden.

Analysealgorithmus AED

— Kontinuierliche EKG-Überwachung
— Impedanzmessung zur Elektrodenüberprüfung (Elektrodenart, -haftung)
— Störungsfreiheit des EKG-Signals
— Filterung des EKG-Signals (50 Hz, Muskelartefakte, Patientenbewegungen)
— Analyse von 2 - 3 EKG-Segmenten von je 3 sec. Dauer
— Beurteilung von

- Frequenz, Amplitude, Flankensteilheit
- Organisation der EKG-Kurve (morphologisch ähnlich)
- bei Vorliegen von Fibrillationsmerkmalen → Freigabe der Entlademöglichkeit

Tag 4

Anwendung eines AED

- Im Rahmen des Algorithmus zur Frühdefibrillation mit AED ist der erste Schritt das Anlegen der Defibrillationselektroden, allerdings nur bei Patienten, die die Zeichen eines Kreislaufstillstandes aufweisen (Bewusstlosigkeit, Atemstillstand, Pulslosigkeit).
- Im Folgenden muss
    - der Notarzt nachalarmiert,
    - Platz geschaffen,
    - der Patient auf eine harte Unterlage gebracht,
    - der Oberkörper freigemacht,
    - mit den Maßnahmen des BLS begonnen werden.
- Aber…
    - keine Anwendung bei nicht beherrschbaren Komplikationen
    - (z. B. Gerätefehler / -probleme
    - in der Analyse- und Schockphase keine Manipulationen am Patienten (i. v.-Zugang, Beatmung, Intubation, Thoraxkompressionen)
    - Implantierte Herzschrittmacher können durch Spikes eine zuverlässige Rhythmusanalyse unmöglich machen.

Einschränkungen für den Einsatz von AED

- Gewisse Einschränkungen bei der Verwendung von AED ergeben sich (z. B. durch die oft unveränderbar vorprogrammierten Stufen der Energieabgabe, die somit eine Defibrillation von Patienten unter einem Jahr unmöglich macht.
- Falls vorhanden, sollten bei Kindern unter 8 Jahren spezielle Geräte oder Klebeelektroden genutzt werden.
- In der Nähe von Starkstrom-/Wechselstromanlagen (z. B. Hochspannungsleitungen, Bahnanlagen), bzw. im Bereich starker Magnetfelder und bei Herzschrittmacher-Patienten, kann die Zuverlässigkeit des AED-Mikroprozessors beeinträchtigt sein.

Synchronisierte Kardioversion

- Kardioversion bezeichnet eine synchrone Defibrillation, die bei der Behandlung ventrikulärer, vor allen Dingen aber bei supraventrikulären Tachyarrhythmien eingesetzt wird.
- Der Defibrillator »wartet« auf das Freigeben des elektrischen Impulses, bis sich auf dem EKG eine Kammeraktivität, erkennbar durch eine R-Zacke, darstellt.
    a. vorgewählte elektrische Energie wird dann während oder bis zu 60 ms nach dieser Kammererregung (R-Zacke) abgegeben
    b. I. d. R. wird eine deutlich niedrigere Energie, als bei der Defibrillation gewählt.

Tag 4

— Ein gesundes Herz befindet sich während der Kammerdepolarisation in einem elektrisch stabilen, kurz nach der Kammeraktivität (ca. 200 ms) hingegen in einem recht labilen Zustand, in der sog. »vulnerablen Phase«.
— Ziel einer synchronen Defibrillation ist es, eine elektrische Impulsabgabe und somit unnötige elektrische Erregung der Ventrikel zu vermeiden, da es ansonsten zur Auslösung eines Kammerflimmerns kommen kann.

3.3   Die kardiopulmonale Reanimation

S. Beckers, H. Biermann, H. Scheer

3.3.1 Grundlagen der kardiopulmonalen Reanimation (CPR)

— Reanimation = Versuch die Vitalfunktionen klinisch toter Patienten wiederherzustellen
— erste Beschreibungen von Thoraxkompressionen als Wiederbelebungsversuche Ende des 19. Jahrhunderts
— Bahnend waren die Arbeiten von Safar in den 50er Jahren zur Mund-zu-Mund-Beatmung und 1960 die Untersuchungen von Kouwenhoven, Jude und Knickerbocker über die geschlossene Herzdruckmassage.

Leitlinien
— erste Leitlinien und Empfehlungen zur Reanimation 1974 durch die American Heart Association (AHA)
— seit 1992 besteht das *International Liaison Committee On Resuscitation* (ILCOR) als ein Zusammenschluss einer Vielzahl von nationalen und kontinentalen Verbänden (z. B. AHA und European Resuscitation Council (ERC))
— Reanimation erfolgt in Deutschland nach jeweils aktuellen Leitlinien der ERC (European Resuscitation Council) unter weltweitem Dach der ILCOR. Aktuelle Leitlinien auf der Seite der deutschen ERC Vertretung »German Resuscitation Council« (www.grc-org.de), zuletzt von 2010
— Abweichung von Leitlinien nur in begründeten Ausnahmefällen
— Nächste Änderung der Leitlinien für Ende 2015 erwartet
— Ziel ist die Chancen auf Überleben mit guter Lebensqualität zu erhöhen

Basiswissen und Epidemiologie
— Inzidenz ca. 60 - 70/ 100.000 Einwohner/Jahr
— Ursache bei Erwachsenen eher kardial, bei Kindern eher respiratorisch und traumatisch
— ohne Maßnahmen sinkt Überlebenchance pro Minute um 7 - 10%

- Absterben von Hirnzellen beginnt nach etwa 4 - 5 Minuten
- Basismaßnahmen vor Eintreffen des Rettungsdienstes sind essenziell
- Patienten profitieren von frühem Einsatz von Defibrillatoren, (z. B. automatischen externen Defibrillatoren (AEDs) durch Laien
- Regelmäßiges Training sollte für jede Art medizinischen Personals selbstverständlich sein.
- **primäre Ursachen** eines Herz-Kreislauf-Stillstands
  - Myokardischämie infolge eines Herzinfarktes
  - primäre Rhythmusstörungen wie Kammerflimmern und ventrikuläre Tachykardien
  - Herzbeuteltamponade
  - Herzklappenfehler
  - Azidose
  - metabolische Entgleisungen (von (z. B. Kalium, Magnesium, Calcium)
  - Hypothermie
  - Medikamente (z. B. Antiarrhythmika, Digoxin, trizykl. Antidepressiva)
  - Elektrounfälle
- **sekundäre Ursachen** eines Herz-Kreislauf-Stillstands
  - Hypoxie durch Atemwegsobstruktion
  - zentrale oder periphere Atemlähmung
  - Spannungspneumothorax
  - Ertrinken
  - Lungenembolie
  - Volumenmangel
  - Schockereignisse
- »plötzlicher Herztod«: ca. 50% der Fälle durch akute kardiale Ischämie, bei ca. 50% pathologisch anatomische Schädigungen, wie Herzinfarktnarben oder Hypertrophie

3.3.2 Basic Life Support (BLS)

- dient der Wiederherstellung eines Spontankreislaufes (ROSC)
- Leitlinien für Erwachsene werden ab der Pubertät angewendet.

Kerninhalte der Basisreanimation
- Notruf
- manuelle Herzdruckmassage
- Beatmung (ggf. mit einfachen Hilfsmitteln)
- Anwendung eines AEDs
- Unverzüglicher Beginn bei Erkennen des Herzkreislaufstillstandes

Tag 4

>Memo
Als »plötzlichen Herztod« definiert die WHO den Tod innerhalb von 24 Stunden nach Beginn der Erkrankung, eine andere gängige Definition spricht von Todesfällen bis zu einer Stunde nach Auftreten der ersten Symptome, bei denen eine andere Ursache ausgeschlossen wurde.

Tag 4

Ablauf

- Eigenschutz beachten/Gefahren ausschließen
- Kontrolle des Bewusstseins
  - Patient laut ansprechen
  - an Schulter fassen und leicht schütteln, falls kein Hinweis auf HWS Verletzung
  - falls keine Reaktion auf Ansprache und ggf. Schütteln
    - laut um Hilfe rufen (an dieser Stelle keine Verzögerung für Notruf)
- Atemkontrolle
  - offensichtliche Fremdkörper, wie Erbrochenes etc. entfernen
  - Atemwege freimachen (Kopf Überstrecken und Kinn anheben mit beiden Händen)
  - Helferohr über Mund des Patienten, Blick auf Abdomen/Thorax dabei max. 10 Sekunden:
    - **Hören** von Atemgeräuschen
    - **Sehen** von Abdomen- und Thoraxbewegungen
    - **Fühlen** der Ausatemluft an der Wange
    - Professionelles und geübtes Personal: *zeitgleiche* Pulskontrolle erwägen
- Notruf
  - bei mehreren Helfern parallel zu weiteren Maßnahmen, sonst
    - sofort nach Atemkontrolle, falls geringster **Zweifel an suffizienter Spontanatmung**
    - bei **erhaltener Spontanatmung** erst stabile Seitenlage, dann Notruf
- Freimachen des Oberkörpers
- Beginn der Herzdruckmassage 30×
- Atemspende 2×
- Herzdruckmassage 30×
- Atemspende 2×
- usw.

Praxis Herzdruckmassage

- Patient auf harte Unterlage
- seitlich, senkrecht vor den Patienten knien
- Handballen der führenden Hand auf Mitte des entblößten Brustkorbes (=Druckpunkt)
- zweiter Handballen auf führende Hand, Finger verschränkt und ohne Kontakt zur Brust
- Arme sind durchgestreckt
- Oberkörper so über Patienten gebeugt, dass Arme senkrecht auf den Patienten stehen
- mehr als 100 Mal pro Minute Herzdruckmassage, aber nicht mehr als 120 pro Minute (vgl. »*Staying alive*« von Bee Gees hat 103 BPM)
  - Eindrücken des Brustkorbes mindestens 5 cm tief – aber nicht tiefer als 6 cm – aus Bewegung des Oberkörpers heraus und

- Entlastung des Brustkorbes (kein Restdruck aber Hautkontakt aufrechterhalten)
- Wechsel des Helfers nach zwei Minuten, wenn weitere Helfer vorhanden

Tag 4

! Cave
Keine Druckmassage auf Ober-bauch oder seitlichen Rippen!

Praxis Atemspende

- Kopf überstrecken, wie bei Atemkontrolle
- Verschließen der Nase mit zwei Fingern, ohne den Handballen von der Stirn zu lösen
- Umschließen des Mundes mit dem Mund des Helfers
- in einer Sekunde in den Patienten Ausatmen, bis Brustkorb sich hebt (etwa 500 ml)
- Lösen vom Mund des Patienten und frische Luft einatmen
- erneute Atemspende
- dabei **keine** forcierte Ausatmung und **nicht** mehr Luft, als nötig, um Brustkorb zu heben
- Helfer alle zwei Minuten abwechseln, falls genügend Helfer vor Ort
- Abbruch der Maßnahmen falls
  - Helfer zu erschöpft
  - Patient eindeutige Zeichen von Leben zeigt (z. B. Augenauf-schlagen, Husten)
  - der Rettungsdienst die Maßnahmen übernimmt und den Helfer dazu auffordert
- kein Beginn von Reanimationsmaßnahmen bei
  - nicht mit dem Leben zu vereinbarenden Verletzungen (z. B. Dekapitation)
  - sichere Todeszeichen wie Fäulnis, Livores, Rigor mortis, wenn Helfer in Feststellung des Todes erfahren
- im Zweifel mit Maßnahmen beginnen

Automatisierter externer Defibrillator (AED)

- defibrillationswürdiger Rhythmus zu Beginn des Herz-Kreislauf-Stillstandes bei der Mehrheit erwachsener Patienten
- ohne Defibrillation bei defibrillationswürdigem Rhythmus sinkt Überlebenschance pro Minute um 7 bis 10%
- Wichtig ist also eine frühzeitige Defibrillation!
- zunehmende Verbreitung von öffentlich zugänglichen AEDs
- vorhandene Geräte sollten genutzt werden, auch von Laien
- AEDs
  - führen mit Sprachansagen durch die Reanimation
  - stellen eigenständig die Indikation zu Defibrillation und ermöglichen nur dann eine Schockabgabe durch den An-wender
  - Anwendung bei Patienten ab vollendetem ersten Lebensjahr möglich
  - bei Kindern unter acht Jahren – falls vorhanden – pädiatrisches Material bevorzugen

Tag 4

— Handhabung
  — Aktivieren des AEDs sobald bei Reanimation verfügbar
  — wenn möglich (2 Helfer) soll die Herzdruckmassage nicht für Holen, Aktivieren und Anschließen des AEDs unterbrochen werden
  — Sprachanweisungen des AEDs unbedingt folgen
  — Klebeelektroden (Pads) wie auf Abbildungen aufkleben
  — auf Umsetzung der Warnhinweise achten
  — falls vom Gerät gefordert, Schock nach lauter Warnung an Umstehende und Kontrollblick auslösen

3.3.3 Advanced Life Support (ALS)

— Ein Herz-Kreislauf-Stillstand kann entweder mit einem Kammerflimmern/ pulsloser ventrikulärer Tachykardie (pVT) oder mit einer Asystolie bzw. pulsloser elektrischer Aktivität (PEA) – auch bekannt als elektromechanische Dissoziation – einhergehen.
— Unterschied in der Behandlung dieser beiden Gruppen ergibt sich aus der Notwendigkeit der Defibrillation bei Kammerflimmern/pVT. Alle weiteren Maßnahmen, wie Herzdruckmassage, Beatmung, Intubation und Medikamentengabe etc. kommen unabhängig davon zum Einsatz.

Kammerflimmern (VF)/pulslose ventrikuläre Tachykardie (pVT)

— Kammerflimmern ist eine häufige Ursache des Herz-Kreislauf-Stillstandes, oft angekündigt durch ventrikuläre oder supraventrikuläre Tachykardien.
— rühestmögliche Defibrillation führt zu den höchsten Überlebenschancen
— Bis zu dem Zeitpunkt, zu dem ein Defibrillator zur Verfügung steht, müssen die Maßnahmen des BLS durchgeführt werden.
— Sobald ein Gerät einsatzbereit ist, müssen eine Rhythmusanalyse sowie eine notwendige Defibrillation ohne Verzögerung stattfinden.
— 1 mg Adrenalin sollte erst nach der 3. Defibrillation, dann alle 3 - 5 Minuten intravenös appliziert werden; eine höhere Dosierung wird nicht empfohlen.
— 300 mg Amiodaron wird nach der 3. erfolglosen Defibrillation, jedoch vor der 4. Defibrillation gegeben.

Asystolie

— Die korrekte Diagnose einer Asystolie ist außerordentlich wichtig, um nicht ein Kammerflimmern oder eine pVT zu übersehen. Daher muss in diesem Fall kontrolliert und bedacht werden
  — Verbindung vom Patient zum EKG/Defibrillator
  — Elektroden-/Paddle-Position
  — Rhythmusanalyse in verschiedenen Ableitungen

- Bestehen Zweifel bei der Differentialdiagnose Asystolie/feines Kammerflimmern, wird nach dem Algorithmus für die Asystolie vorgegangen, um eine Herzdruckmassage nicht unnötig zu unterbrechen; eine vorsorgliche Defibrillation wird nicht empfohlen.
- 1 mg Adrenalin sollte alle 3 - 5 Minuten intravenös appliziert werden; eine höhere Dosierung wird nicht empfohlen.

Pulslose elektrische Aktivität (PEA)

- früher als elektromechanische Entkoppelung/ Dissoziation bezeichnet
- klinische Zeichen eines Herz-Kreislaufstillstandes in Kombination mit durchaus regelmäßiger im EKG sichtbarer elektrischer Tätigkeit des Herzens
- Ursächlich hierfür können die unter den reversiblen Ursachen aufgeführten Zustände sein.
- Wie bei der Asystolie ist unverzüglich mit der CPR zu beginnen und die auslösende Ursache zu korrigieren sowie eine Atemwegssicherung und die Schaffung eines venösen Zugangs durchzuführen.
- 1 mg Adrenalin sollte alle 3 - 5 Minuten intravenös appliziert werden; eine höhere Dosierung wird nicht empfohlen.

Präkordialer Faustschlag

- Wird der Herz-Kreislauf-Stillstand beobachtet oder tritt unter laufendem EKG-Monitoring auf, so kann ein einmaliger präkordialer Faustschlag durchgeführt werden, wenn zu diesem Zeitpunkt kein Defibrillator zur Verfügung stehen sollte.
- Innerhalb von 30 Sekunden nach Eintreten des Herz-Kreislauf-Stillstands besteht die Möglichkeit, dass die mit der Faust auf das Sternum des Patienten applizierte Energie eine pulslose, ventrikuläre Tachykardie oder ein Kammerflimmern in einen akzeptablen Rhythmus überführt.
- Möglichkeit einer Defibrillation darf hierdurch in keinem Fall verzögert werden

Defibrillation

- Wird Kammerflimmern oder pulslose ventrikuläre Tachykardie diagnostiziert, so wird umgehend einmalig mit 360 J monophasisch (oder dem entsprechenden biphasischen Äquivalent) defibrilliert.
- Im Anschluss werden die Basismaßnahmen sofort (wieder-)aufgenommen und über 2 min. (entspricht etwa 5 Zyklen 30:2) fortgesetzt.
- Erst danach erfolgt die erneute Rhythmusanalyse und ggf. erneute Defibrillation und weitere Durchführung der Basismaßnahmen.
- Sollte dabei ein mit einem kardialen Auswurf möglicherweise einhergehenden Rhythmus festgestellt werden, wird der Karotis-Puls getastet und idealerweise durch einen zweiten Helfer kontrolliert.

Tag 4

Beachte gemäß Guidelines 2010

- Minimierung von Pausen vor und nach Schockabgabe (<5 s)
- Fortsetzung der Kompression während Ladevorgang
- Klebe-Pads bevorzugen
- 3er Schock-Serie möglich, wenn VF/VT
  - im Herzkatheter
  - Z. n. Thorakotomie
  - unter Monitoring & schockbereiten Defibrillator
- keine routinemäßige Einhaltung von Thoraxkompressionen (2 - 3 min.) vor Analyse und Schock

Maßnahmen des ALS während der Reanimation

- Welche der weiteren Maßnahmen des Advanced Life Support dann zur Anwendung kommt, ist abhängig von
  - der jeweiligen Reanimationssituation,
  - dem zur Verfügung stehenden Equipment,
  - den notfallmedizinischen Fähigkeiten des vor Ort anwesenden Personals.
- in jedem Fall: garantierte hochqualifizierte CPR sicherstellen, d. h. Überwachung von
  - Drucktiefe
  - Frequenz
  - Entlastung
- Handlungen planen vor CPR-Unterbrechung
- unbeobachteter/beobachteter Kreislaufstillstand bedingen keine anderen Handlungsabläufe!
- reversible Ursachen behandeln
- Intravenöser oder intraossärer Zugang
  - möglichst intravenös
  - zentralvenös nur wenn vorhanden
  - periphervenös mit 20 ml Flush
  - Alternative: intraossäre Gabe

! Cave

Endotracheale Gabe nicht mehr empfohlen!

- Kreislaufstillstand mit VF/pVT: Adrenalin nach dem 3. Schock, dann alle 2 Zyklen
- Kreislaufstillstand mit Asystolie/PEA: Adrenalin sobald Zugang vorhanden, dann alle 2 Zyklen
- Sauerstoff-Gabe
- Atemwegsmanagement (endotracheal/supraglottisch)
- Thoraxkompression ohne Unterbrechung wenn Atemweg gesichert
- Kapnographie zur Sicherung korrekter Tubuslage und als früher Indikator für ROSC
- Für eine Durchführung der endotrachealen Intubation als erste erweiterte Maßnahme sprechen vor allen Dingen folgende Vorteile:
  - einzig sicherer Aspirationsschutz
  - optimale Ventilation und hochdosierte Sauerstoffgabe möglich
  - Durchführung der Thoraxkompression nach Intubation ohne Beatmungspause

— Bedenke: die endotracheale Intubation gehört nur in die Hand des routinierten Anwenders, also all solchen Personen, die diese Maßnahme in ihrer täglichen Routine durchführen

— Die Anwendung supraglottischer Airwaydevices (z. B. Larynx-maske, Larynxtubus) stellt zwar keinen sicheren Aspirations-schutz dar, ist in dieser Hinsicht in einer Notfallsituation aber durchaus akzeptabel, schnell und sicher zu platzieren und günstiger im Hinblick auf die Risiko-Nutzen-Abwägung
  — kontinuierliche Herzdruckmassage ist bei dichtem Sitz und suffizienter Beatmung unter Thoraxkompressionen ebenfalls möglich

Potentiell reversible Ursachen: die »H's« und »HITS«

— Ursachen eines Herz-Kreislauf-Stillstandes oder beeinflussende Faktoren sollen bedacht, bzw. wenn möglich durch spezifische Maßnahmen umgehend therapiert werden.
— Im Rahmen der präklinischen Notfallmedizin ist es in den seltensten Fällen möglich, eine solche Diagnose sicher zu stellen, meist wird man gezwungen sein auf einen begründeten Verdacht hin zu handeln.
— **Die 4 »H's«**
  — **H**ypoxie → Freimachen der Atemwege, O_2-Gabe, Beatmung
  — **H**yper-/Hypokaliämie, Hypoglykämie (sonstige Elektrolyt-störungen) → Korrektur
  — **H**ypothermie → Wiedererwärmen
  — **H**yopvolämie → Substitution, Transfusion
— **Die »HITS«**
  — **H**erzbeuteltamponade → Entlastungspunktion
  — **I**ntoxikation → symptomatische Therapie, Antidot, Elimination
  — **T**hrombembolie → ggf. Lyse, Katheterintervention, OP
  — **S**pannungspneumothorax → Entlastungspunktion, Drainage

3.3.4 Pharmakotherapie

Allgemein

— Die Anwendung von ausgewählten Notfallmedikamenten im Rahmen der Reanimationsmaßnahmen bzw. des Advanced Life Support-Algorithmus zielt ab auf:
  — Sicherstellung der Sauerstoffversorgung
  — Beeinflussung der hämodynamischen Situation mit Wieder-herstellung einer spontanen Kreislauffunktion
  — Optimierung der Herzarbeit
  — Behandlung von Herzrhythmusstörungen

Tag 4

Sauerstoff

- das »Reanimations- und Notfallmedikament Nummer Eins«
- sollte daher möglichst früh (wenn vorhanden schon im Rahmen des BLS) und in ausreichender Dosierung zur Anwendung kommen
- Das gasförmige Arzneimittel wird seit dem 01.01.2000 in weißen Stahlflaschen unter Druck aufbewahrt.
- Sämtliche Apparateteile, die von dem unter Druck stehenden Sauerstoff durchströmt werden, dürfen weder geölt noch gefettet werden, da sonst Explosionsgefahr besteht.
- Aufgrund der Explosionsgefahr ist auch das Rauchen in der Umgebung von Sauerstoffanlagen zu unterlassen.
- Inhaltsdruck der Flaschen unterschiedlicher Größe (gängige Volumengrößen sind 2 l, 5 l und 11 l) beträgt bei maximaler Füllung 200 bar; Der Gesamtflascheninhalt an Sauerstoff ist abhängig von der Flaschengröße und dem Inhaltsdruck:
  - Rauminhalt × Inhaltsdruck = Flascheninhalt
  - Bsp.: In einer 2-Liter-Sauerstoff-Flasche befinden sich bei einem Druck von 200 bar 400 Liter Sauerstoff (2 Liter × 200 = 400 Liter)
- Um den Sauerstoff verabreichen zu können, muss das ausströmende Gas von einem Druckminderer auf einen »Arbeitsdruck« von ca. 4,5 bar reduziert werden; über einen verstellbaren Regler wird die Abgabemenge in Liter pro Minute angezeigt.
- Berechnung der Vorratsdauer einer Sauerstoff-Flasche ergibt sich somit aus der Flaschengröße, dem Inhaltsdruck und der verabreichten Menge pro Minute:
  - Rauminhalt × Inhaltsdruck / Abgabemenge je Minute = Vorratsdauer
  - Bsp.: Eine 2-Liter-Sauerstoff-Flasche mit einem Druck von 200 bar hält bei einer eingestellten Abgabemenge von 5 Litern pro Minute 76 Minuten (2 Liter × (200 - 10)/5 Liter pro Minute = 76 Minuten)
  - Zu beachten ist bei der Berechnung allerdings noch, dass die Flaschen aus technischen Gründen nicht vollständig entleert werden sollten, somit also ein Restdruck von 10 bar vorab vom Inhaltsdruck abgezogen werden muss.

Adrenalin (Suprarenin®)

- **Indikation**
- bei allen Formen des Herz-Kreislauf-Stillstandes, d. h. bei
  - Asystolie/pulsloser elektrischer Aktivität so früh wie möglich
  - Kammerflimmern/pulsloser ventrikulärer Tachykardie erst nach der 3. nicht erfolgreichen Defibrillation

- **Wirkungsweise**
- Alpha-Stimulation führt zu peripherer Vasokonstriktion mit
  - Anstieg des peripheren Widerstandes und des zentralen Blutvolumens

- Verbesserung der koronaren und zerebralen Durchblutung
- Anstieg des Schlagvolumens während der Herzdruckmassage
- Beta-Stimulation führt zur Steigerung von
  - Herzfrequenz (positiv chronotrop)
  - Reizleitung (positiv dromotrop)
  - Reizbildung (positiv bathmotrop)
  - Kontraktilität (positiv inotrop)
  - myokardialem Sauerstoffbedarf
- Umstritten ist die Umwandlung von feinem, hochfrequentem Kammerflimmern in ein grobes, unter Umständen besser defibrillierbares Kammerflimmern.
- Dosierung
  - Adrenalin 1 mg i. v. oder i. o. nach 3. Schock, dann alle 2 Zyklen (alle 3 - 5 Minuten)
  - eskalierende und ebenso die hochdosierte Adrenalin-Gabe werden aktuell nicht mehr empfohlen (Klasse unbestimmbar)

Tag 4

Amiodaron (Cordarex®)

- Indikation
- therapierefraktäres Kammerflimmern/ pulsloser ventrikulärer Tachykardie
- Wirkungsweise
  - Antiarrhythmikum der Klasse III (nach Vaughan-Williams), sowie Wirkung auf Natrium-, Kalium- und Calciumkanäle sowie alpha- und beta-blockierende Eigenschaften
- Dosierung
  - 300 mg i. v. einmalig vor der 4. Defibrillation, einmalige Repetition mit 150 mg kann erwogen werden

Atropin

- Indikation
- Sinusbradykardie
- Bradykardie bei AV-Block 1. Grades / 2. Grades Typ Wenckebach.

- Wirkungsweise
- Als Parasympathikolytikum vermindert es die Wirkung des Parasympathikus durch Verdrängung des Acetylcholin von seinem Rezeptor. Am Herzen hat dies zur Folge:
  - Steigerung der Herzfrequenz im Sinusknoten
  - Beschleunigung der AV-Überleitung
- Dosierung
  - 0,5 mg als Bolus, Wiederholung bis maximal 3 mg, danach kein weiterer Effekt zu erwarten

! Cave
Keine (!) Indikation mehr im
Rahmen der Reanimation!

Weitere Medikamente

- Na-Bikarbonat 50 mmol bei
  - Hyperkaliämie
  - Intoxikation mit Trizyklika

Tag 4

— Die Indikation zur Verwendung der Pufferung wird in der präklinischen Therapie heute eher zurückhaltend gestellt.
— Magnesium 8 mmol (= 4 ml 50% = 2 g) bei
  — Torsade de Pointes
  — V. a. Hypomagnesiämie

3.3.5 Post-Reanimationsphase

— Wiedereinsetzen eines Spontankreislauf = *Return of Spontaneous Circulation* (ROSC)
— Untersuchung mach dem ABCDE-Schema
— Kontrollierte Oxygenierung & Beatmung:
  — AZV 6 - 7 ml/kg KG
  — 10 Beatmungen/min
— Ableitung eines 12-Kanal-EKG
— Ursache des Herz-Kreislauf-Stillstandes diagnostizieren und behandeln
— ggf. primäre koronare Intervention bei Patienten mit andauerndem ROSC
— Einleitung einer therapeutische Hypothermie
  — Kühlung für 12 - 24 Stunden auf 32 - 34 °C
    – Evidenz vorhanden für präklinisch bei Erwachsenen mit ROSC nach VF
    – ggf. von Nutzen, aber keine Daten: präklinisch bei Erwachsenen mit ROSC nach PEA/Asystolie
    – ggf. von Nutzen, aber keine Daten: innerklinisch/bei Kindern mit ROSC nach PEA/Asystolie
    – Einleitung: 4°C kalte Infusionslösung (30 ml/kgKG NaCl)
    – Erhalten: extern oder intern, aber kontinuierlich mit Rückkoppelungssystem (Blasen/Ösophagustemperatur)
— adäquate Sedierung (senkt Sauerstoff-Verbrauch)
— Verwendung von strukturierten Post-Reanimations-Behandlungsprotokollen
— Versorgung in Reanimations-Zentren (>50 CPR/Jahr) mit PCI-Möglichkeit
— Beachtung des möglichen Schadens durch zu hohe Sauerstoffkonzentrationen nach ROSC d. h. Titrierung der Sauerstoffzufuhr (Klinik)

3.3.6 Reanimation bei Säuglingen und Kleinkindern

■ Allgemein
— Herz-Kreislauf-Stillstände bei Kindern entstehen – im Gegensatz zu den kardialen Ursachen bei Erwachsenen – meist infolge von Sauerstoffmangel beruhend auf Störungen der Atmung.

— Generell tolerieren Kinder aber akuten Sauerstoffmangel erheblich länger als Erwachsene, insbesondere in Situationen reduzierter Stoffwechseltätigkeit (z. B. Unterkühlung).

— Ablauf des *Basic Life Support* bei Kindern bis zur Pubertät (ab der Pubertät gilt der Erwachsenen BLS) unterscheidet sich lediglich in dem Verhältnis von Beatmung zu Herzdruckmassage (15 Kompressionen zu 2 Beatmungen) und den initialen 5 Beatmungen von dem Erwachsenenalgorithmus

— Frequenz sollte ebenfalls bei 100 - 120 Kompressionen pro Minute liegen

— Eindrucktiefe bei der Herzdruckmassage und die Beatmungsvolumina sind natürlich Alters- und Konstitutionsabhängig und betragen ca. 4 cm bei Säuglingen und 5 cm bei Kindern bis zur Pubertät.

— initiale Beatmungen werden aufgrund der überproportional häufigen asphyktischen Ursache für den Kreislaufstillstand durchgeführt

— kardiale Ursache ist bei Kindern ohne angeborene Herzfehler eher eine Ausnahme

Tag 4

■ **Besonderheiten**

— Aufgrund der Asphyxie wird bei Kindern und Säuglingen eine Minute CPR empfohlen, bevor man das Kind für den Notruf verlässt.

— Sollten auf den initialen Hilfeschrei Personen reagiert haben, erfolgt der Notruf so früh wie möglich.

— Automatische externe Defibrillatoren können bei Kindern ab einem Jahr angewendet werden.

— Wann immer vorhanden, sollten spezielle Kinderelektroden oder Geräte im Alter von 1 bis 8 Jahren verwendet werden.

— Bei Säuglingen wird eine Mund-zu-Mund-Nase-Beatmung vorgenommen, wobei auf geringem Beatmungsdruck und kleine Volumen zu achten ist.

— Die Pulskontrolle kann neben der A. carotis bei kleinen Kindern meist auch an der A. brachialis gut durchgeführt werden.

— Bei Neugeborenen und Säuglingen ist der Herzspitzenstoß gut palpabel.

— Für einen periphervenösen Zugangsweg können sich je nach Alter neben den Venen am Unterarm, Venen im Bereich des Kopfes oder eine Nabelschnurvene anbieten.

■ **Thoraxkompression - Säugling**

— Druckpunkt unteres Drittel des Sternums, 1 Fingerbreite über Xiphoid

— Kompression mit 2 Fingerspitzen

— Kompressionstiefe 1/3 der Thoraxhöhe → 4 cm

— Frequenz 100 - 120/min

- **Thoraxkompression - Kleinkind**
  - Druckpunkt unteres Drittel des Sternums
  - Kompression mit einer Hand
  - Kompression alternativ mit zwei Händen
  - Kompressionstiefe 1/3 - der Thoraxhöhe → 5 cm
  - Frequenz 100 - 120/min

3.4 Häufige Notfallsituationen

S. Beckers J. Bickenbach,, H. Biermann, S. Beemelmanns, I.S. Na, H. Scheer

3.4.1 Störungen des Bewusstseins

- unterschiedlichste Krankheitsbilder können als Symptom Bewusstseinsstörung aufweisen
- Ursachen von Bewusstseinsstörungen
  - primär neurologisch
    - Schlaganfall
    - intrazerebrale Blutung
    - Subarachnoidalblutung
    - epileptischer Anfall
    - Meningoenzephalitis
    - Hirnabszess
    - Hirntumor
  - respiratorisch
    - Hypoxie/Hyperkapnie
  - kardiozirkulatorisch
    - Hypertension
    - Schock
  - traumatisch
    - Schädel-Hirn-Trauma
  - metabolisch
    - Hypokaliämie
    - Hypochlorämie
    - Coma hepaticum (Leberversagen)
    - Coma uraemicum (Nierenversagen)
  - endokrinologisch
    - Hypo- / bzw. Hyperglykämie
    - Hypo- / bzw. Hyperthyreose
    - Nebenniereninsuffizienz (Addison-Krise)
  - toxikologisch
    - Alkohol
    - Barbiturate
    - Benzodiazepine
- Eine kurzdauernde, selbstlimitierende Bewusstlosigkeit, die nicht auf einen zerebralen Krampfanfall zurückzuführen ist, wird als

sog. Synkope bezeichnet. Diese ist Folge einer vorübergehenden Minderdurchblutung des Gehirns, die meist durch eine vagale Fehlregulation mit Weitstellung der peripheren Gefäße und/oder Bradykardie verursacht ist (auch vasovagale Synkope).

Tag 4

— Länger andauernde Bewusstseinsstörungen unterteilt man in die Kategorien
  — **Somnolenz**: Patient ist schläfrig, aber auf Ansprache erweckbar
  — **Sopor**: Patient bewusstlos, aber durch Schmerzreize erweckbar
  — **Koma**: Nicht erweckbar durch Schmerzreize
— Eine differenzierte Unterteilung erlaubt auch hier die Klassifizierung der Glasgow-Coma-Scale.
— Therapie der Bewusstseinsstörung richtet sich nach der jeweiligen Grunderkrankung und dem aktuellen Zustand der Vitalfunktionen
— kausale Therapie ist anzustreben, präklinisch ist die Diagnosestellung aber oft erschwert
— Ausnahmen bilden hier die akute Hypoglykämie oder eine Drogenintoxikationen.
— Bei tiefer Bewusstlosigkeit sind die Patienten vital bedroht durch
  — Aufhebung der Schluck- und Hustenreflexe,
  — Aspiration,
  — Hypotension,
  — Verlegung der Atemwege und nachfolgender Hypoxie.
— Vorrangig sind somit Maßnahmen zur Sicherung der Atemwege und eine Stabilisierung des Kreislaufs.

Neurologische Ursachen von Bewusstseinsstörungen

— In der Gruppe der primär neurologisch verursachten Bewusstseinsstörungen spielen die zerebralen Ischämien mit Apoplex als primär irreversiblem Geschehen und TIA als Zustand mit vollständiger Rückbildung sowie Krampfgeschehen und akute Blutungsereignisse die größte Rolle.

■ Ischämische Insulte
— Innerhalb weniger Minuten nach einem ischämischen Insult kommt es zu einem irreversiblen Schaden im Infarktkerngebiet, gefolgt von einem mehrere Stunden andauernden, fortschreitenden Zellschaden im Randbereich des Infarktes (sog. Penumbra).
— Art des sich darstellenden, neurologischen Defizites gibt Hinweise auf das betroffene Gefäßareal
— Rezidivierende Ischämien in demselben Versorgungsgebiet geben Hinweis auf eine arterielle Emboliequelle.
— im Akutstadium auftretendes heftiges Gähnen oder Singultus sowie Halbseitenlähmung mit forcierter Blickwendung zur Gegenseite. Auch Apathie kann Ausdruck einer ausgedehnten Ischämie als Folge einer kardialen, arteriellen oder paradoxen Emboliequelle sein.

Tag 4

- Häufigste arterio-arterielle Emboliequelle bei jungen Patienten sind spontane Dissektionen zervikaler Hirnarterien.
- Als Notfall ist der **akute Schlaganfall** nach Stabilisierung der Vitalfunktionen schnellstmöglich einem craniellen Computertomogramm (CCT) zuzuführen, um eine Blutung auszuschließen und um Aussagen über Lokalisation, Ausdehnung und Stadium der Ischämie und etwaige Komplikationen treffen zu können.
    - ggf. erfolgt eine weitere diagnostische Abklärung per Doppler, Angiographie, MRT oder PET
- Bei bestehender Indikation kann dann eine Thrombolyse zur Rekanalisierung der Gefäßstrombahn mit dem Ziel einer Verhinderung bzw. Begrenzung der Infarktausdehnung eingeleitet werden.

- **Krampfanfälle**
- Zerebrale Krampfanfälle können Folge einer Vielzahl von unterschiedlichen strukturellen oder metabolischen Störungen sein.
- Ursachen von Krampfanfällen
    - genuine Epilepsien
    - Hirntumore
    - Hirntraumata
    - zerebrovaskulär
    - Narbenbildung
    - Meningitis
    - Enzephalitis
    - Stoffwechselentgleisungen
        - Hypoglykämie
        - Hyperglykämie
        - Urämie
    - Alkoholabusus
    - Entzugssyndrom (Absetzen von)
        - Alkohol
        - zentral dämpfenden Pharmaka
        - Antiepileptika
    - Eklampsie (Schwangerschaft)
    - akute Infektion, Fieber (v. a. bei Kleinkindern)
- Für die präklinische Notfallmedizin sind vor allem die sog. Grand-mal-Anfälle von Bedeutung, die als generalisierter tonisch-klonischer Krampfanfall imponieren.
- Fokale Anfallsgeschehen einfacher oder komplexer Ausprägung sowie sog. petit-mal-Anfälle, die zwar mit Bewusstseinstrübung, oft aber ohne wesentliche Krampfanzeichen in Erscheinung treten (z. B. Absencen, Myoklonien), sind eher von untergeordneter Bedeutung.
- Nicht nur im **Status epilepticus** – Anfallsdauer länger als 30 Minuten oder Bewusstlosigkeit des Patienten zwischen den einzelnen Anfällen – ist der Patient vital bedroht durch Hypoxie aufgrund

Tag 4

— der Gefahr eines Atemstillstandes,
— einer Verlegung der Atemwege,
— oder durch Aspiration.
- Bei jedem Krampfanfallspatient kann es zudem zu Verletzungen durch unkontrolliertes Hinfallen sowie zur zerebralen Zelldegeneration durch das Anfallsgeschehen an sich kommen.
- In den meisten Fällen endet der Krampfanfall ohne therapeutisches Eingreifen; oft befindet sich der Patient bei Eintreffen des Notarztes schon im sog. Nachschlaf.
- Mittel der Wahl zur Anfallsdurchbrechung sind die Benzodiazepine
  — Clonazepam (RIVOTRIL®)
  — Midazolam (DORMICUM®)
  — Diazepam (VALIUM®)
- Wenn dies ohne therapeutischen Erfolg bleibt, so kann die Gabe von Phenytoin (PHENHYDAN®) erwogen bzw. eine Narkose mit Thiopental (TRAPANAL®) eingeleitet werden.

Hypoglykämie
- Liegt vor bei Trias
  1. Glukose im Serum <50 mg/dl
  2. Symptome einer Unterzuckerung
  3. Besserung der Symptome auf Glukosegabe

- **Ätiologie**
- meistens: übermäßige Insulinzufuhr bei Diabetes mellitus
- Alkoholabusus
- Leberinsuffizienz
- Morbus Addison
- Insulinom

- **Symptome**
- Schwitzen
- Zittern
- Unruhe
- Tachykardie
- initial Hungergefühl
- alle Arten neurologischer Symptomatik (z. B. Verwirrtheit, Bewusstseinstrübungen, Sprachstörungen, Paresen, Krampfanfälle, etc.)
- schnelle Entwicklung der Symptome

- **Diagnostik**
- Anamnese (z. B. Diabetiker, Alkoholabusus)
- Blutzuckermessung (z. B. mit Blut aus dem Mandrin des gelegten Zuganges)
- Basisdiagnostik (RR, Pupillen, EKG, SpO$_2$, orientierende Untersuchung)

>Memo
BZ-Messung bei JEDER neurologischen Symptomatik und Bewusstlosigkeit

Tag 4

- Therapie
- Glukose i. v. über sicher intravasal liegenden periphervenösen Zugang
- (z. B. 8 g = 20 ml Glukose 40% als Bolus
- wiederholte BZ-Messungen und ggf. repetitive Glukosegaben bis Patient beschwerdefrei

Hyperglykämie

- Bewusstseinsstörung bei erhöhtem Blutzuckerspiegel durch
  - absoluten Insulinmangel (führt zu ketoazidotischem Koma)
  - relativen Insulinmangel (führt zu hyperosmolarem Koma)

- Ätiologie
- Erstmanifestation Diabetes mellitus
- unterdosierte Therapie mit Insulin oder oralen Antidiabetika bei bekanntem Diabetes mellitus
- Symptome

- Ketoazidotisches Koma (absoluter Insulinmangel)
- Bewusstseinstrübung
- Pseudoperitonitis (vor allem junge Patienten)
- mäßige Exsikkose (trockene Haut, Durst)
- Hypotonie
- Tachykardie
- Acetongeruch (kann nicht jeder wahrnehmen)
- Kussmaul-Atmung (Versuch der CO_2-Elimination bei Azidose)

- Hyperosmolares Koma (relativer Insulinmangel)
- Bewusstseinstrübung
- deutliche Exsikkose (trockene Haut, stehende Hautfalten, Durst)
- Hypotonie
- Tachykardie
- Atmung eher normal
- Pseudoperitonitis, Nausea und Emesis fehlen
- langsame Entwicklung über Tage

- Diagnose
- Anamnese
- Klinik (Polydipsie, Exsikkose, evt. Acetongeruch und Atemmuster)
- Blutzuckermessung (Ketoazidose <600 mg/dl; Hyperosmolar >600 mg/dl)
- Basismonitoring: SpO_2, RR, Puls, EKG

- Therapie
- Vitalfunktionen sichern
- Sauerstoffgabe

- periphervenöser Zugang
- Volumensubstitution mit kristalloiden Infusionslösungen
  (z. B. : 1.000 ml NaCl 0,9% über 1 h)

3.4.2 Kardiozirkulatorische Notfälle

Hypertensive Krise und hypertensiver Notfall

- ernstzunehmende Komplikationen der arteriellen Hochdruck-
  erkrankung
- Meist besteht eine Hochdruckanamnese unterschiedlicher
  Ursache (z. B. essentiell, renal oder endokrin), selten handelt
  es sich um akute Manifestationen sekundärer Ursachen
  wie Phäochromozytom, Nierenarterienstenose oder Paraneo-
  plasien.
- **hypertensive Krise**: plötzlicher und kritischer Blutdruckanstieg,
  der systolische Werte über 230 mmHg und diastolische Werte
  über 130 mmHg erreicht
- **hypertensiver Notfall**: hypertensive Krise mit Beeinträchtigung
  von Organfunktionen oder Auftreten von Symptomen einer
  akuten Organschädigung
- neurologische Symptome als Folge einer hypertensiven
  Enzephalopathie
  - Kopfschmerz
  - Schwindel
  - Übelkeit
  - Sehstörungen
  - Ohrensausen
  - Paresen
  - Krämpfe
  - ggf. auch Somnolenz und Koma
- akute Komplikation: intrakranielle Blutung
- kardiopulmonal
  - akute Linksherzinsuffizienz mit Lungenödem und den
    Symptomen Dyspnoe und Zyanose
  - Angina pectoris-Anfälle oder Myokardinfarkt

- Therapie
- darf sich im Notfall nicht ausschließlich an dem gemessenen
  Blutdruck orientieren, sondern muss sich auch nach dem für den
  Patienten normalen Blutdruck richten
- In der Erstversorgung sollte der Blutdruck nicht um mehr als
  25% des Ausgangswertes gesenkt werden.
- Basismaßnahmen bei der Erstversorgung
  - intravenöser Zugang
  - Pulsoxymetrie
  - EKG-Monitoring
  - engmaschige Blutdruckkontrolle

Tag 4

>**Memo**
Insulintherapie und Azidosekor-
rektur erst in der Klinik!

! Cave
Blutdruck darf nicht zu schnell
und zu tief gesenkt werden,
da dies ebenso Organschäden
infolge einer Hypoperfusion zur
Folge haben kann

Tag 3

- Sauerstoffgabe
- beruhigendes Einwirken auf den Patienten
- medikamentöse Therapie
    - Mittel der ersten Wahl ist Urapidil (EBRANTIL®) i. v.
    - bei Angina pectoris-Beschwerden kann Nitroglycerin (2 Hub s. l.) appliziert werden

! Cave

NICHT mehr empfohlen werden Nitrendipin (BAYOTENSIN AKUT®) und andere kurzwirksame Kalziumantagonisten wegen der Gefahr eines überschießenden und nicht zu steuernden Blutdruckabfalls

Rhythmusstörungen

- Ursachen
    - Hypoxie
    - Myokardinfarkt
    - Koronare Herzerkrankung
    - Herzklappenerkrankungen
    - Myokarditis
    - Elektrolytstörungen (z. B. Hyperkaliämie)
    - Störungen im Säure-Basen-Haushalt (z. B. Azidose)
    - endokrinologische Störungen (z. B. Hyperthyreose, Phäochromozytom)
    - pathologische Erregungsleitungen
    - Medikamente (z. B. β-Blocker)

Bradykarde Rhythmusstörungen

- Definition Bradykardie: Herzfrequenz unter 60/min
- Ausdauersportler können eine Herzfrequenz von 40/min aufweisen, diese ist nicht therapiebedürftig.
- Symptome als Folge eines verminderten Herzzeitvolumens
    - Hypotonie
    - Schwindel, Unruhe, Angst
    - Bewusstseinsstörungen bis zur Bewusstlosigkeit
- Je nach zugrunde liegender Ursache können auch Herzstolpern, pektanginöse Beschwerden, Dyspnoe oder Zeichen einer Herzinsuffizienz auftreten.
- extremste Form der Bradykardie ist die Asystolie

Definitionen charakteristischer Rhythmen

- **Sinusrhythmus**
    - Jeder P-Welle folgt ein regelrecht geformter QRS-Komplex.
    - keine Anzeichen von Störungen der Erregungsbildung oder Erregungsleitung
    - Frequenz: 60 bis 100/min
- **Sinusbradykardie**
    - Sinusrhythmus mit Frequenz unter 60/min
    - Ursache können erhöhter Vagotonus, Sick-Sinus-Syndrom oder Überdosierung von Antiarrhythmika sein.
- **Atrioventrikulärer Block (AV-Block):** verzögerte Erregungsüberleitung im Bereich des AV-Knotens mit der Gefahr einer bedrohlichen Abnahme der Kammerfrequenz

— AV-Block Grad 1°
 — Jeder Vorhofaktion folgt ein Kammerkomplex, allerdings ist die Überleitungszeit verlängert (PQ-Zeit >0,2 sec).
 — keine akute Gefährdung zu erwarten
— AV-Block Grad 2°, Typ Wenckebach
 — Bei inkonstanter Überleitungszeit verlängert sich die Überleitung solange, bis die Vorhofaktion nicht mehr übergeleitet wird; dies tritt dann periodisch auf.
 — meist keine akute Gefährdung zu erwarten
— AV-Block Grad 2°, Typ Mobitz
 — Bei konstanter Überleitungszeit wird nur jede 2. oder 3. Vorhofaktion (2:1- oder 3:1-Block) übergeleitet.
 — akute Gefährdung bei niedriger Überleitungsrate
— AV-Block Grad 3°
 — keine Überleitung von Vorhofaktionen, komplette Dissoziation von Vorhof- und Kammererregung, ein Schrittmacherersatzzentrum im Bereich der Kammern gibt die Frequenz vor (meist unter 40/min).
 — Ohne Einsetzen eines untergeordneten Schrittmacherersatzzentrums kommt es zum sog. Adam-Stokes-Anfall mit Bewusstlosigkeit und im weiteren Verlauf resultiert ohne Therapie ein Herz-Kreislauf-Stillstand.
— **Schrittmacher-EKG**
 — Patienten mit implantierten Herzschrittmachern leiden oft an bradykarden Rhythmusstörungen
 — Elektroden-Dislokation, Batterie oder Kabel-Defekte mit Ausfall der Schrittmacher-Funktion können dann zu lebensbedrohlichen Bradykardien führen
— **Asystolie**
 — Herz-Kreislauf-Stillstand
 — keine hämodynamische Áuswurfleistung mehr vorhanden

Maßnahmen
— O_2-Gabe
— i. v.-Zugang
— 12-Kanal-EKG-Monitoring
— Gabe von Atropin 0,5 mg i. v . bei Vorliegen von Zeichen für Instabilität
 — systolischer RR <90 mmHg
 — HF <40/min
 — ventrikuläre Arrhythmien, die zur Hypotonie führen
 — Herzinsuffizienz
— Wenn Wirkung nicht zufriedenstellend stehen folgende überbrückende Maßnahmen zur Auswahl
 — Atropin 0,5 mg i. v. wiederholen bis max. 3 mg
 — Adrenalin 2 - 10 µg/min
 — alternative Medikamente oder transkutaner Schrittmacher
 — ggf. Hilfe eines Experten anfordern und transvenösen Schrittmacher vorbereiten

- Liegen keine Zeichen einer Instabilität vor, dann entscheidet das Vorliegen eines Asystolie-Risiko über die Einleitung der vorgenannten Maßnahmen
  - kürzliche Asystolie
  - AV-Block 2° Mobitz II
  - AV-Block 3° mit breiten QRS-Komplexen
  - ventrikuläre Pausen >3 s
- Alternativen zu Atropin
  - Aminophyllin, Isoprenalin, Dopamin
  - Glukagon (falls Überdosis mit β-Blockern oder Ca-Antagonisten)
  - Glycopyrronium kann alternativ zu Atropin benutzt werden

Tachykarde Rhythmusstörungen

- Definition Tachykardie: Herzfrequenz über 100/min
- Gefahren
  - Erhöhung des myokardialen Sauerstoffverbrauchs
  - gleichzeitig verminderte Durchblutung und mögliche ischämische Myokardschädigung
  - Erniedrigung des Herzzeitvolumen (HZV)
  - Hypotonie
  - Herzinsuffizienz und nachfolgend kardiogener Schock
- Extremvariante der tachykarden Rhythmusstörung ist das Kammerflimmern als eine Form des hyperdynamen Kreislaufstillstandes.
- DD: reaktive Tachykardien bei Aufregung, Angst oder Schmerz, sowie kompensatorische Tachykardien bei physischer Belastung, Volumenmangel oder akuter Rechtsherzubelastung (z. B. Lungenembolie)
- Symptome einer tachykarde Rhythmusstörungen sind z. B.
  - Herzklopfen, Herzrasen, Palpitationen
  - Angina pectoris-Symtomatik als Folge einer Myokardischämie
  - Dyspnoe als Folge einer resultierenden Herzinsuffizienz
  - Hypotonie, ggf. daraus folgend Schwindel oder Bewusstseinsstörungen

Definitionen charakteristischer Rhythmen

- **Sinustachykardie**
  - Sinusrhythmus mit Frequenz über 100/min
- **Vorhofflimmern** (auch Schmalkomplextachykardie mit unregelmäßiger Überleitung)
  - ungeordnete, hochfrequente (350 - 600/min) Vorhofaktionen mit unregelmäßiger Überleitung auf die Kammer
  - unregelmäßige QRS-Komplexe (100 - 160/min),
  - keine P-Wellen erkennbar
  - sog. Tachyarrhythmia absoluta
- **Vorhofflattern**
  - regelmäßige, hochfrequente (220 - 350/min) Vorhofaktionen mit Überleitung in einem bestimmten Verhältnis (meist 2:1, aber auch 3:1 oder 4:1 möglich)

- regelmäßige Kammerfrequenz um 140 - 160/min (unregelm. **Tag 4**
  Kammerfrequenz nur bei wechselnder Überleitung)
- sog. »Sägezahnartige P-Wellen« im EKG
- **Ventrikuläre Tachykardie** (Breitkomplextachykardie)
  - regelmäßige, breite (QRS > 0,12 sec) Kammerkomplexe
  - oft isoelektrische Linie dazwischen erkennbar
  - Frequenz >150/min und ineffektiver ventrikulärer Auswurf
- **Kammerflimmern** (grob)
  - ungeordnete, hochfrequente (>300/min) Herzaktionen
  - keine QRS-Komplexe mehr erkennbar
  - kein Puls mehr tastbar, sog. hyperdynamer Kreislaufstillstand
- **Kammerflimmern** (fein)
  - ungeordnete, hochfrequente (>300/min) Herzaktionen, aber
    kleinere Amplitudengröße
  - keine QRS-Komplexe mehr erkennbar
  - kein Puls mehr tastbar
- **Torsade des Pointes**
  - unkoordinierte polymorphe Kammerkomplexe unterschied-
    licher Amplitude, die scheinbar um die isoelektrische Linie
    tanzen
  - Übergang spontan in Kammerflimmern oder Sinusrhythmus
    möglich

Therapie

- medikamentöse Therapie mit Antiarrhythmika sollte bei Patienten mit (noch) stabilen Kreislaufver-hältnissen erwägt werden
- bei Vorliegen von **Zeichen für Instabilität:** Elektrotherapie in
  Form einer sog. Kardioversion (bis zu 3 Versuche), ggf. gefolgt
  von 300 mg Amiodaron i. v. über 10 - 20 min. und weitere Kardi-
  oversion
- keine unkritische Gabe von Antiarrhythmika, da alle zur
  Verfügung stehenden Medikamente auch pro-arrhythmische
  Wirkungen haben
- Auftreten unerwünschter Effekte liegt je nach Situation und
  Substanz zwischen 5 und 20%
- Besonders hoch ist das Risiko bei kardial vorerkrankten
  Patienten und vorhandenen Elektrolytver-schiebungen.
- Bis auf Digitalisglykoside, die auch positiv inotrop wirken, ver-
  ursachen alle anderen Antiarrhythmika eine negative Inotropie
  und können Blutdruckabfälle und eine akute Herzinsuffizienz
  verursachen.

Akutes Koronarsyndrom

- Akute Störungen der myokardialen Sauerstoffversorgung sind
  Folge von Erkrankungen der Koronararterien, meist aufgrund
  einer bestehenden Koronarsklerose.
- Die koronare Herzerkrankung (KHK) ist die Manifestation der
  Atherosklerose an den Herzkranzarterien.

Tag 4

- Symptomatisch kann die KHK in folgenden Krankheitsbildern erscheinen:
    - Angina Pectoris
    - Myokardinfarkt
    - Ischämie mit Linksherzinsuffizienz
    - Herzrhythmusstörungen
    - plötzlicher Herztod
- Erstmanifestation der KHK
    - 55% in Form von pektanginösen Beschwerden
    - 25% als Herzinfarkt
    - 20% als plötzlicher Herztod
- unbeeinflussbare Risikofaktoren für das Auftreten der KHK
    - familiäre Disposition
    - Lebensalter
    - männliches Geschlecht
- beeinflussbare Risikofaktoren
    - Fettstoffwechselstörungen
    - Hypertonie
    - Diabetes mellitus
    - metabolisches Syndrom
    - Nikotinabusus
    - Bewegungsmangel
    - negativer Stress
- Differentialdiagnose thorakaler Schmerz
    - Angina Pectoris/Myokardinfarkt
    - Lungenembolie
    - Pneumothorax/Thoraxtrauma/Pleuritis
    - Aortendissektion
    - Perikarditis
    - Hiatushernie/Ulkusleiden
    - Interkostalneuralgie
    - funktionelle Herzschmerzen
    - Gallenkolik
- Anhand der klinischen Symptomatik ist eine Unterscheidung von reversibler Ischämie und Myokardinfarkt oft nicht möglich.
- Präklinisch wird daher nur zwischen ST-Hebungsinfarkt und akutem Koronarsyndrom unterschieden, welches AP-Beschwerden ohne Troponin-T-Veränderungen, NSTEMI und instabile Angina pectoris zusammenfasst.
- In der Klinik werden dann für die Diagnosestellung Labor (Troponin I und T, »Herzenzyme« mit CK, CK-MB) und EKG herangezogen.
- In der präklinischen Diagnostik muss man sich auf die EKG-Diagnostik beschränken, wobei wegweisend in der Akutphase das Verhalten der ST-Strecke (s. u.) sein kann.
- EKG-Befund
    - Das EKG kann Aussage über Infarktausmaß und -lokalisation, bzw. über das Alter des Infarktes geben.

- Als früheste Veränderung kann sich im EKG eine kurzfristige **Tag 4**
  T-Überhöhung (sog. Erstickungs-T) zeigen, die aber meist
  dem Nachweis entgeht.
- Charakteristisches Zeichen eines frischen Infarktes ist die
  Ausbildung eines Verletzungspotentials mit ST-Überhöhung.
- Im Zwischenstadium nimmt die ST-Überhöhung ab, der
  R-Verlust wird sichtbar und es kommt zur Darstellung einer
  terminal negativen T-Welle.
- Im Stadium II besteht das terminal negative T weiter, während
  es im Stadium III meist wieder normalisiert ist.
- kleine R-Zacke kann sich durchaus wieder zeigen, während
  ein tiefes Q meist im Anschluss an das Ereignis lebenslang be-
  stehen bleibt
- Ziel der Akuttherapie des Myokardinfarkts
  - Vermeidung drohender Komplikationen, wie Herzversagen
    oder Rhythmusstörungen
  - Senkung des Sauerstoffbedarfs des Herzens
  - Begrenzung des Infarktausmaßes
  - schnelle Wiederherstellung der Perfusion verschlossener
    Gefäße
- Eine Sauerstoffgabe sollte nach aktuellen Leitlinien des ERC nur bei
  hypoxischen Patienten mit einer SpO_2 <94% verabreicht werden.
- Zielbereich: pulsoxymetrisch bestimmte Sauerstoffsättigung von
  94 - 98%
- Je nach Ausprägung und klinischem Erscheinungsbild können
  auch Beta-Blocker (Senkung des myokardialen Sauerstoffbedarfs,
  Erhöhung der Flimmerschwelle des Herzens), Antiarrhythmika
  und Antihypertensiva zur Anwendung kommen.
- routinemäßiger prophylaktischer Einsatz ist jedoch nicht indiziert
- präklinische Lyse-Therapie zur Rekanalisierung der betroffen
  Areale ist nicht überall etabliert, da die Kosten-Nutzen-
  Abwägung teilweise noch umstritten ist und sie an eine Vielzahl
  bestimmter Voraussetzungen gebunden ist

- **Maßnahmen**
- Oberkörperhochlagerung
- Sauerstoff-Gabe bei SpO_2 < 94% mit Ziel 94 - 98%
- i. v.-Zugang
- Monitoring mit EKG, Pulsoxymetrie, RR-Kontrolle
- Nitroglycerin (Nitrolingual®) – Entlastung des Herzens –
  2 Hub s. l. (falls RRsys >100 mmHg)
- ASS (Aspirin i. v.®) – Hemmung der Thrombozytenaggregation
  – 500 mg i. v.
- Heparin – Hemmung des Thrombenwachstums –
  5.000 - 10.000 IE i. v.
- Morphin – Analgesie – 3 - 5 mg i. v., Wdh. bis Schmerzfreiheit
- erwäge kardioselektiven Betablocker falls Patient hypertensiv
  oder ausgeprägt tachykard

Tag 4

Lungenödem

- Definition: massiver Austritt von Flüssigkeit aus den Kapillaren der Lunge in das Interstitium und den Alveolarraum
  - Behinderung des Gasaustausches mit verminderter Vitalkapazität und Lungencompliance
  - erhöhter Atemwiderstand und Vergrößerung der Transferstrecke
- Man unterscheidet zwischen kardialem Lungenödem und nichtkardialem Lungenödem, welches (z. B. toxisch, allergisch oder durch herabgesetzten onkotischen Druck verursacht sein kann.
- Kardiales Lungenödem manifestiert sich als Folge eines Druckanstiegs im Lungenkreislauf bei Linksherzinsuffizienz, (z. B. ausgelöst durch
  - Herzrhythmusstörungen
  - Myokardinfarkt
  - hypertensiver Krise
  - Myokarditis

- **Symptome**
- Angst
- Unruhe
- Ruhedyspnoe, ggf. Tachypnoe
- Blässe, ggf. Zyanose
- feuchte Rasselgeräusche (Brodeln, Rasseln)
- evtl. blutig-schaumiger Auswurf
- Tachykardie
- initial Blutdruckanstieg, später Hypotonie als Zeichen der Schocksymptomatik

- **Maßnahmen**
- Oberkörperhochlagerung, ggf. mit herabhängenden Beinen
- Sauerstoff-Gabe
- i. v.-Zugang
- Monitoring mit EKG, Pulsoxymetrie, RR-Kontrolle
- Nitroglycerin (Nitrolingual®) – Entlastung des Herzens – 2 Hub s. l. oder 1 Kapsel
- Furosemid (Lasix®) – Auschwemmung/Vorlastsenkung – initial 20 - 40 mg i. v.
- Morphin – Analgesie und Vorlastsenkung – 2,5 - 10 mg i. v.
- CPAP-Beatmung

Lungenembolie

- Definition: Verschluss einer oder mehrerer Pulmonalarterien durch embolisch verschlepptes Material (Thromben, Fett, Luft, Fruchtwasser oder Tumormaterial)
- häufige Todesursache gerade bei hospitalisierten Patienten
  - ca. 60% aller Patienten, die im Krankenhaus versterben, weisen in der Autopsie eine Lungenembolie auf, die klinisch oft symptomlos oder zumindest nicht diagnostiziert wurde

- 10% der Patienten mit Lungenembolie versterben innerhalb der ersten Stunde nach dem Ereignis

Tag 4

- häufigste Ursache einer Lungenembolie ist die tiefe Bein-/Beckenvenenthrombose
- Prädisponierende Faktoren
  - venöse Stase
  - Schwangerschaft und Geburt
  - Adipositas
  - Varikosis
  - maligne Erkrankungen
  - AT-III-Mangel
  - orale Kontrazeptiva
  - Nikotinabusus
- Symptome sind oft unspezifisch und die Verdachtsdiagnose ist nur mit Hilfe einer genauen Anamnese, und Beachtung der prädisponierenden Faktoren zu stellen.
- Verminderung des Lungenstrombahnquerschnittes führt über unterschiedliche Mechanismen zu einer Verengung der Gefäße und damit zu einer pulmonalen Hypertension, akuten Rechtsherzbelastung und Gasaustauschstörungen
- Schweregrade werden von I-IV (je nach Klinik und Ausmaß des Verschlusses) unterschieden

- **Symptomatik**
- Tachypnoe >16/min
- Dyspnoe und Zyanose
- Atemabhängiger Brustschmerz
- Husten
- Stauung der Halsvenen als Zeichen der Rechtsherzbelastung
- typische EKG-Veränderungen (Lagetypänderungen, P-pulmonale, RSB etc.)
- Tachykardie >100/min
- Hämoptyse
- Schock
- Herz-, Kreislaufversagen

- **Maßnahmen**
- übliches Monitoring (EKG, RR, Pulsoxymeter)
- Sauerstoffgabe hochdosiert
- Sicherung der Vitalfunktionen
- ggf. Katecholamine
- 5.000 - 10.000 IE Heparin
- rechtzeitige Klinikeinweisung zur Durchführung einer Lysetherapie (falls möglich) und weiterführender Diagnostik

Aortendissektion

- Synonym: Aneurysma dissecans
- Durch Intimaeinriss kommt es zur intramuralen Einblutung in die Media mit der Ausbildung eines zweiten falschen Aortenlumens.

Tag 4

3

- ■ **Einteilung**
- ▬ Stanford Klassifikation: berücksichtigt lediglich die Ausdehnung des Doppellumens und nicht die Lokalisation des Einrisses
    - ▬ Typ A: Aorta ascendens mit unabhängiger Ausdehnung nach distal (DeBakey Typ I und II)
    - ▬ Typ B: Betrifft nur die Aorta descendens, unabhängig von deren distaler Ausdehnung (DeBakey Typ III)
- ▬ Einteilung nach DeBakey: berücksichtigt die Lokalisation des primären Einrisses und die longitudinalen Ausdehnung der Dissektion
    - ▬ Typ I: Der primäre Einriss ist im Bereich der Aorta ascendens mit Ausdehnung des Doppellumens über die Aorta ascendens in den Aortenbogen oder weiter in die Aorta descendens mit unterschiedlicher distaler Ausdehnung.
    - ▬ Typ II: Der primäre Einriss ist ebenfalls in der Aorta ascendens lokalisiert, das Doppellumen ist jedoch auf die aszendierende Aorta begrenzt.
    - ▬ Typ III: Der primäre Einriss befindet sich im Bereich der proximalen Aorta descendens, das Doppellumen betrifft die Aorta distal des Aortenbogens.

- ■ **Risikofaktoren**
- ▬ arterielle Hypertonie
- ▬ Zustand nach Aortenklappenersatz
- ▬ Degeneration der Media durch Arteriosklerose
- ▬ Aortitis unterschiedlicher Genese
- ▬ Marfan Syndrom

- ■ **Symptome**
- ▬ reißender Thoraxschmerz mit Todesangst
    - ▬ bei Typ A Schmerz v.a. retrosternal
    - ▬ bei Typ B Schmerz zwischen den Schulterblättern, mit Ausstrahlung ins Abdomen
    - ▬ bei Typ A mit Beteiligung der Aortenklappe möglicherweise
- ▬ Puls und Blutdruckdifferenz zwischen den Armen
- ▬ Hoher systolischer und niedriger diastolischer Blutdruck

! Cave

Dissektion kann auch schmerzlos verlaufen
DD: Häufig als Angina pectoris oder Myokardinfarkt diagnostiziert

- ■ **Diagnostik**
- ▬ Klinik
- ▬ Bildgebung (TEE, CT mit Kontrastmittel, MRT)

- ■ **Therapie**
- ▬ Senkung des Blutdrucks auf systolische Werte von 100 - 120 mmHg
- ▬ Schmerztherapie
- ▬ Maßnahmen zur Schockbehandlung

Bauchaortenaneurysma – BAA

Tag 4

- Ein Aneurysma ist eine umschriebene arterielle Gefäßerweiterung.
- Unterscheidung in
  - Aneurysma verum
  - Aneurysma dissecans (s. o.)
  - Aneurysma spurium
- Bei freier Ruptur eines BAA beträgt die Überlebensrate ca. 10%.
- Die meisten BAA-Rupturen sind gedeckt ruptiert, verlaufen aber ebenfalls häufig foudroyant.

- **Ätiologie**
- Häufigste Ursache ist die Arteriosklerose in Kombination mit einem arteriellen Hypertonus.
- seltener zystische Medianekrosen oder Traumen

- **Lokalisation**
- >95% infrarenal, in 30% d. F. dehnt sich das Aneurysma auf die Beckenarterien aus

- **Symptome**
- Ruptur des BAA setzt schlagartig ein
- plötzlich einsetzender heftigster Rücken- oder Bauchschmerz
- akuter Volumenmangelschock mit Kraftverlust der Beine

- **Therapie**
- schnellstmöglicher Transport in Klinik zur operativen Versorgung. Dies hat oberste Priorität, da es die einzige lebensrettende Maßnahme ist.
- Infusionstherapie mit Zieldruck 90 mmHg systolisch beginnen, wenn i. v./i.o. Zugang möglich
- wenn Intubation nötig wird, dann nach Möglichkeit auf Muskelrelaxans verzichten, da es durch den Verlust des abdominellen Drucks zu einer Verstärkung der Blutung kommen kann
- Keine Zeit verschenken; Therapie der ersten Wahl ist ein schneller Transport ins Krankenhaus zur operativen Versorgung.

! Cave
Zu viel Volumen verstärkt den Blutverlust durch Druckerhöhung und Derangierung der Gerinnung

Arterielle Embolie (akuter arterieller Verschluss)

- häufigster angiologischer Notfall
- plötzlich einsetzende, schwere Durchblutungsstörung

- **Ätiologie**
- zu 70% Embolien - Emboliequelle ist zu 90% das Herz (Infarkt, Vorhofflimmern, Klappenersatz durch Kunststoffprothesen, Aneurysmen, Endokarditis) In 10% d. F. stammt die Embolie aus der Aorta abdominalis oder A. iliaca bedingt durch arteriosklerotische Plaques
- zu 20% arterielle Thrombosen auf dem Boden einer pAVK
- Andere Ursachen können sein: HIT II, Östrogentherapie, Gefäßkompression von aussen, traumatisch, Arterienpunktion

Tag 4

- ■ **Symptome**
- ━ plötzlich einsetzender stärkster Schmerz in der Extremität distal des Verschlusses
- ━ Distal des Verschlusses ist die Extremität blass, pulslos, und es kommt zu Sensibilitätsstörungen. Im späteren Verlauf kann es auch zu Funktionseinschränkungen kommen.
- ━ Bei einem kompletten Ischämiesyndrom kommt es zu den **6 P's** nach Pratt:
  - ━ *Pain*
  - ━ *Paleness*
  - ━ *Paresthesia*
  - ━ *Pulselessness*
  - ━ *Paralysis*
  - ━ *Prostration*
- ━ Embolien: plötzlicher Beginn in Kombination mit kardialen Vorerkrankungen
- ━ Thrombosen: langsamer Beginn in Kombination mit einer bekannten pAVK

- ■ **Diagnostik**
- ━ Anamneseerhebung
- ━ Klinik mit Pulsstatus

- ■ **Therapie**
- ━ Extremität tief lagern und Druckstellen weich abpolstern
- ━ Schmerztherapie, medikamentös und durch Lagerung
- ━ bei Schocksympthomatik Volumengabe
- ━ Mesenterialinfarkt im Rahmen eines Vorhofflimmerns, wenn der Embolus in das Stromgebiet der A. mesenterica superior oder A. mesenterica inferior verschleppt wird (»fauler Friede«)

! Cave
Bei kompletter Ischämie über 6 - 12 h kann es nach Reperfusion zu einer Rhabdomyolyse mit metabolischer Azidose, Hyperkaliämie, Myoglobinurie und akutem Nierenversagen kommen.

Venöse Thrombose

- ━ Gefäßverschluss durch einen Thrombus
- ━ Primärlokalisation auf 4 Etagen
  1. V. iliaca 10%
  2. V. femoralis 50%
  3. V. poplitea 20%
  4. Unterschenkelvenen 20%

- ■ **Ätiologie**
- ━ bedingt durch die Virchow-Trias
  1. Endothelalteration (Intima-Schäden)
  - ━ traumatisch
  - ━ entzündlich
  - ━ degenerativ
  2. Blutstromveränderung
  - ━ Herzinsuffizienz
  - ━ Gips-Schienenverbände

- Exsikkose
- Lähmung
- Schock
- venöse Stase bei Gravidität
- Stehberufe (Verkäufer)
3. Veränderung der Blutzusammensetzung, mit erhöhter Gerinnungsneigung
- medikamentös bedingt (Heparin bei HIT II; Neuroleptika vom Phenothiazintyp oder Butyrophenontyp)
- vermehrte Gerinnungsfaktoren (Operationen, Verbrennung)
- erworbener Protein C-Mangel
- erworbener Protein S-Mangel
- erworbener AT-Mangel

- **Symptome**
- Schwere- und Spannungsgefühl in der Extremität, ziehender Schmerz, der in Horizontallage besser wird
- Schwellung, zyanotische Glanzhaut
- Überwärmung
- Druckempfindlichkeit im Verlauf der tiefen Venen
- manueller Wadenkompressionsschmerz (Meyer'sches Zeichen)
- Wadenkompressionsschmerz mittels Blutdruckmanschette (Lowenberg-May`sches Zeichen)

- **Diagnostik**
- Anamneseerhebung
- Klinik
- In der Klinik
  - Farbduplex-Sonografie, Methode der 1. Wahl
  - D-Dimer Bestimmung: ein positiver Test ist verdächtig auf eine tiefe Venenthrombose, aber nicht beweisend. (erhöht auch bei Malignomen, nach Operationen oder bei DIC)
  - MR- und CT Phlebografie

- **Therapie**
- strikte Immobilisation an der Einsatzstelle, Pat. darf keinen Schritt mehr gehen
- Schmerztherapie, nicht nur medikamentös , sondern auch schon durch Lagerung zu erreichen
- während Transport Oberkörper Hochlagerung zur Reduzierung des Risikos einer Lungen-embolie
- betroffene Extremität hochlagern
- In der Klinik
  1. Allgemeine Maßnahmen
  - Kompressionsbehandlung
  - Mobilisation unter Antikoagulation

Tag 4

2. Antikoagulation
 — mit Heparin in therapeutischer Dosierung, senkt das
   Lungenembolierisiko um 60%
 — Vorteil: geringere Gefahr der intrazerebralen Blutung gegenüber der Lyse
 — Nachteil: Wiedereröffnungsrate der thrombosierten Vene geringer und meist nur inkomplett im Vergleich zur Lysetherapie
 — unfraktioniertes Heparin mit Ziel pTT um das 1,5 - 2,5 fache
   verlängert, nach dem 2. Tag überlappend mit Cumarin-
   therapie beginnen, Ziel INR >2,0
 — niedermolekulares Heparin, Vorteil der s. c. Gabe
3. Rekanalisationstherapie
 — Mit Fibrinolytika (z. B. Streptokinase, Urokinase, Alteplase,
   Reteplase)
 — strenge Indikationsstellung
 — absolut kontraindiziert bei akuten inneren Blutungen und
   spontan aufgetretenen intrazerebralen Blutungen

3.4.3 Respiratorische Notfälle

 — Betrachtet man die Störungen der Atmung, unterteilt man den
   Atemgastransport in unterschiedliche Teilprozesse:
   — Ventilation = Transport zu den Alveolen hin
   — Diffusion = von den Alveolen in das Lungenkapillarblut
   — Perfusion = Transport von der Lunge zu den Gewebekapillaren
   — Diffusion = von Gewebekapillaren in die Zelle
   — Zellatmung

Asthma bronchiale

 ▪ **Definition und Epidemiologie**
 — Wechsel unterschiedlich langer, symptomfreier Intervalle mit
   normaler Lungenfunktion und obstruktiven Ereignissen mit
   deutlicher Einschränkung der Atmung
 — Maximalform: **Status asthmaticus** = Stunden bis Tage anhaltender, therapierefraktärer Anfall ohne Unterbrechung
 — Prävalenz bei Erwachsenen in Deutschland 5 - 15%, Sterberate
   1,4 Patienten/100.000 Einwohner pro Jahr
 — bei Kindern die häufigste chronische Erkrankung

 ▪ **Ätiologie**
 — getriggert durch Sensibilisierung der Atemwege
   — allergisches Asthma: stärkster prädisponierender Faktor bei
     der Entwicklung eines Asthmas im Kindes- und Jugendalter
   — intrinsisches, nicht-allergisches Asthma: kein Nachweis von
     Allergien bzw. IgE-Antikörpern gegen Umweltallergene
   — Mischformen: initial allergisch, im Verlauf zunehmend intrin-
     sische Trigger, die klinisch von vordergründiger Bedeutung sind

> **Memo**
chronisch entzündliche Erkrankung der mittleren und oberen
Atemwege, charakterisiert durch
bronchiale Hyperreagibilität und
variabel ausgeprägte Zunahme
des Atemwegswiderstands (Atemwegsobstruktion)

- **Klinik**   **Tag 4**
- Beklemmungsgefühl
- Brustenge
- oft anfallsartig auftretende Atemnot
- Husten
- Giemen
- Agitation
- Sprechdyspnoe
- Zyanose
- Erschöpfung
- Vigilanzminderung
- Fragen nach
  - Beginn und Dauer der Symptomatik
  - mögliche Hinweise auf Atemwegsinfektionen, Fieber?
  - Husten
  - Allergendisposition (Antibiotika, neu eingenommene Medikamente, Pollinosis?)
  - Auslösefaktoren
    - Atemwegsreize (z. B. Allergenexposition, thermische/ chemische Reize, Rauch und Staub)
    - Tages- und Jahreszeit (z. B. Tag-/Nachtrhythmus, Allergen- exposition)
    - Aufenthaltsort und Tätigkeit (z. B. Arbeitsplatz, Hobbies)
    - Auftreten während oder vor allem nach körperlicher Belastung
    - Zusammenhang mit Atemwegsinfektionen
    - psychosoziale Faktoren (Aufregung, emotionale Unruhe)

- **Diagnostik**
- körperliche Untersuchung
  - Inspektion: bei schwerer Atemnot (v. a. im Kindesalter): thorakale Einziehungen (v. a. jugulär, intercostal, epigastrisch)
  - Auskultation
    - trockene Nebengeräusche (Giemen, Brummen) ggf. durch forcierte Exspiration zu provozieren
    - verlängertes Exspirium
    - bei schwerer Obstruktion: sehr leises Atemgeräusch bis hin zur »*silent lung*«
  - Untersuchung der Lungenfunktion
    - Spirometrie
    - Messung der Einsekundenkapazität (FEV_1) und der Vital- kapazität (VK), Messung des exspiratorischen Spitzen- druckes (*peak expiratory flow*, PEF)
- Differentialdiagnosen
  - chronisch obstruktive Lungenerkrankung (COPD)
  - Bronchiektasien, Bronchiolitis
  - zystische Fibrose
  - Inhalationstrauma, Rauchgasinhalation

> **>Memo**
> Gerade in der präklinischen Notfallsituation spielt für die Diagnosesicherung die Eigen- und Fremd-Anamnese eine be- deutende Rolle!

Tag 4

- anaphylaktische Reaktion
- angioneurotisches Ödem (Quincke)
- Fremdkörperaspiration
- Hyperventilationssyndrom
- Linksherzinsuffizienz (Asthma cardiale)
- Lungenembolie
- Stimmbanddysfunktionen
- Pneumothorax
- parenchymatöse Lungenerkrankungen (z. B. exogen aller-
gische Alveolitis, Sarkoidose)
- Gastroösophagealer Reflux (GERD)

- **Therapie**
- generelles Ziel: Suppression der asthmatischen Entzündungs-
reaktion + Reduktion der bronchialen Hyperreagibilität →
Normalisierung bzw. Anstreben der bestmöglichen Lungen-
funktion
- Basismaßnahmen: atemerleichternde Haltung → Verminderung
der Atemarbeit durch halbsitzende Lagerung, Abstützen der
Arme
- Einsatz der Lippenbremse (langsames Ausatmen des Patienten
durch gespitzte Lippen → Verlangsamung des exspiratorischen
Atemflusses und gleichzeitige Erhöhung des intrabronchialen
Drucks → vermindert den Atemwegskollaps
- Beseitigung der Hypoxie → Sauerstoffgabe bei einem Abfall der
O_2-Sättigung (Ziel: $SaO_2 \geq 92\%$)
- Beseitigung der Obstruktion → Gabe von Bronchodilatatoren:
β_2-Sympathomimetika inhalativ/i. v.
- Theophyllin i. v.
- Entzündungshemmung durch Kortikoide inhalativ/i. v.
- Bei mangelnder Verbesserung der Oxygenierung oder respirato-
rischer Erschöpfung → nicht-invasive Beatmung (NIV), sofern
präklinisch möglich
- ggf. Intubation und invasive Beatmung (obligatorisch bei zu-
nehmender Vigilanzminderung und konsekutiver Aspirations-
gefahr!)

Akut exacerbierte COPD

- **Definition und Epidemiologie**
- wesentliche Mechanismen
  - Bronchokonstriktion
  - Hypersekretion zähen Bronchialsekrets
  - Ödembildung der Schleimhaut
- akut exacerbierte COPD: häufig durch einen akuten Infekt ausgelöst
- Prävalenz bei Erwachsenen in Deutschland 5 - 15%, Sterberate
20,6 Patienten/100.000 Einwohner pro Jahr → derzeit viert-
häufigste Todesursache!

> **>Memo**
> COPD (chronic obstructive pulmo-
> nary disease): progrediente, nicht
> vollständig reversible Atemwegs-
> obstruktion vor allem der kleinen
> Atemwege auf dem Boden einer
> chronischen Bronchitis und/oder
> eines Lungenemphysems
> COPD betrifft nicht nur die Lunge,
> sondern hat auch signifikante
> extrapulmonale Auswirkungen
> (Herz- und Kreislauf, Skelettmus-
> kulatur, Skelettsystem, Psyche,
> Stoffwechsel)

- **Ätiologie**   **Tag 4**
- unterscheide genuine und erworbene Faktoren
    a. Genuine Faktoren
        - bronchiale Hyperreagibilität
        - genetisch (z. B. alpha-1-Protease-Inhibitor-Mangel)
        - Störungen des Lungenwachstums
    b. Erworbene Faktoren
        - inhalativer Tabakkonsum
        - (berufsbedingte) Staubexposition, Luftverschmutzung
        - häufige Atemwegsinfektion in Kindheit
- Exazerbation der COPD: am häufigsten durch einen Atemwegs-
  infekt, meist eine bakterielle oder bakteriell superinfizierte virale
  Tracheobronchitis

- **Pathophysiologie**
- Krankheitsverlauf: Progrediente Atemwegsobstruktion
    - Widerstandserhöhung vor allem in der Exspiration mit
      exspiratorischem Verschluss kleiner Bronchiolen
    - Gas der hinter dem Verschluss liegenden Alveolen kann nicht
      exhaliert werden
    - dynamische Hyperinflation
    - ungünstige Geometrie der Atemmuskulatur
    - Abnahme der Muskelkraft
    - Abnahme der effektiven alveolären Ventilation
    - Rarefizierung des Gefäßbettes
    - Ausprägung eines pulmonalen Hypertonus
    - chronische Widerstandserhöhung
    - erhöhte Atemarbeit

- **Klinik**
- chronischer, häufig morgendlicher Husten
- Auswurf
- Belastungsdyspnoe
- akute Exacerbation
    a. Dyspnoe bei leichter Belastung oder in Ruhe
    b. teilweise exzessiv ansteigender Atemwegswiderstand →
       muskuläre Erschöpfung, Tachypnoe, Zuhilfenahme der Atem-
       hilfsmuskulatur
    c. evtl. Tachykardie, Fieber
    d. Hyperkapnie (wenn alleinig → respiratorische Partial-
       insuffizienz)
    e. Hypoxie, respiratorische Azidose (respiratorische Global-
       insuffizienz)
    f. Zeichen der Rechtsherzinsuffizienz: periphere Ödeme, Hals-
       venenstauung

Tag 4

- Fragen nach
- morgendlichem Husten (später auch tagsüber)
- chronischem Auswurf
- Dyspnoe
- Tabakrauchexposition, andere Risikofaktoren (s. o.)

- Diagnostik
- bei mittelschwerer Erkrankung
  - Zeichen der Obstruktion (auskultatorisch verlängertes Exspirium, Giemen, Pfeifen und Brummen feststellbar)
  - Lungenüberblähung mit tief stehendem, wenig verschieblichem Zwerchfell und hypersonorem Klopfschall
- bei schweren Verläufen
  - abgeschwächte Atemgeräusch, leise Herztöne, Fassthorax
  - inspiratorische Einziehungen im Bereich der Flanken
  - pulmonale Sekretansammlung
  - zentrale Zyanose
  - Konzentrationsschwäche, verminderte Vigilanz
  - Zeichen der pulmonalen Hypertonie
- Untersuchung der Lungenfunktion
  - Analyse von Fluss-Volumen–Diagrammen oder der Ganzkörperplethysmographie
  - Spirometrie: Messung der
    a. 1–Sekunden–Kapazität (FEV_1)
    b. inspiratorischen Vitalkapazität (VC) → Hinweis auf Überblähung der Lunge
- Bestimmung des Verhältnisses FEV1/VC
  - bei Vorliegen eines (FEV_1/VC) < 70% → Vorliegen einer Obstruktion
  - Messung der Reaktion der Atemwegsobstruktion auf Bronchodilatatoren
  - vor allem für die Differenzialdiagnose zwischen Asthma und COPD (bei COPD kein wiederholt reproduzierbares Ergebnis)
- Blutgasanalyse
  - Hyperkapnie ($PaCO_2$ >45 mmHg)
  - arterielle Hypoxämie
- Bildgebende Verfahren
  - Röntgen Thorax: Veränderungen des Brustkorbes (»Fassthorax«), Nachweis von Emphysemblasen
  - Computertomographie: Beurteilung der Verteilung des Lungenemphysems
- Laboruntersuchungen
  - Nachweis eines Alpha-1-Protease-Inhibitor-Mangels
  - Nachweis einer Polyglobulie
  - bei Exacerbation: Nachweis einer Infektion (CRP, Leukozytose)

- **Therapie**
- Prävention: Tabakstopp, Arbeitsplatzhygiene!
- Basismaßnahmen: atemerleichternde Haltung → Verminderung der Atemarbeit durch halbsitzende Lagerung, Abstützen der Arme
- Einsatz der Lippenbremse (langsames Ausatmen des Patienten durch gespitzte Lippen → Verlangsamung des exspiratorischen Atemflusses und gleichzeitige Erhöhung des intrabronchialen Drucks → vermindert den Atemwegskollaps
- Beseitigung der Hypoxie → Sauerstoffgabe bei einem Abfall der O_2-Sättigung unter 90%
- medikamentöse Behandlung
  - Beseitigung der Obstruktion → Gabe von Bronchodilatatoren: β_2-Sympathomimetika inhalativ/i. v.
  - ggf. Theophyllin i. v.
  - Entzündungshemmung durch Kortikoide inhalativ/i. v.
  - bei infektbedingter Exacerbation: ggf. Antibiotika
- bei muskulärer Erschöpfung
  - Versuch der Anwendung nicht-invasiver Beatmung (NIV), (druckunterstützte Atmung über eine dicht sitzende Nasen- oder Gesichtsmaske)
  - Wenn dieser Versuch scheitert, ist die Intubation und maschinelle Beatmung unumgänglich!
  - Auch hier gilt: Reduktion des Atemzugvolumens notwendig, um zu hohe Spitzendrücke zu vermeiden und der dynamischen Hyperinflation entgegenzuwirken → es muss eine ausreichend lange Exspirationszeit zur Verfügung stehen
- Anwendung eines positiv-end-exspiratorischen Drucks (PEEP) zur Vermeidung des Alveolarkollaps

Pneumonie

- **Definition und Epidemiologie**
- Jede außerhalb des Krankenhauses oder während der ersten 48 h nach Aufnahme im Krankenhaus erworbene Pneumonie = ambulant erworbene Pneumonie (englisch: *Community Acquired Pneumonia* = CAP)
- Sonderform der CAP: Pneumonie von Patienten mit regelmäßigem Kontakt zum Gesundheitssystem (Alten- und Pflegeheimpatienten, chronische Hämodialyse, onkologische Patienten) → Health Care Associated Pneumonia (HCAP) bezeichnet
- COPD betrifft nicht nur die Lunge, sondern hat auch signifikante extrapulmonale Auswirkungen (Herz- und Kreislauf, Skelettmuskulatur, Skelettsystem, Psyche, Stoffwechsel).
- mehr als 48 h nach Krankenhausaufnahme und in den ersten Tagen (bis zu 4 Wochen) nach Krankenhausentlassung erworbene Infektionen = Nosokomiale Pneumonie
- nosokomiale Pneumonie in Zusammenhang mit invasiver Beatmung → ventilatorassoziierte Pneumonie (VAP)

Tag 4

- Inzidenz der CAP 3,7 - 10,1 pro 1000 Einwohner, mittlere Sterblichkeit 13,9%
- Inzidenz der VAP 5,46 pro 1000 Tage invasiver Beatmung
- CAP: weltweit häufigste registrierte Infektionskrankheit!
- VAP: die häufigste aller nosokomialen Infektionen!
- CAP: möglicherweise nur sehr symptomarme Verläufe, insbesondere bei älteren Patienten
- Risikofaktoren der CAP
    - chronisch obstruktive Lungenerkrankungen
    - Lebensalter >65 Jahre
    - Herzinsuffizienz
    - Diabetes mellitus
    - aspirationsdisponierende Erkrankungen
    - chronische Lebererkrankungen
    - chronische Nierenerkrankung
- Pathophysiologie der VAP, Infektionswege
    - Tubus als Leitschiene für potenziell infektiöses Sekret aus dem Oropharynx, wiederholte Regurgitation von Magensaft
        - Veränderung der physiologischen Keimflora im Oropharynx durch Kolonisation mit oft fakultativ pathogenen Keimen
        - Keimbesiedelung des Magens
        - kontinuierliche Aspiration eines solchen Sekrets durch Längsfurchen des Cuffs trotz optimal geblockten Tubus
    - Störung/Ausschaltung schützender Schutzreflexe (u. a. Hustenreflex)
    - Tubus selbst Keimreservoir und weitere potenzielle Quelle einer Pneumonie
    - Inhalation infektiösen Materials; Infektionsquelle: Schlauchsysteme, Vernebler, Befeuchtungssysteme oder Bronchoskope

- **Ätiologie**
- Die häufigsten Erreger der CAP
    - *Streptococcus pneumoniae* (Pneumokokken, ca. 30 - 50% aller Falle)
    - Mycoplasma pneumoniae, Haemophilus influenzae (beide ca. 10%)
    - Legionella pneumophila (ca. 3 - 5%)
- Bedeutung von Viren (v. a. von Influenza A/B im Herbst/Winter) ist nicht abschließend geklärt
- Die häufigsten Erreger der VAP
    - v. a. atypische, potenziell multiresistent Erreger (Pseudomonas aeroguinosa, MRSA, Acinetobacter baumannii)

- **Klinik**
- Husten, purulenter Auswurf, Dyspnoe, Tachypnoe
- Pleuraschmerz
- Fieber, Schüttelfrost

- Tachykardie
- Kopf- und Gliederschmerz
- Zeichen einer viralen Erkrankung (Pharyngitis, Rhinitis, Otitis) können der Pneumonie vorausgehen
- Extrapulmonale Symptome
  - Verwirrtheit
  - Halluzinationen v. a. bei Patienten ≥ 70 Jahren
- VAP: zunehmende Infiltrate, vermehrtes Absaugen von eitrigem Trachealsekret
- Fragen nach
  - Husten
  - Auswurf
  - Fieber
  - Dyspnoe/Tachypnoe

- **Diagnostik**
- Inspektion: Tachypnoe, Dyspnoe
- Palpation: Tachykardie, arterielle Hypotonie
- Perkussion: Klopfschall-Dämpfung
- Auskultation: ohrnahe, klingende RG's, Bronchialatmen
- Routinediagnostik
  - Thoraxröntgenaufnahme in 2 Ebenen
  - Computertomographie des Thorax (Keine Routinediagnostik)
  - Indikation: V. a. Komplikationen (z. B. Abszess, Empyem), Therapieversager
- Klinische Chemie
  - Differential-Blutbild
  - C-reaktives Protein, PCT
- Mikrobiologische Diagnostik
  - bei ambulanten Patienten nicht empfohlen
  - Abnahme von Blutkulturen
  - evtl. Untersuchung von Sputum, VAP: Tracheal- oder Bronchialsekret

- **Differentialdiagnostik der Pneumonie**
- pulmonale Tumoren
- poststenotische Pneumonie bei Lungenkarzinom
- pulmonale Stauung bei kardialen Erkrankungen
- Infarktpneumonien nach Lungenembolie
- interstitielle Lungenerkrankungen, Erkrankungen aus dem rheumatischen/vaskulitischen Formenkreis
- Lungentuberkulose, v. a. bei Infiltraten mit zentraler Einschmelzung

- **Therapie**
- Prävention CAP
  - Nikotinkarenz
  - Influenza-Impfung

Tag 4

! Cave
Nicht jede Verschattung ist durch eine Pneumonie bedingt (s. Differenzialdiagnostik)!

Tag 4

- Prävention VAP
  - rasche Entwöhnung von der Beatmung
  - lungenprotektive Beatmungseinstellung
  - 45° Oberkörperhochlagerung
  - subglottische Sekretdrainage, oropharyngeale Keimreduktion durch lokale antiseptische Behandlung
- allgemeine Infektionsprävention
- ambulante oder stationäre/intensivstationäre Behandlung je nach Schweregrad
- Antibiotikatherapie (i. v./oral) je nach Schweregrad und Risikofaktoren des Patienten
- intravenöse Antibiose unter Berücksichtigung lokaler und individueller Risikofaktoren!
- Die Therapiedauer sollte i. d. R. auf 7 Tage beschränkt werden.
- ggf. längere Therapiedauer (10 - 14 Tage) (z. B. bei Pseudomonasinfektionen, Lungenabszess, Empyem
- Ein Erfolg einer Therapie wird im Allgemeinen angenommen,
  - wenn die Atemfrequenz unter 25/min liegt,
  - die Sauerstoffsättigung über 90% ist,
  - ein Temperaturabfall um 1 °C zu verzeichnen ist,
  - der hämodynamische und neurologische Status unauffällig ist.

Inhalationstrauma (IHT)

- **Definition und Epidemiologie**
- Inhalationstrauma (IHT) = Aspiration von
  a. überhitzten Gasen
  b. Dämpfen
  c. Flüssigkeiten
  d. oder anderen anfallenden Verbrennungsprodukten, die zu einer Vielzahl individuell verschiedener Schädigungsmuster an den Atemwegen führen können.
- Inzidenz des Inhalationstraumas bei Verbrennungsunfällen liegt bei etwa 15 - 30%
- Mortalität ist alters- und verletzungsmusterabhängig → erhöhtes Risiko bei Zunahme des Alters und der Verbrennungsoberfläche
- wasserlösliche Chlorwasserstoffe und Ammoniak → pharyngolaryngeale Symptome
- Lipophile Aldehyde → Schädigung der unteren Lungenabschnitte

- **Ätiologie**
- direkte Hitzeschädigung oder chemische Irritation durch Inhalation toxischer Reizgase, die bei der Verbrennung von Kunststoffen oder bestimmten biologischen Stoffen entstehen

- **Krankheitsverlauf**
- Elementarer Pathomechanismus aller Atemwegsläsionen ist die Ausbildung eines Ödems aufgrund
  a. einer induzierten Hypoproteinämie,
  b. der zunehmenden Kapillarpermeabilität,
  c. Flüssigkeitsverschiebung in das Interstitium.
- Aufgrund der ausgeprägten Epithelschädigung und Aktivierung inflammatorischer Mediatoren → erhöhte pulmonale Infektanfälligkeit Zunahme des extravasalen Lungenwassers → drastische Abnahme der pulmonalen Compliance
- direkte Toxizität unterschiedlicher Substanzen, Freisetzung inflammatorischer Kaskaden → ausgeprägte Einschränkung der Surfactantproduktion mit Entwicklung eines Alveolarkollaps → Entstehung eines *Acute Respiratory Distress Syndrome* (ARDS)
- Klinische Symptome sind in Ihrer Ausprägung sehr unterschiedlich und in Ihrem Ausmaß noxenabhängig.
- Neben der Rauchzusammensetzung spielt vor allem die Expositionsdauer eine entscheidende Rolle!

- **Klinik**
- Verbrennungen im Gesicht und der Vibrissae (Nasenhaare)
- Verletzung der oberen Atemwege → Ausbildung eines Glottisödems
- rußhaltige Sekretionen
- Hustenreiz
- inspiratorischer Stridor
- zunehmende Dyspnoe
- Bronchospasmus
- Ausbildung von Atelektasen
- pulmonaler Hypertonus
- schwere respiratorische Insuffizienz: bei Ausbildung eines toxischen Lungenödems und Auftreten einer Hypoxie → oft maschinellen Beatmung erforderlich
- Entstehung eines ARDS
- Verbrennungstypische kapilläre Permeabilitätssteigerung → Volumenverschiebungen → relativer Volumenmangel mit Schocksymptomatik
- infektiologische Komplikationen im Verlauf → septische Komplikationen → Multiorganversagen

- **Fragen nach**
- Unfallhergang (z. B. Feuer in geschlossenen Räumen, Expositionsdauer)
- Einatmen von heißen Dämpfen oder Gasen
- Information über eingeatmete Substanzen
- Ausmaß der Verbrennung

Tag 4

>Memo
wichtige, häufig entstehende toxische Reizgase und ihre Schädigungsmechanismen
- heiße gesättigte Dämpfe mit hohem Wassergehalt → Verletzungen der unteren Atemwege und des Lungenparenchyms
- Kohlenmonoxid (CO): geruch- und farbloses Gas, entsteht bei der Verbrennung kohlenstoffhaltiger Verbindungen → dessen Toxizität stellt eine häufige Todesursache nach Rauchgasinhalation dar!
- Eine 300-fach höhere Affinität zum Hämoglobin als Sauerstoff führt zu einer kompetitiven Bindung → kritische Verminderung des Sauerstoffangebots
- ein Anstieg des Carboxyhämoglobin-Gehalts (COHb) auf mehr als 50% tritt bereits bei Inhalation einer 0,1%igen CO-Mischung auf → Linksverschiebung der Sauerstoffbindungskurve → Verschlechterung der Gewebeoxygenierung → Hemmung des Zellstoffwechsels

Tag 4

- Diagnostik
- Inspektion: Verbrennungen im Gesichtsbereich, Rußspuren
- Rußhaltige Sekretion
- inspiratorischer Stridor
- Dyspnoe
- Hustenreiz
- Auskultation: Bronchospasmus
- arterielle Blutgasanalyse: einfache, suffiziente Kontrolle über den Verlauf der pulmonalen Funktion und der Oxygenierung
- Goldstandard für die Frühdiagnostik: Bronchoskopie
  - Nachweis kohlehaltiger Ablagerungen, mukosaler Ulzerationen, ödematöser Veränderungen
- Eine Gradeinteilung ermöglicht die Schweregradeinschätzung und kann für den klinischen Verlauf hilfreich sein:
  - **Grad 0** (kein Trauma) – Keine Anzeichen eines Erythems oder Ödems, keine Kohle- oder Rußspuren, keine Obstruktion
  - **Grad 1** (mildes Trauma) – vereinzelte Areale mit Erythem, kohleartige Spuren in proximalen und/oder distalen Bronchien
  - **Grad 2** (moderates Trauma) – Erythem, Rußspuren, Bronchorrhoe, mit/ohne Kompromittierung der Bronchien (einzeln oder kombiniert)
  - **Grad 3** (schweres Trauma) – Schwere Inflammation mit Verletzung der Oberflächenstrukturen, ausgiebige Rußspuren, Bronchorrhoe, bronchiale Obstruktion (einzeln oder kombiniert)
  - **Grad 4** (massives Trauma) – Mukosale Verschorfung, Nekrosen, endoluminale Obliteration (einzeln oder kombiniert)
- Röntgenaufnahme des Thorax: wertvolles Instrument zur Verlaufsbeurteilung, jedoch in den ersten 24 Stunden oftmals kein radiografisches Korrelat, mit dem die Schwere des Inhalationstraumas präzisiert werden kann
- ggf. Computertomographie → insbesondere zur Erfassung parenchymatöser Veränderungen
- weitere mögliche diagnostische Hilfsmittel: Bronchialzytologie und -biopsie (in klinischer Routine oft nur Zentren vorbehalten)

- Therapie
- Behandlung von Verbrennungspatienten richtet sich nach Ausmaß der Schädigung und nach der aulösenden Noxe!
- Bei stattgehabter Inhalation steht vor allem die Sicherstellung einer adäquaten Oxygenierung im Fokus!
- Wichtig für die präklinische Primärversorgung
  - Rettung aus dem Gefahrenbereich
  - kurze Anamneseerhebung, Eruierung des Unfallhergangs
  - orientierende körperlichen Untersuchung, Abschätzung der verbrannten Körperoberfläche
  - Anlage periphervenöser, großlumiger Zugänge vorzugsweise in nicht-verbrannte Hautareale, auf gute Fixierung achten

Tag 4

- — adäquate Volumensubstitution
- — obligat: Sauerstoffgabe, Sicherung der Atmewege, frühzeitig endotracheal Intubation bedenken
- — Analgosedierung
- — Wärmeerhalt
- — pharmakologisch adjunktive Therapie
  - — inhalative Anwendung von Sympathomimetika: anti-inflammatorisch, anti-ödematös, Weitstellung der Bronchialmuskulatur, positive Beeinflussung der mukoziliären Clearance
  - — Mukolyse: N-Acetylcystein
  - — Glukokortikoide inhalativ (systemisch aufgrund Immunsuppression eher kontraindiziert)

Hyperventilationssyndrom

- ■ Definition und Epidemiologie
- — unphysiologische vertiefte und/oder beschleunigte Atmung, die zu einer Hypokapnie führt (= verminderter alveolärer und arterieller CO_2-Partialdruck)
- — Manifestation vor allem im zweiten und dritten Lebensjahrzehnt
- — bei Frauen etwa dreimal häufiger als bei Männern
- — Inzidenz in der Gesamtbevölkerung 6 - 11%

- ■ Ätiologie
- — in über 95% der Fälle psychisch bedingt: meist inadäquate Reaktion auf Ausnahme-/Stressreaktionen, insbesondere bei jungen weiblichen Menschen
- — durch Angst und Panik konditionierte Reaktionen auf bestimmte Situationen (Menschenansammlungen, Lift- oder Autofahren)
- — wenn keine Auslösung durch psychische Erregung erkennbar → mögliche organische Ursachen ausschließen, (z. B.
  - — Kaliummangel oder -überschuss
  - — Magnesiummangel
  - — Kalziummangel
  - — metabolische Azidose
- — Veränderung des Atemtyps → Hyperventilationspatienten atmen hauptsächlich mit dem Thorax und weniger mit dem Zwerchfell.
- — Bereits in der anfallsfreien Zeit ist der pCO_2 bei Patienten mit Hyperventilationssyndrom eher unter 35 mmHg (bei gesunden Kontrollpersonen eher bei 40 mmHg).
- — Bei der arteriellen Blutgasanalyse findet sich eine respiratorische Alkalose mit reduziertem pCO_2 und Erhöhung des pH-Wertes.
- — Hypokapnie führt zu Erniedrigung der Kalziumionen-Konzentration im Blut, d. h. der Anteil von ionisiertem Kalzium im Blut sinkt ab → erhöhte Erregbarkeit von Nervenzellen

- ■ Klinik
- — Übelkeit
- — Benommenheit

Tag 4

- Herzschmerzen
- Unwirklichkeitsgefühle
- Angst, Todesangst
- Müdigkeit, Konzentrationsstörungen, Vergesslichkeit
- Entwicklung von phobischen, panischen Zuständen
- Einschränkung der Hirndurchblutung durch Vasokonstriktion
  → Schwindel, Kopfschmerz
- respiratorische Symptome
  - »nicht richtig durchatmen können«
  - gleichzeitiges thorakales Engegefühl und Zwang, tief atmen zu müssen
  - »Atemnot«: Tachypnoe begleitet von unmotiviertem Gähnen, Seufzeratmung, nervösem Hüsteln oder trockenem Reizhusten
- Globusgefühl: »Zusammenschnüren der Kehle«
- neuromuskuläre Symptome
  a. Parästhesien (»Ameisenlaufen«)
  b. Gefühllosigkeit und Zittern in den Extremitäten, v. a. Füße und Hände
  c. »Pfötchenstellung der Hände«: Zusammenziehen der Finger
  d. periorales Kribbeln (»Kussmundstellung«)
  e. Muskelschmerzen
- gastrointestinale Symptome
  - Oberbauchbeschwerden durch eine begleitende Aerophagie
    → Aufstoßen, Meteorismus, Dysphagie

- **Diagnostik**
- psychosoziale Anamnese
  - Hinweis auf vorherige Episoden
  - biografische Kontextzusammenhänge (Vorliegen von starken Affekten: Angst, Panik)
- Körperliche Untersuchung
  - Thoraxatmung, Tachypnoe
- Palpation: Tachykardie, ggf. arterielle Hypotonie
- Orientierende neurologische Untersuchung
  - Muskeleigenreflexe ggf. lebhaft auslösbar
  - Chvostek-Zeichen: Mundwinkelzuckungen bei Beklopfen des N. facialis
- Blutgasanalyse: respiratorische Alkalose: pCO_2 deutlich reduziert, pH-Wert erhöht

- **Differentialdiagnose des Hyperventilationssyndroms**
- Somatische Ursachen
  - Lungenerkrankungen: Lungenembolie, Pneumothorax
  - Herzinsuffizienz : kardiales Lungenödem, Myokardinfarkt
  - Enzephalitiden, Hirntumore
  - Hypoparathyreoidismus (nach Strumektomie → organisch bedingtes Angstsyndrom)

— Infektionskrankheiten
— Intoxikationen

- **Therapie**
- Beseitigung der Ursache, (z. B. Freund, Angehörige; Entfernung aus traumatisierender Situation
- Aufklärung und »*talk-down*«, ggf. »Kommandoatmung«: Anleitung zu bewusst langsamer Atmung
- Rückatmung in Plastiktüte → durch mehrmaliges Ein- und Ausatmen der eigenen kohlenstoffdioxidhaltigen Atemluft → Anstieg der CO_2-Konzentration im Blut
- ggf. Gabe von Benzodiazepinen nach längeren, gescheiterten Versuchen
- langfristig: atemtherapeutische Behandlung mit Erlernen der Zwerchfellatmung im Anfall und in Ruhe; Entspannungsverfahren (autogenes Training)

> **! Cave**
> Das Vorhalten der Tüte kann erneute Panik auslösen!

Lungenembolie (LE)

- **Definition und Epidemiologie**
- Frühletalität ist abhängig vom Ausmaß der LE und kardiopulmonale Vorerkrankungen.
- 90% aller Todesfälle innerhalb von 1 - 2 Stunden nach Symptombeginn
- Mortalität der massiven LE kann durch adäquate Antikoagulation von 30% auf 2 - 8% gesenkt werden.
- In perakuten Situationen wird die Therapie vor Diagnosesicherung eingeleitet.
- In 90% d. F. liegt gleichzeitig eine Bein- und /oder Beckenvenenthrombose vor.
- Stratifizierung in 3 Risikogruppen
  1. hohes Risiko: hämodynamisch instabil mit Schock ($RR_{systolisch}$ <100 mmHg, Puls >100/min)
  2. mittleres Risiko: hämodynamisch stabil mit rechtsventrikulärer Dysfunktion
  3. niedriges Risiko: hämodynamisch stabil ohne rechtsventrikuläre Dysfunktion

> **>Memo**
> Lungenembolie: partielle oder vollständige Verlegung der Lungenarterien durch eingeschwemmte Blutgerinnsel aus der peripher venösen Strombahn

- **Pathophysiologie**
- mechanische Obstruktion der Lungenstrombahn
- pulmonale Vasokontriktion
- Anstieg pulmonal-arterieller Druck
- akute rechtsventrikuläre Dysfunktion
- Verschiebung des interventrikulären Septums nach links
- Abfall linksventrikuläre Vorlast
- Verminderung der Koronarperfusion und des HZV
- kardiogener Schock mit Myokardischämie

Tag 4

- ■ **Klinik**
  - ▬ Dyspnoe mit plötzlichem Beginn
  - ▬ Tachypnoe
  - ▬ Thoraxschmerzen
  - ▬ Synkope
  - ▬ Hämoptyse
  - ▬ Symptomatik abhängig von Ausmaß der LE und VE →
    symptomarme Patienten bis hin zur Kreislaufinstabilität oder
    Reanimation

- ■ **Diagnostik**
  - ▬ Vitalparameter
  - ▬ Röntgen-Thoraxaufnahme
  - ▬ EKG
  - ▬ Blutgasanalyse
  - ▬ D-Dimere:
    - a. Sensitivität bis ca. 95%, Spezifität sehr gering
    - b. negatives Ergebnis: hohe prädiktive Bedeutung
  - ▬ CT-Angiographie
  - ▬ ggf. Lungenszintigraphie, MRT/MRA, Pulmonalisangiographie
  - ▬ Sonographie der Beinvenen (hämodynamisch stabiler Patient)
  - ▬ Echokardiographie (TTE/TEE): frühzeitig bei hämodynamischer
    Instabilität → akute rechtsventrikuläre Dysfunktion, sekundär
    bei jeder nachgewiesenen LE

- ■ **Therapie**
  - ▬ intensivmedizinische Therapie bei hämodynamischer
    Instabilität
  - ▬ hämodynamische Stabilisierung
  - ▬ Beseitung der Hypoxämie
  - ▬ Vorgehen nach Risikostratefizierung
  - ▬ Antikoagulation (Verhinderung des appositionellen Throm-
    boswachstums)
  - ▬ rekanalisierende Verfahren
    - a. systemische Thrombolyse (Streptokinase, Urokinase, rekom-
      binanter Gewebe-Plasminogenaktivator) → Therapie der
      Wahl bei Reanimation bei Verdacht auf LE → Reanimations-
      maßnahmen nach systemischer Thrombolyse müssen für
      60-90 Minuten fortgesetzt werden
    - b. mechanische Maßnahmen (offene Operation an Herz-
      Lungen-Maschine, kathetergestützte Thrombusdefragmenta-
      tion ggf. mit lokaler Thrombolyse)
  - ▬ Risikogruppen
    - a. hohes Risiko: systemische Thrombolyse
    - b. mittleres Risiko: Antikoagulation, ggf. systemische Thrombo-
      lyse
    - c. niedriges Risiko: Antikoagulation
  - ▬ Sekundärprophylaxe

! Cave

ältere Patienten >80 Jahre,
hospitalisierte Patienten, maligne
Tumore, Schwangerschaft

Tag 4

Mechanismus	Beispiele relevanter Informationen
Sturz	Höhe, Untergrund, aufgetroffener Körperteil
Verkehrsunfall	Geschwindigkeit, Fahrzeugart, Position des Patienten, Ausmaß und Lokalität der Verformung, Airbag ausgelöst? Gurt? Helm?
Schussverletzung	Art der Waffe und Munition, Entfernung, verletzter Körperteil
Fußgänger von Fahrzeug erfasst	Art des Fahrzeugs, Geschwindigkeit, Körpergröße, Alter

◻ **Tab. 3.3** Beispiele relevanter Informationen zur Kinetik

3.5 Traumatologische Notfallversorgung

S. Beckers, H. Biermann, S. Beemelmanns

3.5.1 Grundlagen der Kinetik des Traumas

- Kinetik erlaubt einen Rückschluss auf Art und Schwere der Verletzungen (◻ Tab. 3.3)
- Erkennen typischer Verletzungsmuster lässt nach typischen Begleitverletzungen suchen
- Energie wird nicht erzeugt oder vernichtet, sondern umgewandelt.
- Menge, der vom Körper absorbierten Energie, korrelliert mit Schwere der Verletzung
- Geschwindigkeit ist ein entscheidender Fakor (Energie = 0,5 × Masse × Geschwindigkeit^2).
- Kinetik muss vor dem Patientenkontakt kurz erfasst werden, damit keine Informationen verloren gehen

- **Mechanismen mit hoher Energieübertragung**
- Herausschleudern aus einem Fahrzeug
- Fahrzeug mehr als 50 cm deformiert
- Mitinsasse des Unfallfahrzeugs an Unfallfolgen verstorben
- Sturz aus mehr als der dreifachen Körperhöhe
- Einklemmung im Fahrzeug
- als Fußgänger oder Motorradfahrer von Fahrzeug erfasst
- Explosion
- Verschüttung
- neben Ausmaß der Energie ist die Art der Übertragung entscheidend
  - Abbremsen aus 120 km/h vs. Frontalaufprall mit 120 km/h gegen Mauer
  - Sturz auf Rasenfläche vs. Sturz auf Asphalt

Tag 4

— Schädigung durch Kavitation
  a. (z. B. Tritt gegen Thorax → Rippenfraktur → Kavität bleibt = permanente Kavitation
  b. (z. B. Tritt in Abdomen → Schuh verformt Abdomen und Organe kurzfristig → temporäre Kavität
— Schädigung durch Scherkräfte: Teil eines Organs wird stärker bewegt als ein anderer Teil → (z. B. starke Dezeleration bei Aufprall → Nieren werden nach vorn luxiert → Nierenhilus wird gedehnt und reißt

3.5.2 Traumatologische Versorgung allgemein

— Traumatologische Notfälle stellen prozentual einen **eher geringen Anteil** der rettungsdienstlichen Einsätzen dar.
— Bereits angelegte Verbände sollten nicht unnötig oft entfernt werden.
— Frakturen müssen, falls nötig, reponiert und anschließend ruhig gelagert werden, eine adäquate Analgesie ist durchzuführen.

- **Bedrohliche Blutung**
— Grundsätzlich ist eine Blutstillung möglichst schnell durchzuführen.
— Nahezu jede Blutung lässt sich durch ausreichend starken Druck von außen zum Stillstand bringen.
— Mit möglichst keimarmen Material (z. B. Mullkompressen/Verbandpäckchen) kann dieser Druck ausgeübt werden.
— erforderlichen Maßnahmen zur Schockprophylaxe
  — Wärmeerhaltung
  — beruhigender Zuspruch
  — ggf. Schocklagerung (wenn keine Kontraindikationen vorliegen (z. B. Schädel-Hirn-Verletzungen, Thoraxtrauma, Abdominaltrauma, Beckenverletzung, Wirbelsäulenverletzungen)
— Bei starker Blutung ist die Infektionsgefahr der Blutstillung gegenüber zweitrangig.

- **Frakturen**
— Meist liegt schon nach Erhebung einer groben Anamnese oder nach Schilderung des Unfallherganges der Verdacht einer Knochenfraktur nahe.

- **Klinik**
— unsichere klinische Frakturzeichen
  — Schmerz
  — Schonhaltung
  — Hämatom an umschriebener Stelle
  — Parästhesien

>Memo
Ein Blutverlust von ca. 1 Liter bedeutet für einen normalgewichtigen Erwachsenen Lebensgefahr

! Cave
Jede stark blutende Wunde kann lebensbedrohlich sein, da sie einen Schock auslösen kann.

- sichere klinische Frakturzeichen
  - abnorme Beweglichkeit
  - Anamnestisch neu aufgetretene Fehlstellung
  - Crepitatio (Prüfung obsolet)
  - offene Fraktur (Knochenenden sichtbar)
- Einteilung der offenen Frakturen
  a. Grad I: Knochenfragment durchspießt die Haut
  b. Grad II: mittelgradige Weichteilverletzung über der Fraktur
  c. Grad III: sehr ausgedehnte Weichteilverletzung über Fraktur
  d. Grad IV: subtotale Amputation (Gewebsbrücke)

Tag 4

- **Therapie**
- Analgosedierung (O_2-Gabe, Überwachung notwendig)
- Repositionsversuc,h falls nötig
- Fixieren des Repositionsergebnisses
- regelmäßige Kontrolle DMS
- bei Misserfolg: Keine unnötigen Repositionsversuche!
- bei Weichteilinterponat keine Repostion möglich
- immer Transport ins Krankenhaus
- Fixierung des Repositionsergebnisses
  - obere Extremität
    - OA: Desault-Verband, Dreiecktücher
    - UA: Vakuum-Schiene, SAM Splint
  - untere Extremität
    - OS: Vakuummatratze
    - US: Vakuumschiene
  - Wirbelsäule: Vakuummatratze, Spineboard

3.5.3 Rettungs- und Immobilisationstechniken

- **HWS-Immobilisation**
- eine in unterschiedlichen Größen verfügbare Schiene zur Stabilisierung der Halswirbelsäule, welche bei jedem Verdacht auf eine Beteiligung der HWS angelegt werden soll, (z. B. bei jedem
  - Schädel-Hirn-Trauma
  - generell bei bewusstlosen Traumapatienten
  - bei entsprechendem Mechanismus
- richtige Größe wird mit Fingern als der Abstand zwischen Trapeziusmuskel und Kinn abgemessen: Der übertragene Abstand entspricht an der HWS-Schiene dem Abstand zwischen einem Markierungs-Punkt und der Schulterstütze.
- schränkt die HWS-Bewegung nur um ca. 40% ein und wird daher immer mit manueller Stabilisierung oder in Kombination mit Vakuummatratze oder Spineboard mit Kopffixierung eingesetzt; dicke Oberbekleidung wie Pullover werden vor Anlage entfernt

Tag 4

- **Schaufeltrage**
- ein aus Aluminium bestehendes Rettungs- und Lagerungsgerät, welches eine schonende Rettung oder Umlagerung eines Patienten mit minimalen Manipulationen ermöglicht
- aus zwei Teilen bestehend, wird von beiden Seiten unter den achsengerecht angedrehten Patienten gelegt und zusammengesteckt
- kommt zum Einsatz, wenn der Verdacht auf Beckenfrakturen oder Wirbelsäulenschädigungen besteht
- Patient wird mit der Schaufeltrage häufig auf eine Vakuummatratze gelagert.
- Tragkraft beträgt i. d. R. 150 kg

- **Vakuummatratze**
- eine mit Styropor-Kugeln gefüllte Matratze zur Lagerung von Traumapatienten
- Patient wird mithilfe einer Schaufeltrage auf die Vakuummatratze verbracht, über eine Vakuumpumpe oder eine Absauganlage wird die Luft aus der Matratze abgesaugt
- Matratze passt sich den Körperkonturen an, wird durch Luftabsaugung hart und bewirkt eine Immobilisation des Rumpfskeletts

- **Vakuumschienen / pneumatische Schienen**
- Lagerungsschienen, die zur Schienung von Frakturen der oberen oder der unteren Extremität verwendet werden
- nicht geeignet für Frakturen an Gelenken, Oberschenkeln und -armen
- Kontraindikation: verschobene und offene Frakturen
- Immobilisation wird entweder durch das Einbringen von Luft (pneumatische Schiene) oder durch das Absaugen von Luft (Vakuumschiene: Prinzip wie Vakuummatratze) erreicht
- Nach Anlage muss die entsprechende Extremität auf periphere Pulse, Sensibilität und Motorik geprüft werden!

- **SAM Splint®**
- Lagerungsschienen aus flexiblem Aluminium mit Schaumstoff-Überzug
- zur Schienung von Frakturen insbesondere der oberen Extremität
- angepasste Schiene wird mit Mullbinden an der jeweiligen Extremität befestigt und somit ein Repositionsergebnis fixiert

- **Spineboard**
- Kunststoff- oder Holzbrett zur Rettung und Lagerung von Verletzten mit Verdacht auf Wirbelsäulentrauma
- auch geeignet zur Rettung von Verletzten aus dem Wasser und zur Lagerung bei der Reanimation
- wird als Alternative zur Vakuummatratze gebraucht und war im deutschen Rettungsdienst bisher selten zu finden, wird aber in immer mehr Rettungsdienst-Bereichen als Alternative eingesetzt

- **Rettungskorsett (z. B. KED= Kendrick-Extrication-Device)** **Tag 4**
- zur Rettung und Ruhigstellung von Verletzten mit Verdacht auf Wirbelsäulentrauma
- erlaubt eine schonende Rettung auch bei eingeschränkten räumlichen Gegebenheiten, die den Einsatz von Schienen und Tragen nicht ermöglichen
- wird um den Rumpf des Patienten gelegt, um eine Ruhigstellung der Wirbelsäule einschließlich des Kopfes zu erreichen
- wird nach Anlage eines Stifneck hinter den Rücken des Patienten gebracht und durch Schließen und Festziehen der Gurte wird eine Immobilisation durch die Längsverstärkung des Korsetts gewährleistet, Beingurte verhindern ein Herausrutschen des Patienten aus dem Korsett
- Die aufwendige und langwierige Anlage macht die Anwendung bei kritischen Patienten obsolet.

3.5.4 Schädel-Hirn-Trauma (SHT)

- **Definition und Epidemiologie**
- ist die Folge einer äußeren Gewalteinwirkung auf den Schädel oder das Gehirn, durch die es zu primären oder sekundären Verletzungsfolgen kommt
  a. **SHT I°** = Commotio cerebri (Erschütterung)
     Bewusstlosigkeit <5min., Symptome max. 5 Tage
  b. **SHT II°** = Contusio cerebri (Prellung)
     Bewusstlosigkeit <30 min., Symptome max. 30 Tage
  c. **SHT III°** = Compressio cerebri (Quetschung)
     Bewusstlosigkeit >30 min., Dauerschäden
- häufigste Todesursache vor dem 40. Lebensjahr
- Zusätzlich kommt es bei einem Großteil der Betroffenen zu einer erheblichen, oft lebenslangen körperlichen wie auch geistigen Behinderung.
- Deutschland: 332 Patienten pro Jahr mit Schädelhirnverletzungen pro 100.000 Einwohner, davon 91% leicht, 4% mittel und 5% schwer eingestuft

- **Ätiologie**
- 52% der SHT werden im Rahmen von PKW Unfällen verursacht.
- Etwa 60% aller polytraumatisierten Patienten weisen ein Schädel-Hirn-Trauma auf.
- Risiko für eine im Verlauf auftretende raumfordernde intrakranielle Blutung steigt mit zunehmendem Schweregrad des SHT in Kombination mit einer Schädelfraktur, einer posttraumatischen Amnesie und einer Bewusstseinsstörung

Tag 4

- Einteilung
- Schädigungen beim SHT werden in primäre und sekundäre unterteilt.
  a. Primäre, durch das Trauma selbst entstandene Verletzungsfolgen sind irreversibel und können therapeutisch nicht beeinflusst werden.
  b. Hauptziel der präklinischen (und auch klinischen) Versorgung liegt in der Minimierung der Sekundärschäden, die (z. B. durch erhöhten Hirndruck, Hypo- bzw. Hyperventilation oder aber hypertensiven Blutdruck verursacht werden können.
- **Offenes SHT**: Verletzung der harten Hirnhaut (= Dura mater), Austritt von Hirnflüssigkeit (Liquor) oder Hirnsubstanz → Infektionsgefahr → sterile Abdeckung
- ersten Anhalt über den Schweregrad des SHT gibt die Einschätzung des Patienten mittels **Glasgow-Coma-Scale**:
  - schweres SHT   GCS <8
  - mittelschweres SHT   GCS 9 - 12
  - leichtes SHT   GCS 13 - 15
- Blutungstypen
  - epidurales Hämatom
    - arterielle Blutung zwischen Dura mater und Schädelknochen
    - meist Verletzung der A. meningea media
    - symptomfreies Intervall möglich
  - subdurales Hämatom
    - venöse Blutung zwischen Dura mater und Hirngewebe
    - Zerreißen von Brückenvenen
  - Subarachnoidalblutung
    - meist Aneurysmablutung, selten traumatisch
  - Intrazerebrales Hämatom
    - meist hypertensive Massenblutung, nicht traumatisch

- Pathophysiologie
- Die cerebrale Perfusion (CPP = cerebraler Perfusionsdruck) steht in direkter Beziehung zum intrakraniellen Druck (ICP) und dem mittleren arteriellen Druck (MAP), da CPP = MAP − ICP.
- **Monroe-Kellie-Lehrsatz**
  - Inhalt des Neurocraniums (ca. 1.500 - 1.700ml Binnenvolumen, davon ca. 80% Hirnparenchym, 10% Liquor, 10% Blut) befinden sich in einem geschlossenen Raum
  - Zunahme eines Anteiles geht auf Kosten der Anderen
  - Ist dieser Raum erschöpft, steigt der ICP → Hirngewebe wird in Richtung des Foramen magnum verdrängt, was zu einer der vier Herniationsvarianten führt
- Herniation
  a. innere Herniation: subfalzial (Gyrus cinguli), transtentoriell, transforaminal (Kleinhirntonsillen)
  b. äußere Herniation (Verlagerung von Hirngewebe nach außen)

Tag 4

– Zunahme des intrakraniellen Druckes kann verursacht werden durch:
  – Volumenzunahme des Hirngewebes (Hirnödem: zytotoxisch, vasogen, interstitiell)
  – Zunahme des intrazerebralen Blutvolumens (Hyperämie)
  – Zunahme des Liquors (Hydrozephalus)

▪ **Klinik**
– zusätzliche Diagnose einer Schädelfraktur ist wegweisend für die weitere Behandlung (Beobachtung bzw. Weiterverlegung in eine neurochirurgische Klinik)
– Kopfschmerzen, Benommenheitsgefühl, Übelkeit oder Schwindel
– Doppelbilder und Schwerhörigkeit
– objektive Verletzungszeichen des Kopfes mit Schwellung, Blutung, Riss- oder Platzwunden, Skalpierung
– Deformitäten des Schädels, Austritt von Blut, Liquor oder Hirngewebe, Blutung aus Mund, Nase oder Ohr
– Amnesie
– Orientierungsstörungen, Erbrechen, Lähmungen, Sprach- und/ oder Koordinationsstörungen
– Hirnnervenstörungen, Krampfanfälle, Streckkrämpfe, vegetative Störungen
– Zeichen einer lebensbedrohlichen Verschlechterung beim bewusstseinsgestörten Patienten sind
  – Pupillenerweiterung, gestörte Pupillenreaktion auf Licht, Hemiparese, Beuge- und Strecksynergismen sowie Kreislaufstörungen
– Hirndruckzeichen
  – Kopfschmerzen
  – neu aufgetretene Krampfanfälle
  – neurologische Herdsymptome
  – Sehstörungen
  – Übelkeit, Erbrechen (ggf. schwallartig)
  – Drehschwindel
  – Bewusstlosigkeit (Sopor → Koma)
  – positives Babinski-Zeichen
  – Pupillenveränderungen
  – Cheyne-Stoke-Atmung
  – präfinales Spätzeichen: Bradykardie bei Hypertonie

▪ **Diagnostik**
– zusätzliche Diagnose einer Schädelfraktur ist wegweisend für die weitere Behandlung (Beobachtung bzw. Weiterverlegung in eine neurochirurgische Klinik)
– gezielte Untersuchung des Patienten am Unfallort
  – wichtigste Maßnahme zur Einschätzung des Ausmaßes des SHT

Tag 4

— Die prognostisch bedeutsame initiale Bewertung kann häufig ausschließlich vom Notarzt durchgeführt werden, da der Patient im Verlauf möglicherweise sediert und intubiert wird.
— gibt wichtige Hinweise dafür, wie und wohin der Patient transportiert wird
— Monitoring im präklinischen Verlauf
  — Pupillendiagnostik
  — neurologischer Status
  — Pulsoxymetrie
  — Blutdruck
  — Atemfrequenz
  — Kapnometrie (Normoventilation $PaCO_2$ 35 - 40 mmHg)
  — inspiratorische O_2-Konzentration (100%)
  — EKG
  — ggf. Beatmungsdruck
— innerklinisch: primär kraniale Computertomographie, im Verlauf ggf. MRT

- **Therapie**
— Angestrebt wird bei isoliertem Verdacht auf Hirndruck eine Normotension, bei begleitender unkontrollierbarer Blutung ein systolischer Blutdruck >90 mmHg.
— Indikationen zur Intubation bei SHT
  — Bewusstlosigkeit (GCS <9)
  — Bewusstseinseintrübung mit Atemstörung
  — Blutung im Nasen- / Rachenraum
  — Schwellung bei Gesichtsverletzungen
  — Aspiration
  — Kombination mit Thoraxverletzung und/oder hypovolämischem Schock
— Um die Sekundärschädigung des Gehirns so gering wie möglich zu halten, gilt es zu vermeiden:
  — Hypoxie
  — Hyper- und Hypokapnie
  — Hypotension (Systole < 90 mm Hg, MAP < 60 mm Hg)
  — intrakranieller Druckanstieg mit Abnahme der zerebralen Perfusion
— Durch eine 30° Oberkörperhochlage bei Neutralstellung des Kopfes kann der ICP gesenkt und trotzdem eine optimale zerebrale Perfusion und Oxygenation erreicht werden.
— ggf. schnellstmögliche operative Versorgung: Raumfordernde, intrakranielle Verletzungen stellen eine absolut dringliche Operationsindikation dar.

! Cave
Lagert der Kopf nicht in Neutralstellung oder ist die HWS-Schiene zu eng angepasst, kann der ICP durch Kompression der abführenden venösen Gefäße ansteigen.

3.5.5 **Thoraxtrauma**

Definition und Epidemiologie
- alle Verletzungen des Brustkorbes
- Bei fast 25% aller Unfälle mit tödlichem Ausgang, sterben die Unfallverletzten sterben an Verletzungen dieser Art.
- typische Verletzungen im Rahmen eines Thoraxtraumas
  - Rippenserienfraktur (>3 Rippen)
  - Sternumfraktur
  - Pneumothorax/Spannungspneumothorax → Lufteintritt in Pleuraspalt → Lungenkollaps
  - Hämatothorax → Blutansammlung im Pleuraraum
  - Contusio cordis (Herzprellung)
  - Herzbeuteltamponade → Blutansammlung im Herzbeutel → Pumpversagen

- **Klinik**
- Tachypnoe, Dyspnoe
- Zyanose
- atemabhängiger Brustschmerz
- eingeschränkte oder fehlende Atemexkursion
- einseitiges Atemgeräusch
- Hypersonorer oder abgeschwächter Klopfschall
- beschleunigte Atmung
- Einsatz der Atemhilfsmuskulatur
- paradoxe Atmung bei instabilem Thorax (gegenläufige Bewegung der beiden Thoraxhälften)
- obere Einflussstauung (Spannungspneumothorax, Perikardtamponade)

- **Diagnostik**
- Sicherung der Diagnose ist beim Thoraxtrauma präklinisch meist nicht möglich
- Sammlung der Hinweise auf das Verletzungsmuster
- bei der Anamneseerhebung zu beachten sind z. B.
  - Gurtmarken
  - Kontusionen durch Airbags
  - Hochgeschwindigkeitstraumen
  - nicht angeschnallte PKW-Fahrer
  - angefahrene Fußgänger etc.
- Auskultation (ggfs. seitendifferent)
- Inspektion
- Perkussion

- **Therapie**
- bedenke mögliche Begleitverletzungen der Wirbelsäule und beachte diese bei der Rettung, sowie dem Transport des Patienten (Stifneck, Schaufeltrage, Vakuummatratze)

— Therapie orientiert sich an typischen Symptomen und der Klinik
des Patienten
— Monitoring (EKG, Pulsoximeter, Blutdruck)
— sichere, großlumige Zugänge zur Schocktherapie mit Volumen
und ggf. Katecholaminen
— Lagerung flach bei Wirbelsäulen-Beteiligung
— Oberkörper hoch bei isoliertem Rippen-/ Sternumtrauma
— Adäquate Analgesie unter Beachtung der möglichen Atemde-
pression
— Intubation und Beatmung falls erforderlich
— Sauerstoffgabe, halbsitzende Lagerung (ggfs. auf betroffene Seite)
— Hämato-, Pneumothorax →Thoraxdrainage
— Herzbeuteltamponade → Perikardpunktion
— Contusio cordis → engmaschige Rhythmus-, Blutdrucküber-
wachung

Rippenserienfraktur

— Fraktur von mindestens drei Rippen in Folge
— Brustwand wird instabil und bewegt sich bei der Atmung gegen-
läufig zur normalen Atembewegung
— Bei Einatmung sinkt der Thorax ein, bei der Ausatmung dehnt
er sich aus → sog. paradoxe Atmung → diese Atmung ist
insuffizient

Pneumo-/ Spannungspneumothorax

— Verletzung des Pleuraspaltes, wodurch es zum Druckausgleich
mit der Umgebung kommt; die entsprechende Lunge
kollabiert
— einseitig abgeschwächtes Atemgeräusch
— ggf. Hautemphysem bzw. Mediastinalemphysem
— bei Entstehung eines Ventilmechanismus Gefahr des Spannungspneumothorax
  — Durch massive Luftansammlung kann es zum Druckanstieg
  mit Mediastinalverlagerung kommen.
  — Abknicken der Vena cava mit Verminderung der rechtskardi-
  alen Füllung und reduziertem Auswurf möglich

- Therapie
— Entlastungspunktion
  — Rasche Entlastung erfolgt mittels Einstechen einer groß-
  lumigen Venenverweilkanüle im 2. oder 3. ICR in der
  Medioclavicularlinie (Punktion nach Monaldi)
    — Wegen des Gefäßverlaufes orientiert man sich am Oberrand
    der jeweiligen Rippe
— Überdruckbeatmung kann bei bestehendem Pneumothorax zur
raschen Verschlechterung der Situation führen

Hämatothorax

Tag 4

- Einblutung in die Pleurahöhle
- Atmung des Patienten ist durch die kollabierte Lunge beeinträchtigt
- bei stärkeren Blutungen Volumenmangelschock möglich

- **Therapie**
- Thoraxdrainage
    - sog. Bülau-Drainage
    - Anlage in der vorderen bis mittleren Axillarlinie in Höhe des 4. - 5. ICR

Contusio cordis

- Prellung des Herzens durch den Unfall
- Herzrhythmusstörungen möglich
- Meistens kann an der Unfallstelle keine therapeutische Maßnahme eingeleitet werden.
- Die Patienten werden nach einer möglichen Diagnostik mindestens 24 h intensivmedizinisch überwacht.

Herzbeuteltamponade

- Kompression der Ventrikel durch Blut oder anderen Flüssigkeiten innerhalb des Herzbeutel → reduzierte Auswurfleistung → Herzbeuteltamponade
- traumatisch a. e. im Rahmen von penetrierenden Verletzungen

- **Klinik**
- gestaute Halsvenen
- im Verlauf leiser werdende Herzgeräusche

- **Diagnostik**
- zunehmende Niedervoltage im EKG
- sonographischer Nachweis

- **Therapie**
- Punktion der unteren Thoraxapertur vom Xiphoid her kommend

3.5.6 Abdominaltrauma

- **Definition und Epidemiologie**
- meist stumpfes Bauchtrauma
    - Unfallmechanismus
    - Schmerzen
    - Abwehrspannung
    - Prellmarken
    - zunehmender Bauchumfang
    - falls offen: Austreten von Bauchorganen

3

Tag 4

>**Memo**
Das stumpfe Bauchtrauma wird
oft unterschätzt oder sogar übersehen

— nur selten Perforation der Bauchdecke mit Austritt von Bauch-
   organen und einer damit offensichtlichen Lebensgefahr
— Typische Unfallhergänge für ein abdominelles Trauma sind z. B.:
   — Aufprall auf Lenkrad oder Lenkstange
   — Gurttrauma
   — Überrollen
   — Verschütten
   — Einklemmen
   — Tritte
— typische Verletzungen
   — Leberruptur
   — zweizeitige Milzruptur
   — Nierenverletzungen
   — Verletzungen von Hohlorganen
   — Verletzungen von intraabdominellen Gefäßen

■ **Klinik**
— Symptome sind häufig unspezifisch.
— Schmerzen dumpf und schlecht lokalisierbar.
— Nicht immer sind deutliche Prellmarken von Anfang an vorhanden.
— Erst spät kommt es zur typischen lokalisierten oder generalisier-
   ten Abwehrspannung.
— Ein Hinweis kann die eher oberflächliche, überwiegend
   thorakale Atmung unter Schonung der Bauchwand sein.
— Anzeichen eines Volumenmangelschocks

■ **Diagnostik**
— Auskultation/Palpation
— Ultraschall
— CT
— ggf. Röntgen-Abdomen/Angiographie/ERCP

■ **Therapie**
— Erkennen einer möglichen Verletzung innerer Organe
— zügiger, aber schonender Transport in die Klinik, da nur hier
   entsprechenden Verletzungen kausal behandelt werden können
— Monitoring (EKG, Pulsoximeter, Blutdruck)

>**Memo**
Bei perforierenden Verletzungen
sollte, falls möglich ein entsprechender Gegenstand (Messer,
Pfahl etc.) in der Wunde belassen
werden!

— Lagerung mit angezogenen Beinen (→ Bauchdeckenentspan-
   nung), falls nötig Schocklage
— zügiger Transport
— ggf. Schmerztherapie, Intubation, Beatmung
— großlumige Zugänge gewährleisten die Möglichkeit einer
   Volumentherapie → Blutungen in den Bauchraum präklinisch
   nicht kontrollierbar →zurückhaltende Volumentherapie
— übertriebene Volumentherapie führt zur Verdünnung von
   Gerinnungsfaktoren innerhalb des Plasmas → Verstärkung der
   Blutung wegen des erhöhten intravasalen Druckes → Wegspülen
   bereits entstandener Koagel an der Blutungsstelle

- Zielparameter zur Steuerung der Volumentherapie ist der Blutdruck
  - Wegen des niedrigen Blutdruckes, der zum Erhalt von intravasalem Blut (und damit Sauerstoffträgern) bis zur definitiven Therapie akzeptiert wird, nennt sich dieses Verfahren **permissive Hypotension**.

3.5.7 Polytrauma

- **Definition und Epidemiologie**
- gleichzeitige Verletzung mehrerer Körperregionen oder Organsysteme, wobei wenigstens eine Verletzung oder die Kombination der Verletzungen lebensbedrohlich ist
- Präklinische und erste Stunden der klinischen Versorgung sind für Prognose entscheidend!

- **Typische Verletzungsmuster**
- 60% Schädel-Hirn-Trauma
- 30% Thoraxtrauma
- 15% Wirbelsäulentrauma (HWS 9%)
- 7% Abdominalverletzungen
- 75% Extremitätenverletzungen (insb. Frakturen)
- 2,1% aller Patienten im Rettungsdienst sind polytraumatisiert (Luftrettung 13,6%)
- überwiegend junge Menschen betroffen → nach suffizienter präklinischer Versorgung und Rehabilitation Rückkehr in das Berufsleben möglich ist
- Häufigkeitsverteilung in Deutschland
  - 70%   Verkehrsunfälle
  - 10%   Arbeitsunfälle
  - 10%   Sportunfälle
  - 10%   häusliche Unfälle
- präklinisches Management des schwer traumatisierten Patienten

3.5.8 Sicherheit–Situation–Szene (SSS)

- Eigenschutz beachten: Der Ausschluss von Gefahren für die Helfer steht immer an erster Stelle!
- Überblick verschaffen
  - Was ist passiert?
  - Wie viele Patienten gibt es?
  - Welche Kräfte haben gewirkt, und welche Verletzungen sind möglich oder wahrscheinlich?
  - Sind Personen anwesend, die Informationen bieten könnten?
  - Wird zusätzliche Unterstützung benötigt, die noch angefordert werden muss?
  - Wo befindet sich die Einsatzstelle, und mit welchen Besonderheiten habe ich zu tun?

Tag 4

>Memo
Erst wenn der Blutdruck unter systolische Werte von 80 - 90 mmHg fällt, erfolgt die Substitution mit Volumen und später ggf. Katecholaminen.

3.5.9 *Primary Survey* – Erste Untersuchung

Ersteindruck

- vermittelt eine erste Einschätzung, ob der Patient potentiell kritisch bedroht ist
- dauert nur wenige Sekunden
- neben ersten optischen Eindruck (z. B. wild gestikulierend versus tonuslos in sich zusammengesunken) erfolgt die Kontaktaufnahme mittels lauter Ansprache
- erster Eindruck gibt häufig eine erste Richtung vor und vermittelt einen Eindruck der Dringlichkeit der Versorgung
- Bewusstseinslage wird bei erster Kontaktaufnahme grob beurteilt (wach, somnolent, soporös, komatös)
- bedenke: Ein Patient, der problemlos mehrere komplexe Sätze redet → vorhandenes Bewusstsein, freie Atemwege und ausreichende Atmung
- eingeschränktes Bewusstsein, Atemnebengeräusche, wie Gurgeln und Schnarchen oder extreme Kurzatmigkeit (Unvermögen, Sätze ohne Atempausen zu sprechen): Problem im jeweiligen Bereich → Patient gilt damit als potentiell kritisch
- Ersteindruck wird abgeschlossen mit einem kurzen Griff an einen peripheren Puls (z. B. A. radialis), bei dem in zwei oder drei Sekunden eine Unterscheidung in sehr niedrige, normale und hohe Herzfrequenz unterschieden wird

ABCDE-Schema

- Nach diesem Ersteindruck erfolgt eine strukturierte, klinische Untersuchung nach dem ABCDE-Schema.
- ABCDE wird dabei nicht nur im Rahmen des *Primary Survey* genutzt, sondern dient auch der Verlaufskontroll.e
- Bei jeder Verschlechterung, nach jeder Umlagerung, zur Übergabe und wiederholt im Verlauf wird dieses Schema immer wieder abgearbeitet.
- Beim *Primary Survey* erfolgt die Beurteilung vor Allem durch klinische Untersuchung, im Verlauf wird diese durch weitere Techniken ergänzt.

- A wie *Airway* (Atemweg)
- Ein Helfer immobilisiert manuell die HWS, der Patient wird aufgefordert den Mund zu öffnen und die Zunge herauszustrecken.
  - a. Kann er dies koordinieren und fällt dabei kein Blut, keine lockeren Zähne und keine Nebengeräusche (Stridor, Gurgeln, Schnarchen) auf → die Untersuchung wird mit »B« fortgesetzt
  - b. Atemwegsprobleme werden beseitigt: durch einfache Techniken, wie Anheben des Unterkiefers mittels modifizierten Esmarch-Handgriff beim schnarchenden Patienten oder Absaugung beim gurgelnden Patienten

- Es können Hilfsmittel wie Wendl- oder Guedel-Tubus bis hin zur endotrachealen Intubation notwendig werden.
- sobald sinnvoll, wird die manuelle Immobilisation der HWS durch einen Stifneck ergänzt

Tag 4

- B wie *Breathing* (Be-Atmung)
- Atemmechanik und Funktion der Lunge werden überprüft.
- Der Inspektion des entblößten Brustkorbes folgt Palpation und Auskultation.
- Aufmerksamkeit auf pathologische Atembewegungen, gestaute Halsvenen, Prellmarken und Fremdkörper
- instabile Thoraxwand oder Schmerzen bei der breitflächigen Palpation des knöchernen Thorax geben Hinweise auf behandlungsbedürftige Verletzungen
- Auskultation: Seitendifferenz, begleitende Erkrankungen wie ein Asthmaanfall müssen erkannt werden
- Pulsoxymetrie Ziel: SpO_2 >95%
- Jeder schwer traumatisierte Patient sollte großzügig Sauerstoff via Gesichtsmaske erhalten.
- Bei einigen Patienten muss die Atmung mit einem Beatmungsbeutel assistiert oder ganz übernommen werden.
- bei Hinweisen auf einen kreislaufwirksamen Spannungspneumothorax: Entlastung mittels Pleurapunktion in Monaldiposition
- bei paradoxer Atmung infolge Rippenserienstückfraktur erfolgt die Innere Schienung mittels Überdruckbeatmung, meist unter Analgesie oder in Narkose
- Nach ausreichender Versorgung eventuell vorhandener »B-Probleme« schließt sich die Beurteilung des Kreislaufes (»C«) an.

- C wie *Circulation* (Kreislauf)
- Ziel ist es, Blutungen zu erkennen, wann immer möglich zu stoppen und Anzeichen eines Schocks wahrzunehmen.
- nach äußeren Blutungen »forschen«, d. h. nach »C-Problemem« suchen
- falls äußere Blutungen vorhanden, werden sie frühestmöglich durch direkten Druck mit einer Kompresse zum Stillstand gebracht
- Sollte dies und ein Druckverband die Blutung nicht stoppen, kann ein Tourniquet verwendet werden.
- innere Blutungen in Thorax, Abdomen, Becken und Oberschenkel können nicht vollständig kontrolliert werden → schneller Transport, Beschränkung auf absolut lebensnotwendige Interventionen am Unfallort
- Beckenschlingen und Immobilisation können sinnvoll sein → wenn indiziert einsetzen
- weiteres Vorgehen
    - Untersuchung auf sichtbare Blutungen
    - Abtasten des Abdomens (Abwehrspannung? Prellmarken?)
    - Prüfung des Beckens auf Stabilität, Palpation der Oberschenkel (Schwellung, Instabilität, Deformation)

Tag 4

— Kontrolle der Kreislaufparameter
  – Pulskontrolle (peripher: schwach-starr, tachykard-brady-kard, rhythmisch-arrhythmisch)
  – Haut: kalt-warm, feucht-trocken
  – Kolorit: blass-rosig
  – Prüfung der Kapillarfüllung (nach Druck auf Haut oder Fingernagel Ausgangsfarbe <2 Sekunden)
  – Der Blutdruck wird im ersten Anlauf meist noch nicht bestimmt.

- **D wie *Disability* (Neurologische Beeinträchtigung)**
— Neurologische Auffälligkeiten?
— Pupillen (isokor? seitengleich? Lichtreaktion direkt und indirekt? rund?)
— Extremitätenbewegung möglich?
— Beurteilung der Glasgow Coma Scale

- **E wie *Exposure* und *Environment* (Entkleiden/Umgebungseinflüsse)**
— Patienten ggf. vollständig entkleiden, falls Umstände dies erlauben, um keine weiteren lebensgefährlichen Verletzungen zu übersehen
— Erkennen sonstiger Verletzungen/Hinweise
— anschließend für Wärmeerhalt sorgen, da schwer traumatisierte Patienten schnell auskühlen
— bei Temperaturen von <34 °C → eingeschränkte Gerinnungsfähigkeit des Blutes

3.5.10 Transport

— Nach Abschluss der Erstuntersuchung wird der Patient als kritisch oder nicht-kritisch eingestuft.
— Kritische Patienten werden nach Durchführung lebensnotwendiger Maßnahmen vor Ort schnellstmöglich in den RTW oder RTH verbracht, nach ABCDE reevaluiert und einer geeigneten, vorab informierten Klinik zugeführt.
— Zu den wenigen nicht lebensnotwendigen Maßnahmen, die auch beim kritischen Patienten vor dem Transport durchgeführt werden, gehört die Immobilisation und die Schmerztherapie.

- ***Secondary Survey***
— Stabile Patienten werden in einem zweiten Schritt noch vor Ort eingehender, von Kopf bis Fuß untersucht.
— Erfassung aller weiteren Verletzungen und ggf. Versorgung
— Beim kritischen Patienten bleibt hierfür regelmäßig keine Zeit → der schnelle Transport zur definitiven Versorgung ist lebensnotwendig und hat Vorrang

>Merke
ein *Secondary Survey* beim kritischen Patienten darf NIEMALS den Transport oder die definitive Versorgung verzögert

Tag 5 – Notfallmedizin und Schmerztherapie

3   Notfallmedizin

S. Beckers, H. Biermann, S. Bergrath, J. Brokmann, M. Fries, C. Strack

3.6   Schock

M. Fries, C. Strack

3.6.1   Grundlagen

Allgemeines und Definition

— Alle Formen des Schocks sind gekennzeichnet durch ein Missverhältnis von Sauerstoff (O_2)-Angebot und -Bedarf.

— Dabei kann entweder das O_2-Angebot zu gering oder der O_2-Bedarf des Gewebes aufgrund einer gestörten Verteilung bzw. Verwertung erhöht sein.

— O_2-Angebot (DO_2) ist eine Funktion aus O_2-Gehalt des Blutes (CaO_2), in das die Hämoglobinkonzentration, die O_2-Sättigung und der physikalisch gelöste O_2 eingehen und dem Herzzeit-volumen (HZV); $DO_2 = CaO_2 \times HZV$

— Aus der Definition des Schocks wird ersichtlich, dass es für das Verständnis der verschiedenen Schockformen wichtig ist zu begreifen, dass der menschliche Kreislauf nicht nur aus großen, leitenden Gefäßen besteht (Makrozirkulation), sondern auch aus den zum O_2-Austausch relevanten Gefäßen, den Kapillaren (Mikrozirkulation).

— Obwohl anfänglich uneinheitlich, verlaufen alle Schockformen schließlich auf eine Störung der Mikrozirkulation und des Zellstoffwechsels hinaus; Missverhältnis von O_2-Angebot und -bedarf manifestiert sich auf zellulärer Ebene als Hypoxie und führt, je nach Ausmaß und Länge der Störung, zu reversiblen Veränderungen der Zellfunktionen bzw. zum Zelltod.

— Initial kommt es häufig zur Minderdurchblutung von parenchy-matösen Organen und peripheren Geweben, die im späteren Verlauf (im Rahmen der Therapie) wieder perfundiert werden; paradoxerweise führt beides zu schweren Störungen der Zell-funktion (Ischämie-Reperfusionsschaden) und kann zum Multiorganversagen führen.

— Typische klinische Messparameter (mittlerer arterieller Druck, Herzfrequenz, zentraler Venendruck, etc.) spiegeln diese kom-plexen Störungen oft nur unzureichend wieder, da sich die Mani-festation des Schocks auf Ebene der Mikrozirkulation abspielt.

— Bedeutung des zirkulatorischen Schocks in der Medizin wird häufig unterschätzt; dabei ist alleine der durch eine Sepsis be-dingte distributive Schock die dritthäufigste Todesursache in Deutschland.

Einteilung der Schockformen

— Nach Max H. Weil und Herbert Shubin werden nach der zu-grundeliegenden Störung der Kreislauffunktion vier Formen des zirkulatorischen Schocks unterschieden: hypovoläm (1), kardiogen (2), obstruktiv (3) und distributiv (4).

- Im deutschen Sprachgebrauch haben sich die Bezeichnungen
  - hypovolämischer
  - kardiogener
  - anaphylaktischer
  - septischer und
  - neurogener Schock etabliert.
- Im Rahmen dieses Buches wird die Einteilung nach Weil und Shubin bevorzugt, da sie sich auf die wirklich zugrundeliegende Störung bezieht; wo sinnvoll, werden die Synonyme zu den deutschen Bezeichnungen angegeben

Tag 5

Gemeinsamkeiten der Schockformen

- Allen Schockformen gemeinsam ist, dass anfänglich sehr unterschiedliche Krankheitsprozesse (z. B. kardiogener Schock vs. distributiver Schock) in der Endstrecke zu identischen Störungen auf Ebene der Mikrozirkulation und des zellulären Metabolismus führen.
- Im Frühstadium des Schocks werden körpereigene Kompensationsmechanismen genutzt, um das Missverhältnis von O_2-Angebot und Bedarf zu regulieren.
  - Über eine sympathiko-adrenerge Reaktion kommt es zu einer Vasokonstriktion und einer Umverteilung von Volumen vom Extravaskulärraum in die Kapillaren, was zu einer Aufrechterhaltung des Schlagvolumens und des HZV führt.
  - Es kommt zu einer Umverteilung des Blutflusses weg von »Opferorganen« (Haut, Muskulatur, Splanchnicusgebiet, Niere) hin zu vitalen Organen (Herz und Hirn).
  - Aktivierung des Renin-Angiotension-Aldosteron-Systems führt zu einer gesteigerten Na+-Rückresorption und zur Erhöhung des intravasalen Volumens
- Nach Ausschöpfung der limitierten Kompensationsmöglichkeiten kommt es zu einer Störung der zellulären Energieproduktion, da unter hypoxischen Bedingungen das Substrat Glukose nur noch unvollständig abgebaut werden kann, und es zu einer Laktat-Azidose kommt.
- Ein zu spätes Behandeln resultiert häufig im Multiorganversagen (Nierenversagen, Lungenversagen, DIC, Enzephalopathie) und letztlich im Tod.

Basisdiagnostik/erweitertes Monitoring

- Die Diagnose eines zirkulatorischen Schocks stellt sich neben der klinischen Untersuchung grundsätzlich aus hämodynamischen Variablen und Variablen des O_2-Transports.

- **Klinische Untersuchung**
- kurze Beurteilung der Vitalfunktionen von ZNS, Atmung und Kreislauf; Zeichen der schockbedingten Minderperfusion und damit Organfunktion sind:

Tag 5

- ZNS: Wachheitszustand; Orientierung; Pupillomotorik; Bewegung der Extremitäten
- Atmung: Brady-/Tachypnoe; Luftnot; Stridor; Zyanose
- Kreislauf: Brady-/Tachykardie; Blässe; Rekapillarisierungszeit des Nagelbetts; Urinausscheidung
- initiales hämodynamisches Monitoring
  - EKG
  - nicht-invasive RR-Messung
  - Pulsoxymetrie
- erweitertes Monitoring
  - invasive Messung von arteriellem RR und zentralem Venendruck (ZVD)
  - arterielle und zentralvenöse Blutgasanalyse inklusive Laktat-Messung
  - Bestimmung des HZV; Beurteilung der kardialen Funktion
    - Pulmonalarterienkatheter (Swan-Ganz-Katheter)
    - PiCCO®-System
    - Flo-Trac®-System
    - transthorakale- /transösophageale Echokardiographie
  - regionale Parameter der Perfusion bzw. Oxygenierung
    - Sidestream-Darkfield-Imaging; MicroScan®
    - Near-Infrared-Spectroscopy; InSpectra®
- Bisher konnte keine Untersuchung zeigen, dass eine Therapie anhand der klassischen Diagnostika der Kreislauffunktion (arterieller Druck, HZV, etc.) zu einer Reduktion der Mortalität führt, was für die Dissoziation von Makro- und Mikrozirkulation im Schock spricht.
- Ob neuere Verfahren zur Beurteilung der mikrovaskulären Perfusion und Oxygenierung die Behandlung und Prognose von Patienten im Schock verbessern, wird noch gezeigt werden müssen.
- Es erscheint allerdings logisch, beide Kompartimente (Makro- und Mikrozirkulation) gleichzeitig zu betrachten, um die bestmögliche Diagnose und Therapie abzuleiten.

3.6.2 Hypovolämischer Schock

- **Definition/Ursachen**
- Abfall des zirkulierenden Blutvolumens mit unzureichendem venösem Rückstrom (Vorlastabnahme) und konsekutivem Abfall des HZV durch
  - äußere/innere Blutung (Trauma, gastrointestinale Blutung, Gefäßruptur)
  - äußeren/inneren Wasserverlust (Erbrechen, Diarrhö, Verbrennung, Pankreatitis, Peritonitis)
- Bei Blutungen ist das Sauerstoffangebot oft auch durch den Verlust von Erythrozyten erniedrigt.

- **Symptome**
  - Hypotonie, Tachykardie, Tachypnoe
  - lasse, kühle Haut
  - bei primärem Wasserverlust stehende Hautfalten
  - Elektrolytstörungen
  - Bewusstseinsstörungen

- **Diagnostik**
  - Anamnese des Unfall/Notfallhergangs
  - Prüfung der vitalen Funktionen (Atmung, Kreislauf, Bewusstsein)
  - engmaschige nicht-invasive Blutdruckmessung
  - kontinuierliche EKG-Ableitung und Pulsoxymetrie
  - erweiterte Diagnostik
    - ZVD und SvO_2-Messung
    - ggf. erweitertes Monitoring durch PiCCO, PAK oder Echokardiographie
    - Bildgebung durch Röntgenübersichtsaufnahmen, Abdomensonographie, Spiral-CT
    - BGA, Laboruntersuchungen (Blutbild, Gerinnung, etc.)
    - Monitoring der Harnproduktion über Blasenkatheter
    - Messung der Körpertemperatur

- **Therapie**
  - Sichern von mehreren großlumigen (>16 G) peripheren Zugängen
  - Auskühlung verhindern bzw. aktiv erwärmen auf normotherme Werte
  - O_2-Gabe bzw. großzügige Indikationsstellung zur Intubation
  - Grundsätzlich gilt es beim Vorliegen einer konkreten Blutungsquelle, diese chirurgisch oder interventionell (radiologisch oder gefäßchirurgisch) zu sanieren.
  - Zeitgleich soll das intravasale Volumen wiederaufgefüllt werden, wobei dies sowohl mit kristalloiden als auch kolloidalen Lösungen erfolgen kann.
  - Alternativ kann, v. a. beim Fehlen großlumiger Zugänge, mittels hypertoner NaCl- oder Kolloidlösung eine »*small volume resuscitation*« durchgeführt werden.
  - Beim Verlust großer Blutmengen (>30%) bzw. bei Zeichen einer beeinträchtigten Gerinnung, frühzeitige Substitution von Erythrozytenkonzentraten und Frischplasmen
  - Im Rahmen des »*damage control*« Konzepts sind als Richtwerte des anzustrebenden Blutdrucks 90 mmHg systolisch anzustreben.

Tag 5

! Cave
bei akuten Blutungen kann der
Hb-Wert initial normal sein!

! Cave
Schädel-Hirn-Trauma mit ICP
Erhöhungen

3.6.3 Kardiogener Schock

- ■ **Definition/Ursachen**
- ▬ Ein kardiogener Schock ist durch folgende hämodynamische Parameter definiert:
  - ▬ systolischer Blutdruck >30 Minuten <90 mmHg
  - ▬ Herzminutenindex (CI; HZV bezogen auf die Körperoberfläche) <2,2 L/min/m^2
  - ▬ bei ausreichenden linksventrikulären Füllungsdrücken (*pulmonary artery occlusion pressure* >15 mmHg)
- ▬ Ursächlich kommen primär myokardiale (Myokardinfarkt, Myokarditis, Kardiomyopathie) oder mechanisch-strukturelle (Papillarmuskelabriss, Ventrikelseptumdefekt, Ruptur einer freien Wand, Perikardtamponade), seltener rhythmogene (Tachykardie, AV-Block) Pathologien in Betracht.
- ▬ Hauptursache ist der akute Myokardinfarkt, in dessen Rahmen ca. 5 - 10% aller Infarktpatienten einen kardiogenen Schock entwickeln; die Mortalität dieser Komplikation liegt bei mindestens 50%.

- ■ **Symptome**
- ▬ Symptome des Myokardinfarktes: Brustschmerz, Übelkeit, Luftnot
- ▬ kühle, blasse Haut
- ▬ Tachy-/Bradykardie
- ▬ Bewusstseinsstörungen
- ▬ Oligurie
- ▬ Lungenödem

- ■ **Diagnostik**
- ▬ EKG
- ▬ Labordiagnostik im Rahmen des Myokardinfarkts (Troponin, CK, CK-MB, LDH)
- ▬ körperliche Untersuchung (Auskultation der Lunge und des Herzens; Peripherie warm/kalt)
- ▬ Thorax-Röntgen mit Hinweis auf pulmonale Stauung
- ▬ Erweiterte Diagnostik
  - ▬ ZVD und SvO$_2$ Messung
  - ▬ Bestimmung des HZV mittels PiCCO oder PAK (hiermit auch der kardialen Füllungsdrücke)
  - ▬ TEE oder TTE wichtigstes Diagnostikum, da primär myokardiale von mechanisch-strukturellen Ursachen unterschieden werden können
  - ▬ Blasenkatheter zur Bestimmung der Harnproduktion

- ■ **Therapie**
- ▬ rasche Behebung der zugrundeliegenden Pathologie; (z. B. beim Myokardinfarkt die Rekanalisierung des verschlossenen Gefäßes mittels PTCA oder Bypass-OP oder bei primären Herzrhythmusstörungen die Anlage eines Schrittmachers, etc.

- Aufrechterhaltung einer ausreichenden Oxygenierung; evtl. endotracheale Intubation
- Vorsichtige Volumengabe bei niedrigen rechts- und linksventrikulären Füllungsdrücken (ZVD <10 und PAOP <15 mmHg)
- Bei anhaltender Hypotonie und HZV-Erniedrigung sollten positiv inotrope Substanzen bzw. Vasopressoren eingesetzt werden; Mittel der Wahl sind Dobutamin und Noradrenalin; evtl. können Phosphodiesterasehemmer zum Einsatz kommen; neuere Substanzen wie Levosimendan (Ca^{2+}-Sensitizer) zeigen vielversprechende Ergebnisse
- Zur Senkung der kardialen Nachlast und v. a. bei infarktbedingtem kardiogenem Schock ist die Anlage einer intraaortalen Gegenpulsation indiziert.
- Als ultima ratio kommen ECMO oder mechanische Herzunterstützungssysteme (*assist devices*) zum Einsatz.

Tag 5

3.6.4 Obstruktiver Schock

- **Definition/Ursachen**
- Obstruktion im Bereich des rechtsventrikulären (Lungenembolie, akuter pulmonaler Hypertonus) oder linksventrikulären Ausflusstraktes (Perikardtamponade, Spannungspneumothorax, dekompensierte Aortenklappenstenose)
- Führender Auslöser eines obstruktiven Schocks ist die Lungenembolie, während andere Ursachen eher selten sind.

- **Symptome**
- Generell sind hier die allgemeinen Schocksymptome, wie Tachykardie, Hypotonie, blasse Haut, Bewusstseinstrübung etc. möglich.
- Im speziellen Fall kommen zusätzlich Symptome der auslösenden Ursache hinzu (Thoraxschmerz, massive Dyspnoe, Hämoptyse).

- **Diagnostik**
- Verdacht auf einen obstruktiven Schock ist neben dem Vorhandensein der o. g. typischen Schocksymptome vor allem durch eine gründliche Anamnese abzuklären, die eine entsprechende Differenzierung ermöglichen kann; so ist bei der Lungenembolie ein Lebensalter >65, orthopädische Eingriffe und längere Immobilisation prädestinierend; bei Z. n. herzchirurgischem Eingriff kommt am ehesten eine Perikardtamponade in Betracht, und ein Spannungspneumothorax ist möglich bei Trauma oder (z. B. nach zentraler Venenpunktion)
- Daneben ist bei begründetem Verdacht die rasche Bildgebung mittels Echokardiographie oder CT unverzichtbarer Bestandteil der Diagnostik.
- Laborchemisch kann ein negatives D-Dimer eine Lungenarterienembolie mit hoher Wahrscheinlichkeit ausschließen.

- **Therapie**
- kreislaufstabilisierende Therapie mittels Volumengabe und Vasopressoren kann im Rahmen des obstruktiven Schock nur als überbrückend angesehen werden und muss durch definitive Maßnahmen komplettiert werden
- Bei Vorliegen einer Perikardtamponade muss unverzüglich eine Entlastung durch einen herzchirurgischen Eingriff herbeigeführt werden; im Rahmen eines Spannungspneumothorax muss ebenso unverzüglich eine sofortige Entlastung durch eine Thoraxdrainage oder durch ein anderes Instrument (14 G Venenverweilkanüle) erfolgen.
- Die Therapie der Lungenembolie orientiert sich primär am Vorhandensein der Schocksymtomatik (d. h. syst. Blutdruck <90 mmHg); eine Lysetherapie bzw. eine offen chirurgische Thrombektomie ist indiziert im Rahmen eines Herz-Kreislauf-Stillstands; bei hämodynamischer Stabilität, aber deutlicher Rechtsherzbelastung bzw. massiver Gasaustauschstörung ist die Lyse bzw. die Thrombektomie zu erwägen

3.6.5 Septischer Schock

- **Definitionen/Ursachen**
- Veränderung in der Verteilung (Distribution) des intravaskulären Volumens in Kombination mit einer deutlichen Abnahme des peripheren Gefäßwiderstand
- Hauptauslöser sind Sepsis (septischer Schock) im Rahmen eines bakteriellen, seltener auch viralen oder fungalen Infekts bzw. eine massive systemische Inflammationsreaktion durch Trauma oder Ischämiereperfusion-
- Da der septische Schock von immanenter klinischer Bedeutung ist (dritthäufigste Todesart generell; häufigste auf Intensivstationen), soll hier auf die beiden anderen Auslöser Anaphylaxie (allergischer/anaphylaktischer Schock) und Rückenmarksläsionen (neurogener Schock) nur kurz eingegangen werden.
- Wenn zwei Kriterien einer systemischen Inflammation (SIRS-Kriterien s. u.) vorliegen, und der Patient trotz ausreichender Volumensubstitution (20 ml/kg KG) keinen MAP >65 mmHg aufbauen kann, ist die Diagnose septischer Schock gestellt.

- **SIRS-Kriterien**
- Temperatur >38,0°C oder <36,0°C
- HR >90/min
- Tachypnoe (Atemfrequenz >20/min) oder Hypokapnie (paCO$_2$ <32 mmHg)
- Leukozyten >12.000/µl oder <4.000/µl oder >10% unreife Formen

- Zur besseren Differenzierung sollte eine genaue Anamnese (andere Schockformen möglich?) und entzündungsspezifische Serummarker Procalcitonin, IL-6, c-reaktives Protein) hinzugezogen werden.

> **! Cave**
> Das Fehlen von SIRS-Kriterien schließt einen septischen Schock nicht aus!

- **Symptome**
- Zeichen der Organdysfunktion
    - septische Enzephalopathie (Delirium)
    - Gasaustauschstörung (primär i. R. einer Pneumonie; sekundär bei nahezu allen Patienten mit septischem Schock)
    - Nierenfunktionsstörung (Oligo-/Anurie; Erhöhung der Retentionsparameter)
    - Gerinnungsstörung (Anstieg der PTT; Thrombozytopenie)
    - Leberfunktionsstörung (Quick-Abfall; Bilirubinanstieg)
    - metabolische Azidose mit Laktatanstieg

- **Therapie**
- Die spezifische Therapie des septischen Schocks sollte initial mit großzügiger Volumensubstitution erfolgen; hierbei sollten HAES-basierte Lösungen aufgrund einer erhöhten Rate an akutem Nierenversagen vermieden werden; Ziel ist es die Flüssigkeitstherapie an hämodynamischen Größen zu orientieren:
    - ZVD >8 bzw. >12 mmHg unter mechanischer Beatmung
    - MAP >65 mmHg
    - Diurese >0,5 ml/kg/Std
    - zentralvenöse Sauerstoffsättigung ($ScvO_2$) >70%
    - Laktat <1,5 mmol/l bzw. Abfall des Laktats
- Ist mit diesen Maßnahmen kein MAP >65 mmHg zu erzielen, sollte eine kontinuierliche Noradrenalin-Infusion erfolgen.
- Im Rahmen der spezifischen Therapie des septischen Schocks ist die kausale Therapie eines Infektionsherdes durch eine operative Sanierung von höchster Wichtigkeit; sollte kein chirurgisch sanierbarer Fokus ursächlich sein, ist die rasche und adäquate Therapie mit entsprechenden Antiinfektiva enorm wichtig und innerhalb einer Stunde nach der Diagnosestellung »septischer Schock« einzuleiten; zuvor sollten Blutkulturen asserviert werden

3.6.6 Anaphylaktischer Schock

- **Definitionen/Ursachen**
- Maximalvariante einer Unverträglichkeitsreaktion, die in 50% der Fälle immunologisch (anaphylaktisch) unter Beteiligung von IgE ausgelöst wird oder durch nicht-immunologische Mediatorenfreisetzung (anaphylaktoid) zustande kommt
- (z. B. durch Insektengifte, Kontrastmittel, Medikamente, Nahrungsmittel)

Tag 5

- ■ **Symptome**
- ▬ arterielle Hypotension kombiniert mit typischen Hauterscheinungen
- ▬ Die pathophysiologischen Vorgänge sind bestimmt durch die große Menge freigesetzten Histamins und anderer vasoaktiver Mediatoren (z. B. Leukotriene, Thromboxane)
- ▬ Haut: Erythem, Urtikaria, Ödem
- ▬ Gastrointestinaltrakt: Übelkeit, Erbrechen
- ▬ Atemwege: Hustenreiz, Glottisödem, Bronchospastik
- ▬ Kreislauf: periphere Vasodilatation, Hypotension, Tachykardie
- ▬ Bei den Auswirkungen auf den Kreislauf liegt im Wesentlichen ein relativer Volumenmangel vor, da dem Gefäßsystem durch die periphere Vasodilatation nicht mehr ausreichend Volumen zur adäquaten Sauerstoffversorgung aller Gewebe zur Verfügung steht.
- ▬ Stadium I
  - ▬ Juckreiz, Urtikaria, Erytheme, Ödeme
- ▬ Stadium II
  - ▬ Übelkeit, Erbrechen, Tachykardie, Hypotension, Atemnot, beginnende Bronchospastik
- ▬ Stadium III
  - ▬ Schock, ausgeprägte Bronchospastik, Bewusstlosigkeit
- ▬ Stadium IV
  - ▬ Herz-Kreislauf-Stillstand

- ■ **Therapie**
- ▬ sofern möglich sofortige Beendigung der Allergenzufuhr
- ▬ Mittel der ersten Wahl bei der schweren anaphylaktischen Reaktion (ab Stadium III, siehe unten) ist das Katecholamin Adrenalin (Suprarenin®).
- ▬ Stadium I
  - ▬ Allergenzufuhr stoppen
  - ▬ Antihistaminika, H_1/H_2-Blockade (z. B. FENISTIL®/SOSTRIL®)
- ▬ Stadium II
  - ▬ Sauerstoffgabe
  - ▬ Volumengabe, Kristalloide oder Kolloide, (z. B. Ringer-Lösung
  - ▬ Kortikosteroide
  - ▬ inhalative Beta$_2$-Mimetika
  - ▬ H_1/H_2-Blockade (z. B. FENISTIL®/SOSTRIL®)
  - ▬ ggf. Adrenalin 5 - 10 µg i. v.
- ▬ Stadium III
  - ▬ Sauerstoffgabe
  - ▬ Volumengabe, vorzugsweise Kolloide, (z. B. HAES-Steril® 10%
  - ▬ Adrenalin (Suprarenin®)
  - ▬ H_1/H_2-Blockade
  - ▬ Kortikosteroide in hoher Dosis

— bei schwerer Bronchospastik inhalative Beta$_2$-Mimetika und
  ggf. Theophyllin (Euphyllong®)
— ggf. Intubation und Beatmung

— Stadium IV
  — kardiopulmonale Reanimation

3.6.7 Neurogener Schock

- **Definition/Ursachen**
— generalisierte Vasodilatation mit relativem Volumenmangel
  aufgrund Störung der sympathischen und parasympathischen
  Regulation der glatten Gefäßmuskulatur
— (z. B. durch Schädigung des zentralen Vasomotorenzentrums
  (SAB, erhöhter ICP), Unterbrechung der Efferenzen der Vaso-
  motorenzentren (spinales Trauma, Ischämie)

- **Symptome**
— plötzliche Hypotension, Bradykardie
— je nach Verletzungsmechanismus/ Trauma: Unruhe, Verwirrtheit, ggf. Bewusstlosigkeit, blasse, warme, trockene Haut, Verlust
  spinaler Reflexe, Paresen, Sensibilitätsverlust

- **Diagnostik/ Therapie**
— neurologische Untersuchung: GCS, Meningismus, Pupillomotorik, Pyramidenbahnzeichen, segmentale motorische sowie
  sensible Funktionen
— kreislaufstabilisierende Therapie mittels Volumengabe und
  Vasopressoren bis spinale Schockphase überwunden
— bei erhöhtem Hirndruck evtl. Osmotherapeutika (z. B. Mannitol)
  erwägen bis zur chirurgischen Dekompression

3.7 Besondere Notfallsituationen

S. Beckers, H. Biermann, S. Bergrath, C. Strack

3.7.1 Ertrinken

— Auftreten einer primären respiratorischen Insuffizienz als Folge
  von Submersion/Immersion in Flüssigkeit
  — Vorhandensein einer Flüssigkeit-Luft-Grenze am Eingang der
    Luftwege des Betroffenen
  — Atmung wird verhindert
  — Betroffene werden lebendig oder verstorben in jedem Fall
    einem Ertrinkungsunfall zugerechnet
— Inzidenz: ca. 0,8 bis 1,45 pro 100.000 Einwohner/a
— bei Kindern im Alter von 0 - 4 Jahren zweithäufigste Todesursache

- Tod durch Ertrinken häufiger bei jungen Männern
- begleitender Alkoholkonsum bei bis zu 70% der Todesfälle
- extreme Bradykardie möglich
- häufig begleitend Hypothermie
- Hypovolämie durch Diurese-Effekt
- Unterscheidung Salz-/Süß-Wasser unwichtig
- Gefahr sekundäres Lungenödem

- **Bei Rettung aus dem Wasser**
- bedenke Eigensicherung zur Minimierung der Risiken für den Retter
- bedenke Rückenmarksverletzung
- Betroffenen horizontal lagern
- keine Wiederbelebungsversuche im Wasser wenn untrainiert

- **Maßnahmen**
- bedenke Rückenmarksverletzung
- Verletzung der HWS eher selten (ca. 0,5%)
- keine Versuche zur »Lungenentleerung«
- Erbrechen ist häufig
- frühe endotracheale Intubation wenn bewusstlos
- wenn möglich 100% Sauerstoff
- hohes ARDS-Risiko
- IV-Infusionslösungen
- Magensonde zu Entlastung/Entleerung
- prognostisch günstig: vorhandene Atmung und Spontankreislauf bei Erreichen des Krankenhauses
- Pneumonien häufig: Keine routinemäßige Anwendung von Antibiotika
- keine Evidenz für Kortikosteroide oder Barbiturate

3.7.2 Tauchunfall

Barotrauma
- Druckdifferenz zwischen Umgebung und luftgefüllten Körperräumen, wenn kein Druckausgleich möglich ist. Dies kann durch Unter- oder Überdruck geschehen.
    - Trommelfellperforation
    - Pneumothorax
    - Hämatothorax

Arterielle Gasembolien
- Mechanismen: Passage von Gasbläschen in die Pulmonalveven und von dort in den systemischen Kreislauf, Entstehung einer venösen Gasembolie durch Ausperlen von gelösten Gasen und Übertritt in die arterielle Strombahn, paradox durch Rechts-Links-Shunt
- neurologische Symptome, wie Apoplex, Kardiale Symptome wie Myokardinfarkt

Dekompressionskrankheit (DCS)

- durch zu schnellen Aufstieg. Die durch erhöhten Druck in der Tiefe gelösten Gase im Gewebe und Blut (ibs Stickstoff) perlen wieder aus → Gasblasenbildung im Gewebe
- DCS Typ 1: Muskel und Gelenkschmerzen, Juckreiz (»Taucher-flöhe«) Rötung und Schwellung der Haut Müdigkeit Apathie
- DCS Typ 2: Schwindel und Erbrechen, Hör-, Seh- und Sprach-störungen, Sensibilitätsstörungen, Paresen, akute Dyspnoe

- **Therapie**
- Rekompression je nach Schwere in Überdruckkammer → Hyperbare Oxygenation
- 100% Sauerstoff
- Volumentherapie (durch Taucherdiurese Volumendefizit)
- Pneumothorax entlasten
- intensivmedizinische Überwachung
- Wärmeerhaltung

3.7.3 Stromunfall

- 0,54 Todesfälle / 100.000 Einwohner/a
- meisten Unfälle am Arbeitsplatz
- häusliche Stromunfälle mit niedriger Spannung betreffen häufiger Kinder
- Schwere der Verletzung abhängig von
  - Art des Stroms (Wechsel- oder Gleichstrom)
  - einwirkende Energie
  - Widerstand
  - Weg des Stroms durch den Patienten
  - Fläche und Dauer des Kontakts

Niederspannungsunfälle

- Erhöhung des Verletzungsrisikos durch Feuchtigkeit an Körper-oberfläche → Herabsetzung Hautwiderstand
- neurovaskuläre Leitungsbahnen der Extremitäten aufgrund des geringsten Widerstandes besonders gefährdet
- Kontakt mit Wechselstrom → tetanische Kontraktion der Skelettmuskulatur möglich, die ein Festhalten an der Stromquelle bedingt
- vorwiegend elektrische Wirkung, insbesondere auf Herz und Nervensystem
- potentiell lebensbedrohlich ist Stromdurchfluss durch Myokard
- Stromdurchfluss durch Myokard während vulnerablen Phase (analog zum R-auf-T-Phänomen) kann VF auslösen
- Asystolie kann primär oder sekundär als Folge eines hypoxie-bedingten Kreislaufstillstandes auftreten

Tag 5

- Induktion Koronararterienspasmus mit myokardialer Ischämie möglich
- Atemstillstand aufgrund Lähmung zentraler Steuerungssysteme der Atmung & Atemmuskulatur
- entlang der Strompassage mehr oder weniger ausgedehnte Schädigung der durchströmten Gewebe
- Stromfluss, der transthorakal, d. h. von Hand zu Hand geht, ist bedrohlicher als Stromfluss, der vertikal, d. h. von Hand zu Fuß oder Fuß zu Fuß, geht

Hochspannungsunfälle

- vorwiegend Wärmewirkung auf das Gewebe (oberflächlich und tief)
- Symptomatik zusätzlich (!) zu Niederspannungssymptomen
  - Strommarken
  - Verbrennungen
  - Verkochungen
  - neurologische Schäden
- industrielle Unfälle
  - eher obere Extremitäten betroffen
  - großflächige Verbrennungen typisch
- Blitzschlag
  - Kontaktstelle mit tief-reichenden Verbrennungen
  - überwiegend Kopf, Nacken & Schultern
  - Trauma durch von Blitz getroffenen Gegenständen
  - Schädigungen durch über den Erdboden geleiteten Strom oder sog. »Stromspritzer«
  - Verletzungsmuster & -schwere uneinheitlich
  - Myokardinfarkt
  - myokardiales Stunning
  - Rhabdomyolyse
  - psychiatrische Langzeitfolgen
  - Verletzungen des Bewegungsapparates
  - Dislokationen & Frakturen durch massive Muskelkontrakturen oder Sturz
  - Muskelnekrosen, Thrombosen & Kompartmentsyndrome
  - wird Stromschlag überlebt
    - massive Katecholaminfreisetzung oder autonome Stimulation
    - Hypertension, Tachykardie, unspezifischen EKG-Veränderungen, Myokardnekrosen
  - häufig zentrale und periphere Nervenschäden sowie intrazerebrale Blutungen und Hirnödem

Technische Rettung

- bedenke bei Hochspannung:
  - Lichtbogenüberschlag kann bis zu mehrere Meter um den Betroffenen herum durch den Boden Strom leiten

>**Memo**
Bewusstlose Patienten in entsprechender Auffindesituation mit punktförmigen Verbrennungen sollten als Blitzschlag-Opfer betrachtet werden!

— Fachpersonal des Stromversorgers zur Stromabschaltung erforderlich → bis dahin Sicherheitsabstand 1 m

— Betroffenen eines Blitzschlages kann man sich unbedenklich nähern und Maßnahmen einleiten.

- ■ **Therapie**
- ▬ Patienten, die Kontakt mit Strom initial überlebt haben, sollten in jedem Fall einer stationären Überwachung zugeführt werden, insbesondere bei:
  - ▬ Weichteilverletzungen
  - ▬ Verbrennungen
  - ▬ kardialen Beschwerden
  - ▬ respiratorischen Beschwerden
  - ▬ pathologischem EKG
  - ▬ Bewusstlosigkeit
  - ▬ Herz-Kreislauf-Stillstand
- ▬ universeller ALS-Algorithmus, aber
  - ▬ Atemwegsmanagement erschwert bei Verbrennungen im Gesichts- und Halsbereich → frühzeitige endotracheale Intubation wegen möglicher Weichteilödeme
  - ▬ Immobilisierung der Wirbelsäule bis zur weiteren Abklärung
  - ▬ unmittelbare Defibrillation von VF (häufigste initiale Arrhythmie nach Wechselstrom-Kontakt)
  - ▬ Standardalgorithmus bei Asystolie (häufiger bei Gleichstrom-Kontakt)
- ▬ schwere thermische Verletzungen → frühzeitige operative Versorgung
- ▬ im Verlauf Sekundärcheck → Erkennen weitergehender sekundärer Verletzungen
  - ▬ durch Sturz
  - ▬ tetanische Muskelkontraktionen
- ▬ spezifische Therapie für Verletzungen durch Strom existiert nicht!
- ▬ Maßnahmen orientieren sich an vorliegender Symptomatik!

3.7.4 Thermische Notfälle

Verbrennungstrauma

- ▬ durch Einwirkung von Hitze durch
  - ▬ offenes Feuer
  - ▬ heiße Flüssigkeiten (Verbrühungen mit Wasser, Öl, Fett etc.) oder heiße Gegenstände
  - ▬ Strahlung
  - ▬ Elektrizität
  - ▬ chemische Stoffe
  - ▬ Neben der direkt lokalen Gewebszerstörung kommt es später auch zu einer Freisetzung von Mediatoren (z. B. Zytokine,

Tag 5

Proteinasen), die eine Schädigung des Gesamtorganismus in Form der sog. Verbrennungskrankheit nach sich ziehen können.
— Gefahr besteht in einem sich generalisiert entwickelndem Kapillarschaden und nachfolgender erhöhter Permeabilität
— Bei Verbrennungen von mehr als 25% der Körperoberfläche (KOF) besteht neben den Flüssigkeitsverlusten direkt über die Wundfläche ein erhebliches Volumendefizit bis hin zum Volumenmangelschock.

- **Maßnahmen**
— therapeutische Kühlung großflächiger Verbrennungen mit lauwarmem Wasser hat allenfalls noch kurzfristig im Bereich der Ersten Hilfe Platz
— In der professionellen Notfallmedizin wird auf Kühlung verzichtet, da die Auskühlung des Patienten eine größere Gefahr darstellt, als ein etwaiger Nutzen.
— Wunden sollten lediglich steril abgedeckt werden.
— Für die klinische Versorgung reicht, je nach Ausmaß und Schwere der Verbrennung, eine Klinik der Maximalversorgung nicht aus, sondern es wird ein Platz in einem Zentrum für Schwerstbrandverletzte benötigt.
— Welche Klinik freie Kapazitäten aufweist und ob ggf. ein Sekundärtransport in ein weiter entfernt liegendes Zentrum erforderlich ist, ist über die zuständige Rettungsleitstelle abzuklären.
— Ausmaß der Verbrennung und Schwere der zu erwartenden Verbrennungskrankheit hängen ab von
  — verbrannter KOF
  — Tiefe der Hautzerstörung
— Diese wird in Verbrennungsgrade von I bis III eingeteilt, wobei die
  — Abschätzung der Flächenausdehnung bei Erwachsenen mit sog. »Neuner-Regel« nach Wallace:
— Als Anhalt dient die Handfläche des Patienten, die ca. einem Prozent der KOF entspricht
  — Kopf: 18%
  — Arm: 9%
  — Bein: 18%
  — Rumpf vorne: 18%
  — Rumpf hinten: 18%
— Ausgleich der Flüssigkeitsverluste mit balancierten Vollelektrolytlösungen
  — benötigtes Volumen ist von der jeweils betroffenen KOF (II° - III°) abhängig
  — wird mit sog. Parkland-Baxter-Formel (4 ml × % verbrannte KOF × kgKG in 24 h) abgeschätzt
  — Von der errechneten Menge sollte die Hälfte innerhalb der ersten 8 Stunden infundiert werden.

- Volumentherapie ist selbstverständlich dem Basisbedarf und dem Kreislaufzustand des Patienten anzupassen

Tag 5

- Für präklinische Versorgung von Verbrennungspatienten bedeutet dies, dass bis zur Ankunft in der Klinik ca. 1.000 ml Ringer-Lösung infundiert werden sollten.
- achte auf Hinweise
  - Inhalationstrauma
  - Rauchgasintoxikation
  - bedrohliche Begleitverletzungen
  - Hinweise auf Misshandlung achten
- verdächtig auf ein Inhalationstrauma sind Patienten nach
  - nach Stichflammen und Verpuffungen
  - mit Rußanhaftungen in Gesicht, Mund und Speichel
  - mit versengter Gesichtsbehaarung

Generelle Hitzeeinwirkung
Sonnenstich

- Hirnhäute durch Sonnenbestrahlung des Kopfes gereizt
- Gefahr des Hirnödems

- Symptome
- Kopf hochrot und heiß bei normaler Körpertemperatur
- Kopf- und Nackenschmerzen
- Übelkeit und Erbrechen
- Schwindel und Unruhe
- Tachykardie
- Bewusstseinsstörungen bis hin zur Bewusstlosigkeit

- Maßnahmen
- Kopf und Körper kühlen
- Lagerung an einem kühlem Ort, flach mit leicht erhöhtem Oberkörper
- ggf. stabile Seitenlage bei Bewusstseinsstörungen
- ggf. Sauerstoff-Gabe, Monitoring, IV-Zugang

Hitzeerschöpfung

- akute Dehydratation bei hoher Umgebungstemperatur
- unzureichende Kompensation und zu wenig Flüssigkeit
- Vorstufe des Hitzschlags

- Symptome
- Patient ist verwirrt, erregt oder delirant
- Schwindel, Durstgefühl
- warme und gerötete Haut
- Bewusstseinsstörungen bis hin zu Bewusstlosigkeit

Tag 5

- ■ **Maßnahmen**
- ▬ Lagerung an einem kühlem Ort, flach, evtl. Beine erhöht
- ▬ ggf. stabile Seitenlage bei Bewusstseinsstörungen
- ▬ Vitalparameter und Blutzucker-Kontrolle
- ▬ ggf. Sauerstoff-Gabe, Monitoring
- ▬ ggf. IV-Zugang, Elektrolytgabe

Hitzschlag

- ▬ große Wärmezufuhr bei erschwerter Abgabe
- ▬ extreme Hyperthermie >40 °C droht
- ▬ klassischer Hitzschlag: im Alter und bei Vorerkrankungen
- ▬ Anstrengungshitzschlag: (z. B. Sportler, Soldaten)

- ■ **Symptome**
- ▬ Kopfschmerzen
- ▬ Schwindel und Erbrechen
- ▬ Synkope
- ▬ Tachypnoe, Cheyne-Stokes-Atmung
- ▬ Blutdruck normal, später erniedrigt
- ▬ Haut zunächst heiß und rot, dann blass
- ▬ Bewusstseinsstörungen bis Bewusstlosigkeit, Krämpfe

- ■ **Maßnahmen**
- ▬ Lagerung an kühlem Ort, flach mit erhöhtem Oberkörper
- ▬ ggf. stabile Seitenlage bei Bewusstseinsstörungen
- ▬ Vitalparameter und Blutzucker-Kontrolle
- ▬ IV-Zugang, Elektrolytgabe, Sauerstoff-Gabe, Monitoring
- ▬ Körper allmählich abkühlen

Unterkühlung

- ▬ Wird der Körper längere Zeit niedrigen Umgebungs-temperaturen ausgesetzt, so sind die körpereigenen Kompensationsmechanismen zur Aufrechterhaltung einer Körperkerntemperatur von ca. 37 °C an einem bestimmten Punkt erschöpft.
- ▬ endogene Wärmeproduktion reicht schließlich nicht mehr aus, wobei folgende äußere Faktoren diesen Prozess begünstigen:
  - ▬ niedrige Außentemperatur
  - ▬ hohe Luftfeuchtigkeit
  - ▬ hohe Windgeschwindigkeit
  - ▬ Schock
  - ▬ Alkoholeinfluss
- ▬ Grad 1) Erregungsphase
  - ▬ ca. 36 - 34 °C
  - ▬ Patient bewusstseinsklar, Kältezittern, Blässe, kalte Haut, Schmerzen, Hypotonie, Tachykardie
- ▬ Grad 2) Erregungsabnahme
  - ▬ ca. 34 - 30 °C

- Somnolenz, kein Muskelzittern mehr Hypotonie, Bradykardie, Arrhythmie
- Atmung flach und unregelmäßig
- Grad 3) Lähmungsphase
  - ca. 30 - 27 °C
  - Koma, weite Pupillen, schwacher und bradykarder Puls, Atemfrequenz und -tiefe nehmen ab
  - ggf. Apnoephasen, Reflexlosigkeit
- Grad 4) Tod
  - unter ca. 27 °C
  - Atem- und Kreislaufstillstand, meist in Form von Kammerflimmern

Tag 5

- **Maßnahmen**
- vorsichtige Rettung aus kalter Umgebung
  - keine aktive oder passive Bewegung der Extremitäten
- Entfernung nasser Kleidung, trockenes Zudecken und Einwickeln mit (z. B. Rettungsdecke (»Goldfolie«)
- flache Lagerung
- Sauerstoff-Gabe, Monitoring, IV-Zugang, ggf. Intubation + Reanimation
- Bei unterkühlten Patienten bestehen u. U. auch nach langen Reanimationsbemühungen noch gute Überlebenschancen (»*Nobody is dead until warm and dead!*«)

! Cave
sog. Bergungstod möglich!

>Memo
Wärmeerhaltung gehört zu den Basismaßnahmen einer jeden Versorgung von Notfallpatienten. Kinder sind in dieser Hinsicht der Gefahr einer Auskühlung noch mehr ausgesetzt, da die KOF im Verhältnis zum Volumen relativ größer ist

3.8 Intoxikationen

J. Brokmann

3.8.1 Grundlagen

Definitionen

- »Alle Dinge sind Gift und nichts ist ohne Gift, allein die Dosis macht, dass ein Ding Gift ist« (Paracelsus oder mit bürgerlichem Name Theophrastus Bombastus von Hohenheim, 1493 - 1541)
- Gifte sind Stoffe, die unter bestimmten Bedingungen durch chemische oder chemisch-physikalische Wirkung gesundheitsschädlich sind. (Madea, 2003)

Allgemein

- Inzidenz: 100.000 - 200.000 Intoxikationen/Jahr
- ca. 5% aller präklinischen Notfalleinsätze
- bei ca. 5 - 10% aller stationären Übernahmen liegt eine Fehl- oder Überdosierung von Arzneistoffen vor
- Letalität (gesamt): ca. 1%

Tag 5

Ätiologie

- Erwachsene (>80%): meist mit suizidaler Absicht (suizidal/ Medikamente: ca. 60%, akzidentell/Drogen: 20 - 30%, gewerblich: ca. 3 - 5%)
- Kinder (ca. 10 - 20%): meist akzidentielle Ingestionen (Medikamente: 25%, Pflanzen: 24%, Waschmittel: 11%, Kosmetika: 6%), meist Kinder <4 Jahre
- gewerblich (ca. 5%): (z. B. Arbeitsunfall)

Aufnahmewege

- peroral: über den Magendarm-Trakt (z. B. Alkohol, Medikamente)
- inhalativ: über die Atemwege (z. B. CO-, CO_2-Intoxikationen)
- parenteral: meist intravenös (z. B. Drogenunfälle)
- transkutan: über die Haut (z. B. Alkylphosphate, Blausäure)

Diagnostische Überlegungen

- Anamnese
  - Was wurde, wie viel, wie, wann und warum eingenommen?
  - Geruch aus dem Mund? Erbrechen?
  - Komorbidität/Vorerkrankungen: (z. B. Herzinsuffizienz), (z. B. ggf. Abklärung einer Digitalis-Intoxikation?)
  - Fremdanamnese: soziales, berufliches und privates Umfeld?
- körperliche Untersuchung
  - Inspektion: insbesondere der Haut, Einstichstellen (u. A. Fuß, Leistenregion), Thrombophlebitiden, Spritzenabszesse
  - kardiopulmonaler und neurologischer Status
- Monitoring: EKG, Blutdruck, SaO_2
- zusätzlich: Inspektion des Auffindungsorts, Suche nach leeren Arzneimittelpackungen (Abfall, Toilette), Abschiedsbrief (Schreibtisch), etc.

>Memo

selten präsentiert sich eine Intoxikations-charakteristische Symptomatik
- nach einer Intoxikation ist zu fahnden - bei unklarer Klinik mit Bewusstseinsveränderungen
- Krampfanfällen
- Speichelfluss/Schaum
- auffälligem *Foetor ex ore*
- Pupillenveränderungen
- Nausea
- Zeichen der Kreislaufinstabilität

Maßnahmen
Allgemeinmaßnahmen

- Selbstschutz unbedingt beachten (!)
- Aufrechterhaltung und Stabilisierung der Vitalfunktionen
- Oxygenierung: O_2-Gabe und ggf. Beatmung mit »Hilfsmitteln« (Beatmungsbeutel, Safar-Tubus, etc.)
- Anlage periphervenöser Zugänge und Volumensubstitution
- Asservierung von Erbrochenem, Giftresten und Blutentnahme
- Blutzucker-Kontrolle stets bei jeder Bewusstseinseintrübung
- kurze Anamnese und Erhebung des kardiopulmonalen und neurologischen Status
  - primäre Entgiftung einleiten und ggf. Antidote einsetzen

Primäre Giftelimination (Resorption vermeiden)

Tag 5

- ■ **Giftentfernung mittels Aktivkohle oder Magenspülung**
- ▬ nach aktueller Studienlage gilt: primär Kohlegabe
- ▬ Kohle versus Magenspülung: gleiches Outcome
- ▬ Kohle versus Sirup ipecacuanhae: zugunsten Kohle, insbesondere nach Magenspülung
- ▬ perorale Gabe von Aktivkohle (Kohle-Pulvis®), Adsorptionsfläche: 1000 - 2000 m^2/g Aktivkohle
- ▬ Dosierung
  - ▬ Aktivkohle (Kohle-Pulvis®)
    - – Kinder (<1 a): 0,5 - 1 g/kgKG peroral
    - – Kinder (>1 a): 1 g/kgKG peroral
    - – Erwachsene: 1 - 2 g/kgKG peroral
    - – anschließende Induktion von Diarrhoe (z. B. mit Glaubersalz: 15 - 30 g verdünnt oral)

- ■ **Magenspülung**
- ▬ Voraussetzung: Gifteinnahme sollte nicht länger als 1 - 2 h zurückliegen
- ▬ Indikation: Alkylphosphate, Paraquat, Phenole, Flusssäure, aliphatische halogenierte Kohlenwasserstoffe (Lösungs- und Reinigungsmittel)
- ▬ Kontraindikationen: Schockzustand, Krampfanfälle, fortgeschrittene Säuren- und Laugen-Verätzungen (Perforationsgefahr)
- ▬ Vorgehen: Gesamtmenge bei Erwachsenen bis 10 - 20 l (in kleinen Portionen 200 - 500 ml), nach Ablassen der letzten Spülportion sollte zum Schluss Aktivkohle in den Magen instilliert werden
- ▬ Nachteile nach Magenspülung: Aggravierung der Klinik durch weitere Auflösung von Substanzen mit zweitem Resorptionspeak und Aspirationspneumonie
- ▬ Wichtig: Indikation zur präklinischen Magenspülung ist weit in den Hintergrund getreten

- ■ **Induktion von Erbrechen**
- ▬ Methoden: mechanisch oder medikamentös
- ▬ in der prähospitalen Notfallmedizin unerwünscht; Neutralisation und symptomatische Therapie stehen aufgrund des Zeitfaktors im Vordergrund
- ▬ Dosierung
  - ▬ Apomorphin (Apomorphin Woelm®)
    - – Erwachsene: 0,1 mg/kgKG s. c. oder i. m.
    - – aufgrund der Hypotonie-Neigung sollte Apomorphin erst nach vorhergehender Injektion von Norfenefrin (Novadral®) 0,14 mg/kgKG i. m./s. c. appliziert werden
    - – bei persistierendem Erbrechen Naloxon (Narcanti®) Gabe
- ▬ Salzgabe: 2 Esslöffel in ein Glas Wasser, jedoch nur bei Erwachsenen (dennoch Gefahr der Hypernatriämie mit Gefahr des Hirnödems)

Tag 5

— Auch durch induziertes Erbrechen wird der Magen nicht vollständig entleert, ca. 50% des Inhaltes verbleiben zurück.
— Voraussetzungen: Gifteinnahme liegt nicht länger als 1 h zurück, Patient sollte bewusstseinsklar und ansprechbar sein
— Kontraindikationen: Schock, Krampfanfälle, bewusstloser Patient, Intoxikation mit ätzenden Substanzen, Benzin, Ölen, organische Lösungsmittel, Schaumbildner (Tenside), kardiovaskuläre Risikopatienten

- **Sekundäre Giftelimination (Elimination beschleunigen)**
— in der Klinik: forcierte Diurese (bis zu 20 l/d, (z. B. bei Salicylaten), Hämodialyse (z. B. Ethanol), Hämoperfusion (z. B. bei Sedativa oder Digitoxin) oder Plasmapherese (z. B. bei Hirudin)

3.8.2 Drogen

- **Allgemeines**
— Der Schweregrad der Intoxikation ist substanzabhängig.
— Meistens handelt es sich um Mischintoxikationen (Polyvalenz, Polytoxikomanie), sodass eine exakte Diagnosestellung nur in Ausnahmefällen möglich ist.
— Tendenz vom Opiat zum Halluzinogen/Designerdrogen, vom Crack zum Ecstasy (hoch psychogen, Weckamine)
— Ursachen der Drogennotfälle: Abstinenz, akute Intoxikation oder Entzugssymptome

- **Einteilung**
— synthetische Drogen: Ecstasy (Partydroge, Amphetamin, MDA, MDE, MDMA), Liquid-Ecstasy (Gammahydroxybutyrat, ein GABA-Analogon), Herbal Speed (Partydroge, Amphetamin), Crack (Cocainbase), Schnüffeln (Toluol, Propan, Butan, halogenierte Kohlenwasserstoffe)
— biogene Drogen (*soft drugs*, Pflanzen): Fliegenpilz (Muscarin), Blätterpilz (Psilocybe), Stechapfel (Datura), Tuja (Tujarin), Bilsenkraut, Belladonna, Engelstrompete (Zierpflanze)

- **Komplikationen**
— psychiatrisch: psychotische Syndrome (auch delirant), Hysterie, Massenhysterie, Depressionen, Suizid
— somatisch: Atemdepression, Hyperthermie (designer-drugs), Exsikkose, anticholinerges Syndrom

Opiate
- **Allgemeines**
— Substanzen (ca. 25 Alkaloide des Opiums): Morphin, Heroin (Ester des Morphins: Diacetylmorphin), Codein, Methadon/Levomethadon, Mohntee

Tag 5

- Einsatz in Europa durch Paracelsus im 15. Jahrhundert
- Isolation und Reindarstellung von Morphin durch Adam Sertürner 1806
- Opioide: synthetische Analoga mit morphinartiger Wirkung
- Opium: getrockneter Milchsaft aus den Kapseln des Schlafmohns (Papaver somniferum)
- Anwendung: parenteral, rauchen (Rauchopium) oder inhalieren

- **Pathophysiologie**
- endogene Opioidpeptide als körpereigene Agonisten: Endorphine (α-Neoendorphin, β-Neoendorphin, β-Endorphin), Dynorphine (Dynorphin A, Dynorphin B) und Enkephaline (Methionin-, Leucin-Enkephalin)
- Wirkmechanismus: Nach Bindung des Opioids am Gi-Protein gekoppelten Opioid-Rezeptor kommt es zur Hemmung membrangebundener Adenylatzyklasen mit Abnahme der cAMP-Konzentration, welche über eine Inaktivierung der Proteinkinase A zur Öffnung von K^+- und Schließung von Ca^{2+}-Ionenkanälen führt. Eine nachfolgende Hyperpolarisation mit Reduktion der Erregbarkeit ist die Folge.
- Wirkung der Opiate: multiple-Rezeptor-Theorie
  - supraspinale Opioid-Rezeptoren (limbisches System, Hirnstamm, Subkortex): Analgesie über μ1-Rezeptoren, Atemdepression über μ2-Rezeptoren
  - μ-Agonisten: Morphin und Derivate (Codein, Diamorphin oder Heroin), Dihydromorphin-Derivate (Dihydrocodein oder Paracodein, Hydrocodon), Pethidin, Piritramid, Methadon-Gruppe (Levomethadon, Methadon), Fentanyl-Gruppe oder Anilinopiperidin-Derivate
  - σ1-2-Rezeptoren mit zentraler Stimulierung: Nausea, Tachykardie, Mydriasis, Tachypnoe, Halluzinationen, Exzitation, fehlende Analgesie (σ1-2-Rezeptoren zählen im engeren Sinne nicht zu den eigentlichen Opioid-Rezeptoren, da u. a. auch andere Substanzen (z. B. Ketamin) mit ihnen interagieren)
  - spinale Opioid-Rezptoren (Substantia gelatinosa als Sitz des Schmerzgedächtnisses, Magendarmtrakt): κ1-3-Rezeptoren (spinale Analgesie, Sedierung, Miosis); δ-Rezeptoren (spinale Analgesie, Dysphorie, Atemdepression); μ2-Rezeptoren (spinale Analgesie, Atemdepression, Obstipation)
  - des Weiteren: Interaktion mit NMDA-Rezeptoren (u. a. Ketamin)

- **Symptomatik/Klinik**
- zentralnervös: Euphorie, Analgesie, Bewusstseinsstörungen bis Koma (Hirnödem), Areflexie bis Krämpfe
- Haut: blass-kalt und trocken, Hypothermie
- kardiopulmonal: Bradykardie und Hypotonie (zentrale Sympatholyse), Atemdepression, toxisches Lungenödem nach Heroin

Tag 5

- Augen: Miosis oder Mydriasis bei gleichzeitig bestehender Hypoxie/Anoxie
- gastrointestinal: Nausea, Emesis
- DD: Clonidin-Intoxikation (besonders bei Kindern)

- **Therapie/Maßnahmen**
- Aufrechterhaltung und Stabilisierung der Vitalfunktionen
- Oxygenierung mit O_2, ggf. Intubation und Beatmung
- bei Schocksymptomatik: Volumensubstitution und ggf. Katecholamine
- fraktionierte Antagonisierung: Naloxon (Narcanti®)
  - reiner Opioidantagonist, kompetitive und reversible Hemmung
  - Eliminationshalbwertzeit: 1 - 2 h
  - Wirkdauer: 0,4 mg Naloxon ca. 30 min

! Cave
Bei Opioidabhängigen können Entzugssymptome ausgelöst werden

- **Dosierung**
- Naloxon (Narcanti®)
  - Applikationsmöglichkeiten: i. v., i. m. oder s. c.
  - Erwachsene: initial 0,4 - 2 mg i. v., Repetition bei Bedarf
  - Kinder: 0,01 mg/kgKG i. v., Repetition bei Bedarf
  - Praxistip: 1 Ampulle bzw. 0,4 mg auf 10 ml NaCl 0,9% verdünnen und individuell titrieren, sodass der Patient noch selbständig in das Rettungsmittel steigen kann.
- bei toxischem Lungenödem: Diuretika (Furosemid, Lasix®) und Glukokortikoide (z. B. Methylprednisolon, Urbason®)
- Komplikationen der Opiatintoxikation: Kompartment-Syndrom (Lagerungsschäden, *trash leg or arm*), akutes Nierenversagen (Rhabdomyolyse)

- **Besonderheiten**
- Persistieren typische Symptome einer Opioidintoxikation trotz Naloxon-Gabe, sollte an ein »*bodypacker-syndrome*« (Drogenschmuggel, gastrointestinale Freisetzung) gedacht werden

Kokain

- **Allgemeines**
- Substanz: Crack, Koks, Schnee, Lokalanästhetikum vom Estertyp
- Herkunft: Erythroxylon coca bzw. Blätter des Koka-Strauches
- Hauptmetabolit: Benzoylecgonin mit ausgeprägter Vasokonstriktion
- Wirkung: Stimulation der Freisetzung biogener Neurotransmitter und Katecholamin-Reuptake-Hemmung mit sympathomimetischem Wirkprofil sowie Blockade von Na^+-Ionenkanälen
- Anwendung: Schnupfen (koksen), oral (trinken) oder parenteral, Crack wird geraucht

- **Symptomatik/Klinik**   Tag 5
- zentralnervös: initiale Euphorie, Halluzinationen, Agitiertheit
  (psychomotorische Unruhe und Aufgeregtheit), Unterdrückung
  von Schlafbedürfnis und Hunger; später, d. h. mit abklingender
  Wirkung, zeigen sich Ängste, Panik, Illusionen und paranoide
  Symptome; des weiteren Kopfschmerzen, Koma, Apoplex oder
  zerebrale Krampfanfälle
- kardiovaskulär: Tachykardie, Arrhythmien, hypertensive Krisen,
  Myokardinfarkt
- pulmonal: Tachypnoe, Husten, Bronchospasmus
- gastrointestinal: Nausea
- dermal: Blässe durch Vasokonstriktion, Hautnekrosen durch
  paravasale Injektion (*coke-burns*)
- Augen: Mydriasis
- metabolisch: Rhabdomyolyse, Hyperthermie

- **Therapie/Maßnahmen**
- Aufrechterhaltung und Stabilisierung der Vitalfunktionen
- Oxygenierung: O_2, ggf. Intubation und Beatmung
- Sedierung und Anxiolyse mittels Benzodiazepinen:
  (z. B. Midazolam (Dormicum®) oder Diazepam (Valium®) i. v.)
- bei pektanginösen Beschwerden: Nitrate sublingual oder i. v.
- bei Hypertonie: Nitrate oder α-Blocker i. v., jedoch keine
  β-Blocker Gabe – darunter sonst schwer beherrschbare Hypo-
  tonien und progrediente Myokardschädigung (überschießende
  α-adrenerge Wirkung mit Koronarspasmen)
- bei Tachyarrhythmie: Vermeidung von Klasse-I Antiarrhythmika
  (Kokain wirkt selber als Na^+-Ionenkanalblocker), ggf. Amiodaron (Cordarex®) i. v.

Halluzinogene
- **Allgemeines**
- Substanzen: Lysergsäure-Diäthylamid (LSD aus Mutterkornpilz,
  Claviceps purpurea), Mescalin (aus dem mexikanischen Kaktus
  Peyote: Lophophora williamsii)
- halluzinogene Rauschpilze (Psilocybe-Arten): Psilocybin und
  Psilocin
- Wirkung: serotoninerg aufgrund der Strukturähnlichkeit mit
  Serotonin (Bindung an Serotonin-Rezeptoren: $5-HT_2$ und
  $5-HT_{1A}$); nach der Kortico-Striato-Thalamo-Kortikal Theorie
  kommt es zur Entkopplung des thalamischen Filters mit Reiz-
  überflutung und ausgeprägten Sinnestäuschungen, sog. alternativer Bewusstseinszustand
- Gefürchtet sind die sog. Flashbacks, bei denen bis zu einem Jahr
  nach LSD-Einnahme erneut Halluzinationen auftreten oder es zu
  einer dauerhaften Psychose kommt.
- Anwendung: peroral

Tag 5

- **Symptomatik/Klinik**
- sinnestäuschende Wirkung: ausgeprägte Illusionen (Verzerrungen) und/oder Halluzinationen, man spricht von sog. psychodelischen Zuständen (euphorisch-tranceartiger Zustand, *psychedelic trip*), ggf. *bad trip* mit Panikattacken, Psychosen und Depressionen
- somatisch: Tachykardie, Hypertonie, Schwindel, Parästhesien, Temor, Muskelschwäche, optische und auditive Wahrnehmungsstörungen

- **Therapie/Maßnahmen**
- Aufrechterhaltung und Stabilisierung der Vitalfunktionen
- Oxygenierung: 4 - 8 l O_2/min über Nasensonde
- bei Angstzuständen (*bad trips*): Versuch der verbalen Beruhigung (*talking down*) und ggf. i. v.-Sedation mittels Benzodiazepinen (z. B. Midazolam, Dormicum®) oder Neuroleptika (z. B. Haloperidol, Haldol®)

Designerdrogen

- **Allgemeines**
- Substanzen: β-Phenylalkylamine oder Weckamine (chemische Verwandtschaft mit Noradrenalin), wie Amphetamine (Speed, Ice, Cristal, Shabu) und Metamphetamine (Ecstasy, MDMA, Adam, Eve, Eden) mit sympathomimetischer Wirkung
- Designerdrogen: chemische Abkömmlinge eines »illegalen« Muttermoleküls
- Amphetaminwirkung: Wiederaufnahmehemmung biogener Amine (Noradrenalin, Dopamin) im synaptischen Spalt sowie Inhibition der für die Serotonin-Synthese notwendige Tryptophanhydroxylase
- Anwendung: perorale Aufnahme als Tabletten, Kapseln oder Pulver

- **Symptomatik/Klinik**
- zentralnervös: entaktogen (Verstärkung der inneren Empfindung und Wahrnehmung), Euphorie, Enthemmung, empathogen (mitfühlen, d. h. gemeinsam mit anderen eine emotionale Einheit bilden), Psychosen (Halluzinationen), Epilepsie, Koma
- kardiovaskulär: Tachykardie/Arrhythmien, Hypertonie, pektanginöse Beschwerden bis Myokardinfarkt
- pulmonal: Hyperventilation
- Wasser-/Elektrolythaushalt: Hyperthermie (Hyperpyrexie), Schwitzen, fehlendes Durstgefühl, Exsikkose, Hyponatriämie durch ADH-Mangel und Wasserverlust, Muskelkrämpfe, intravasale Koagulopathie (DIC), Rhabdomyolyse mit Gefahr des akuten Nierenversagens
- Augen: Mydriasis, Nystagmus

- **Therapie/Maßnahmen**
- Aufrechterhaltung und Stabilisierung der Vitalfunktionen
- Oxygenierung:O_2, ggf. Intubation und Beatmung
- primäre Detoxikation: perorale Gabe von Aktivkohle in der Frühphase
- Sedierung mittels Benzodiazepinen: (z. B. Midazolam (Dormicum®) oder Diazepam (Valium®) i. v.
- bei pektanginösen Beschwerden: Nitrate als Spray sublingual oder i. v.
- bei Hypertonie: α-Blocker oder Nitrate i. v.
- bei maligner Hyperthermie: Volumensubstitution (Vollelektrolytlösungen), Kühlung und ggf. Dantrolen (Dantrolen®) i. v.

Soft-drugs

- **Allgemeines**
- Substanzen: Haschisch (Dope), Marihuana (Gras) und Cannabis (Cannabis sativa, indischer Hanf, Hauptwirkstoff: δ-9-Tetrahydrocannabinol inhibiert die Adenylatzyklase)
- Anwendung: rauchen (kiffen, blowen), essen (space-cake), kauen oder schnupfen

- **Symptomatik/Klinik**
- anticholinerge und delirante Syndrome: Tachykardie, Reizhusten, abdominelle Krämpfe, vermehrter Tränenfluss, evtl. Nachrausch (*flash back*)
- psychisch: Psychosen/Halluzinationen (optisch, akustisch), Stimmungsaufhellung, Fresskick
- Auge: rotes Auge (intensivierte Konjunktivaldurchblutung)

- **Therapie/Maßnahmen**
- Aufrechterhaltung und Stabilisierung der Vitalfunktionen
- Oxygenierung: 2 - 8 l O_2/min über Nasensonde
- ggf. Benzodiazepine oder Neuroleptika i. v.

3.8.3 Alkohol

- **Allgemeines**
- Auffinden von Alkoholkranken: 10% d. F. in Arztpraxen (Blutzuckerentgleisungen, Leberzirrhose), 10% d. F. im Allgemeinkrankenhaus (z. B. Kardiomyopathie), 50% d. F. in traumatologischen Einrichtungen (z. B. nach Sturz)
- 10 - 30% aller Notarzteinsätze (direkte oder indirekte Alkoholfolgen)
- Todesfälle in Zusammenhang mit Alkohol: ca. 42.000/Jahr
- Pro-Kopf Konsum (Deutschland): ca. 11 l/Jahr, Altersgipfel: 43. Lebensjahr
- Alkoholismus gilt seit dem 18. Juni 1968 als anerkannte Krankheit.
- behandlungsbedürftige Alkoholiker (Deutschland): 1,6 Mio.

> **>Memo**
> Alkohol stellt das häufigste Suchtmittel in Deutschland dar.

Tag 5

- Alkoholabhängige (Deutschland): 3,2 Mio.
- pathologischer Rausch: Plötzliches Auftreten eines aggressiven Verhaltenszustandes nach dem Trinken einer »kleinen« Alkoholmenge, welche bei den meisten Menschen keine Intoxikation hervorruft.

- **Pathophysiologie**
- Alkohol: Ethanol, C_2H_5OH oder häufig im klinischen Alltag mit C_2 abgekürzt
- Alkoholelimination: ca. 95% über Biotransformation und ca. 5% wird direkt renal ausgeschieden
- Im Falle der Alkoholintoxikation kommt es zur enzymatischen Sättigung der Alkoholdehydrogenase, d. h. ab hier erfolgt die Metabolisierung konzentrationsunabhängig (Sättigungskinetik oder Kinetik 0. Ordnung).
- Alkoholabbau über den Alkohol-/Acetaldehyddehydrogenase-Pfad: Ethanol → Acetaldehyd (Ethanal) und $NADH^+H^+$ → Acetat und $NADH^+H^+$ → Acetyl-CoA → Citratzyklus (CO_2 und H_2O) oder Fettsäuren-Synthese
- Anhäufung des toxischen Acetaldehyds (Giftung) und von Reduktionsäquivalenten ($NADH^+H^+$) bzw. Zunahme des $NADH^+H^+/NAD^+$-Quotienten mit Beeinflussung anderer NADH-abhängiger Reaktionen (u. a. Hemmung des Citratzyklus)
- zentralnervöser Effekt von Alkohol: Veränderungen des glutamatergen, dopaminergen, serotoninergen, opioidergen und GABAergen Systems. Alkohol interagiert mit verschiedenen Ionenkanälen bzw. Rezeptoren über sog. *pockets*: Beeinflussung von Kalziumkanälen (N- und P/Q-Typ), 5-HT3-Rezeptoren, n-Acetylcholin-Rezeptoren, NMDA-Rezeptoren (Inhibierung) sowie von GABA-Rezeptoren (Stimulierung, Benzodiazepin-ähnlicher Effekt); des Weiteren zeigt sich eine verstärkte Freisetzung von Endorphinen
- metabolisch: Hypoglykämie-Gefahr durch Hemmung der hepatischen Glukoneogenese (kein Einfluss auf die Glykogenolyse)
- Wasserhaushalt: Hemmung der ADH-Sekretion mit verstärktem Wasserlassen, Dehydratation (Hypovolämie)
- Unterkühlung: Dämpfung des Temperaturzentrums im Hypothalamus sowie durch periphere Vasodilatation mit vermehrter Wärmeabgabe

- **Symptomatik/Klinik**
- allgemein: Alkoholfoetor, Gang-/Standunsicherheit, verwaschene (lallende) Sprache, Nystagmus, Bewusstseinsstörung, Desorientierung, Gesichtsrötung, konjunktivale Injektion, Areflexie (insbesondere der Schutzreflexe) mit Aspirationsgefahr
- Rauschstadien nach dem Blutalkoholspiegel
- Exzitation: Euphorie (oder Aggressivität), Logorrhoe, verminderte Selbstkontrolle, Distanzlosigkeit, geringgradige Ataxie

Tag 5

- Hypnose: Benommenheit, Gleichgewichts-/Koordinationsstörungen, Artikulationsstörungen, verminderte Schmerzempfindung (Hypalgesie)
- Narkose: Somnolenz bis Koma, Koordinationsstörung, Analgesie
- Asphyxie: Koma, Areflexie, Atemdepression, evtl. Schock
- Begleitsymptome: Unterkühlung, Hypoglykämie, Nausea und Emesis (ggf. Mallory-Weiss-Syndrom)
- Differenzialdiagnosen (stets ausschließen): Mischintoxikation (parallele Einnahme von Medikamenten), Apoplexie, Schädel-Hirntrauma oder Wirbelsäulenverletzungen (können auch Folge der Alkoholintoxikation sein)

- **Therapie/Maßnahmen**
- Aufrechterhaltung und Stabilisierung der Vitalfunktionen
- Oxygenierung: O_2/min
- Blutzucker-Kontrolle und ggf. Glukose-Gabe
- bei Hypotension: Volumensubstitution (Vollelektrolytlösung)
- bei Krampfanfällen: Diazepam (Valium®) i. v.
- bei Alkoholentzugsdelir: Haloperidol (Haldol®) i. v.
- Schutz vor Unterkühlung, (z. B. Decke und Alufolie)
- in der Klinik: Drogenscreening (Schnelltest), Clonidin (Catapresan®), Thiamin (Wernicke-Enzephalopathie), Alkoholentzugsdelir (Clomethiazol, Distraneurin®)

3.8.4 Medikamente

Benzodiazepine

- **Allgemeines**
- große therapeutische Breite und relativ geringe Toxizität (Ceiling-Phänomen) bei Monointoxikation, jedoch häufig Mischintoxikation (z. B. Tabletten-Einnahme mit Alkohol)
- Benzodiazepine: kurzwirkend (1 - 5 h): Midazolam (Dormicum®); mittellangwirkend (5 - 12 h): Oxazepam (Adumbran®), Flunitrazepam (Rohypnol®); langwirkend (>12 h): Clonazepam (Rivotril®), Dikalium-Clorazepat (Tranxilium®), Lorazepam (Tavor®), Diazepam (Valium®)
- Kumulationsgefahr durch die Entstehung aktiver Metabolite, (z. B. Oxazepam als aktiver Metabolit von Diazepam)

- **Pathophysiologie**
- Jedes dritte zentrale Neuron ist ein GABA-erges Neuron.
- Benzodiazepin-Effekt: Verstärkung der physiologischen Inhibition von GABA, d. h. über die Interaktion von Benzodiazepinen kommt es zur Affinitätserhöhung von GABA am GABAA-Rezeptor → Hyperpolarisation durch erhöhte Öffnungswahrscheinlichkeit des GABAA-Rezeptors mit verminderter Erregbarkeit und Erhöhung der Krampfschwelle

Tag 5

- Wirkeffekt: 30 - 50% Besetzung → sedierend, >60% Besetzung → Bewusstseinsverlust
- Wirkprofil: sedativ (α1), antikonvulsiv (α1), zentral muskelrelaxierend (α2), anxiolytisch (α2), hypnotisch bzw. anterograd amnestisch (α1)
- Ceiling-Phänomen: Sättigungseffekt, d. h. eine Dosissteigerung führt nicht zur Wirkungszunahme; bei Barbituraten dagegen gibt es kein Ceiling-Phänomen (lineare Dosiswirkungsbeziehung)
- potente Letaldosis der Diazepam-Monointoxikation: 100 - 500 mg/kgKG oral

- **Symptomatik/Klinik**
- zentralnervös: Bewusstseinsstörungen bis Koma, Hypo-/Areflexie, Ataxie, Nystagmus, Muskelschwäche
- kardiopulmonal: Tachykardie, Hypotonie, respiratorische Insuffizienz (Atemdepression)
- gastrointestinal: Nausea, Emesis

- **Therapie/Maßnahmen**
- Aufrechterhaltung und Stabilisierung der Vitalfunktionen
- Oxygenierung: O_2
- Titrationsantagonisierung: Flumazenil (Anexate®)
- spezifischer, kompetitiver Benzodiazepinantagonist
- Verdrängung von Benzodiazepinen aus der Rezeptorbindung
- besitzt keine intrinsische-Aktivität (agonistisch), hohe Affinität
- Hauptmetabolit: Fumazenilsäure
- Plasmahalbwertzeit: 1 - 2 h
- kurze Wirkungsdauer: 3 mg ~ 45 min
- bei Mischintoxikationen, (z. B. mit Antidepressiva oder Neuroleptika, keine Benzodiazepin-Antagonisierung, da Gefahr der Induktion von zerebralen Krampfanfällen
- Dosierung
  - Flumazenil (Anexate®)
    - Erwachsene: initial 0,2 mg i. v., dann Repetition 0,1 mg i. v. alle 60 s
    - Gesamtdosis: 1 - 3 mg i. v.

Tri- und tetrazyklische Antidepressiva/Neuroleptika

- **Allgemeines**
- häufig zusammen mit Benzodiazepinen und Alkohol als Mischintoxikation im Rahmen suizidaler Absichten

- **Pathophysiologie**
- Wirkung: Monoamin-Reuptake Hemmung, anticholinerger (kompetitive Hemmung von m-Acetylcholin-Rezeptoren) sowie membranstabilisierender Effekt (chinidinartig)
- geringe therapeutische Breite

- **Symptomatik/Klinik**

- zentralnervös: Enthemmung, Vigilanzminderung und Atemstörung
- kardiovaskulär: Tachyarrhythmien (bis Kammerflimmern),
  Hypotension
- anticholinerges Syndrom: Halluzinationen, Desorientiertheit,
  Delir, Koma, Krämpfe, Mydriasis, Harnverhalt, Obstipation,
  Hyperthermie, gerötete und trockene Haut

- **Therapie/Maßnahmen**
- Aufrechterhaltung und Stabilisierung der Vitalfunktionen
- Oxygenierung: O_2, ggf. Intubation und Beatmung
- primäre Detoxikation: Gabe von Aktivkohle
- bei Krampfanfällen: Diazepam (Valium®) oder Midazolam
  (Dormicum®) i. v.
- bei Rhythmusstörungen: $NaHCO_3$ 8,4% i. V. (Mechanismus:
  Na^+-Loading mit antichinidinartiger Wirkung sowie verstärkte
  Bindung von Antidepressiva an Plasmaproteine durch Alkalisie-
  rung); keine Gabe von β-Blocker
- bei Hypotonie: Volumensubstitution und ggf. Katecholamine,
  wie Noradrenalin (Arterenol®)
- bei anticholinergem Syndrom: Physostigmin (Anticholium®) als
  zentraler Cholinesterasehemmer langsam i. v.
- bei Bewegungskrämpfen (hyperkinetisch-dyskinetisches
  Syndrom): Biperiden (Akineton®) i. v.

- **Besonderheiten**
- Katecholamine mit β₂-mimetischer Wirkung, wie Adrenalin,
  können im Rahmen der Neuroleptika-Intoxikation mit
  α-Adrenorezeptorblockade zum Überwiegen des β₂-
  mimetischen Effektes führen, sog. Adrenalinumkehr.

Paracetamol

- **Allgemeines**
- aufgenommene Menge Paracetamol korreliert mit der Mortalität

- **Pathophysiologie**
- Nach Aufnahme von Paracetamol wird die Substanz zu 5% renal
  eliminiert und zu 95% hepatisch metabolisiert (>90% Konjugation
  über direkte bzw. primäre Sulfatierung oder Glukuronidierung).
- Paracetamol wird des Weiteren durch das zentrolobulär lokali-
  sierte Cytochrom-P-450-Enzymsystem zu dem hochreaktiven
  N-Acetyl-p-Benzochinon-Imin oxidiert und anschließend in
  einer zweiten Reaktion an Glutathion gebunden bzw. konjugiert,
  welches nun renal ausgeschieden werden kann.
- Im Falle der Intoxikation kommt es zur Überlastung der Ab-
  bauwege, sodass die Bindungskapazität des Glutathions überschritten wird.

Tag 5

— Hepato- und Nephrotoxizität: Die Bindung des toxischen Paracetamol-Metaboliten NAPQI an Leberzellproteine kann zu Leberzellnekrosen mit Folgen des akuten Leberversagens und ggf. zum Nierenversagen durch Tubulusnekrosen führen.
— Normalerweise werden die Paracetamol-Metabolite durch Glutathion unter Bindung ungiftiger Cystein-/Merkaptat-Konjugate ausreichend abgefangen.
— Glutathion, ein biologisches Antioxidanz und Tripeptid aus Glutamat, Glycin und Cystein, schützt in seiner reduzierten Form die SH- bzw. Thiol-Gruppen von Proteinen vor Oxidation bzw. reaktiven Sauerstoff-Spezies (ROS).
— Therapeutisch kann durch die Gabe von SH-Donatoren (Thiole), welche die Bildung von Glutathion fördern (N-Acetylcystein), der erschöpfte Glutathionspeicher wieder aufgefüllt werden.

- **Symptomatik/Klinik**
— meist erst nach einigen Tagen auftretend (Latenzphase)
— gastrointestinal: Oberbauchbeschwerden, Nausea, Emesis
— kardiovaskulär: Arrhythmien
— dermal: Erythem, Schweißausbrüche
— Zeichen der Leberschädigung (Ikterus, Blutung, Coma hepaticum)

- **Therapie/Maßnahmen**
— Aufrechterhaltung und Stabilisierung der Vitalfunktionen
— Oxygenierung: O_2
— primäre Detoxikation: perorale Gabe von Aktivkohle
— Therapiebedürftigkeit: Paracetamol-Dosen >150 mg/kgKG, d. h. bei 70 kg Patient >10 g
— Antidot: N-Acetylcystein (ACC®, Fluimucil®) bis max. 20 h nach Paracetamol-Einnahme
— Dosierung
  — N-Acetylcystein (ACC®, Fluimucil®)
    - Gesamtdosis: 300 mg/kgKG i. v. über 20 h
    - initial: 150 mg/kgKG i. V. in 200 ml Glukose 5%-ige Lsg. über 15 min
    - dann: 50 mg/kgKG i. V. in 500 ml Glukose 5%-ige Lsg. über 4 h
    - abschließend: 100 mg/kgKG i. V. in 2 500 ml Glukose 5%-ige Lsg. über 16 h
— Intensivmedizin: Serumspiegelbestimmung, Leberfunktionsüberwachung, evtl. Transplantation

Betablocker

- **Allgemeines**
— Bei schweren Intoxikationen steht der negativ inotrope Effekt meist im Vordergrund.

- **Pathophysiologie**   **Tag 5**
- Assoziation endogener oder exogen zugeführter Katecholamine an verschiedene Adrenorezeptoren (7-Helix-Transmembranrezeptoren: α-, β-Rezeptoren)
- β-Rezeptoren: β_1-Rezeptoren (kardiale Ionotropie und Chronotropie), β_2-Rezeptoren (Relaxation glatter Muskelzellen mit Vasodilatation, Bronchodilatation und Uterusrelaxation, metabolische Veränderungen) und β_3-Rezeptoren (Beeinflussung des Lipid-Metabolismus)
- Aktivierung des β-Adrenorezeptors: Konfigurationsveränderung des Rezeptors $\rightarrow$ Bindung des Gs-Proteins und Austausch des gebundenen GDP gegen GTP $\rightarrow$ Zerfall des Gs-Proteins in seine α- und $\beta\gamma$-Untereinheit $\rightarrow$ Aktivierung der membrangebundenen Adenylatzyklase durch die α-Untereinheit mit Bildung des second messengers cAMP $\rightarrow$ Aktivierung der Proteinkinase A $\rightarrow$ Phosphorylierung bestimmter Aminosäuren (Serine, Threonine) bzw. Proteine (z. B. Phosphorylierung von Ca^{2+}-Ionenkanälen mit Erhöhung der intrazellulären Ca^{2+}-Ionenkonzentration)
- Blockade des β-Adrenorezeptors: kompetitive Hemmung von β_1-Rezeptoren (negativ ino-, chrono-, und dromotroper Effekt) und β_2-Rezeptoren (Kontraktion glatter Muskelzellen, Inhibition der pankreatischen Insulinfreisetzung und der muskulären Glykogenolyse)
- klinische Auswirkungen der β_1-Blockade: Inotropie-Abnahme (kardiogener Schock), Bradykardie, Überleitungsstörungen; β_2-Blockade: Bronchospasmus, Vasokonstriktion, Hypoglykämie

- **Symptomatik/Klinik**
- Symptomatik oft erst nach einer Latenzzeit von 8 - 10 h auftretend
- kardiovaskulär: Bradykardie, Arrhythmien, Hypotonie, kardiogener Schock
- pulmonal: Bronchospasmus
- zentralnervös: Krämpfe, Atemlähmung, Bewusstseinstrübung bis Koma
- metabolisch: evtl. Hypoglykämie

- **Therapie/Maßnahmen**
- Aufrechterhaltung und Stabilisierung der Vitalfunktionen
- Oxygenierung: O_2
- primäre Detoxikation: Gabe von Aktivkohle mit Glaubersalz
- bei Hypotonie: Dopamin (Dopamin Solvay®), Noradrenalin (Arterenol®), Adrenalin (Suprarenin®) oder Glukagon (GlucaGen®), nach Bindung am Glukagon-Rezeptor kommt es zu einer β-adrenerg-unabhängigen cAMP-Bildung
- bei Bradykardie: Atropin (Atropinsulfat®), ggf. passagerer Schrittmacher
- bei zerebralen Krampfanfällen: Benzodiazepine
- bei Bronchospasmus: Einsatz von β_2-Mimetika
- bei Hypoglykämie: Glukosegabe

3.8.5 Kohlenmonoxid (CO)

- ■ Allgemeines
- ▬ Kohlenmonoxid: farb-, geruch-, geschmackloses und explosives Gas geringer Dichte
- ▬ Entstehung: bei unvollständiger Verbrennung organischer Materialien, insbesondere bei Bränden in geschlossenen Räumen (Schwelbrände und Explosionen)

- ■ Pathophysiologie
- ▬ Kohlenmonoxid zeigt im Ggs. zu Sauerstoff eine ca. 200- bis 300-fach höhere Affinität zu Hämoglobin.
- ▬ Bedingt durch die Zunahme der CO-Hb (Carboxyhämoglobin) Konzentration am Gesamthämoglobingehalt nimmt die Sauerstoff-Transportkapazität (DO_2) ab (■ Tab. 3.4). DO_2 = HZV CaO_2 = 1000 ml O_2/min = 600±50 ml O_2/min/m² bzw. CaO_2 oder O_2-Gehalt = (SaO_2 Hb 1,34) + (paO_2 0,0031)
- ▬ Folgen: Linksverschiebung der O_2-Dissoziationskurve mit erschwerter O_2-Abgabe ans Gewebe (erhöhte O_2-Affinität an Hämoglobin, sog. Bohr-Effekt), Zunahme der zerebralen Perfusion mit Gefahr des Hirnödems (CO als Vasodilatator) und Hemmung der inneren Atmung (CO führt zur Blockade der oxidativen Phosphorylierung)

- ■ Symptomatik/Klinik

■ Tab. 3.4 Klinik der Kohlenmonoxid-Intoxikation nach dem CO-Hb-Gehalt

CO-Hb-Anteil (%)	Klinik
0–5 (Raucher: bis maximal 15)	Normbereich (beim Abbau von Häm-Gruppen)
15–20	Kopfschmerzen, Unruhe, Schwindel, rosige bis hellkirschrote Haut, Desorientierung
21–40	Apathie, Nausea, Tachykardie, Tachypnoe, Visusverschlechterung
41–60	Somnolenz bis Koma, Krämpfe, Schock
>60	Letale CO-Intoxikation

- ■ Therapie/Maßnahmen
- ▬ Aufrechterhaltung und Stabilisierung der Vitalfunktionen
- ▬ Sauerstoff als Antidot: >6 l O_2/min über Maske (FiO_2 ohne Reservoir bis 0,7 und mit Reservoir bis 0,9), ggf. Intubation und Beatmung
- ▬ präklinische Blutentnahme zur Bestimmung der Carboxyhämoglobin-Konzentration, evtl. Überdruckkammer bzw. hyperbare Oxygenierung bei CO-Hb >20%

>Memo
Die Anhebung des paO_2 durch 100%-ige O_2-Gabe führt nach dem Massenwirkungsgesetz zur Abnahme der Halbwertzeit von Carboxyhämoglobin von 4,5 h auf 1 h.

- **Besonderheiten**
- Pulsoximeter haben vereinzelt die Möglichkeit CO Gehalt% zu messen.
- Bedingt durch die hohe Bindungsaffinität von CO zum Hämoglobin können bereits geringe Atemluft-Konzentrationen von weniger als 0,5 Vol.-% CO letal enden.

3.8.6 Kohlendioxid (CO_2)

- **Allgemeines**
- Kohlendioxid: farb-, geruch- und geschmackslos, schwerer als Luft
- Entstehung: im Rahmen von vollständigen Verbrennungen und Gärungsprozessen (Weinkeller, Futtersilo, Sickergruben)

- **Pathophysiologie**
- vermehrte Anreicherung von $CO_2 \rightarrow$ »CO_2-See« (CO_2-Narkose)
- respiratorische Insuffizienz: Hypoxie mit Hyperkapnie
- Ausbildung einer initialen respiratorischen und späteren metabolischen Azidose
- Bewusstlosigkeit (Hirnödem) bis Apnoe

- **Symptomatik/Klinik**
- zentral: Agitiertheit, Kopfschmerzen, Krämpfe, Ohrensausen, Bewusstseinstörungen
- gastrointestinal: Nausea
- Augen: Mydriasis, Sehstörungen
- kardiopulmonal: Tachykardie, Hyper- bis Hypotonie, Cheyne-Stoke-Atmung
- CO_2-Konzentrationen >20% wirken letal

- **Therapie/Maßnahmen**
- Aufrechterhaltung und Stabilisierung der Vitalfunktionen
- Oxygenierung: Sauerstoff als Antidot (!)
- bei Krampfneigung: Sedierung mittels Benzodiazepinen

3.8.7 Reizgase

- **Allgemeines**
- Vorkommen: chemische Industrie, Galvanisierungsbetriebe, Brand-/Autoabgase, Reinigungsmittel (z. B. Chlorgas in Toilettenreiniger)
- Unterscheidung nach dem Hydrophilie-Grad: Soforttyp (hydrophile Reizstoffe: Ammoniak, Formaldehyd, Chlorgas), intermediärer Typ (Reizstoffe mit mittlerer Wasserlöslichkeit: Chlor, Brom, Schwefeldioxid) und Latenz- bzw. Spättyp (lipophile Reizstoffe: NO_2, Phosgen, Ozon)

Tag 5

- **Pathophysiologie**
- direkte Schädigung des respiratorischen Epithels (Schleimhaut-irritation bis toxische Pneumopathie) und von Lungenkapillaren (Permeabilitätserhöhung, Entstehung eines Lungenödems, hämorrhagische Exsudation)
- Auslösung eines bronchokonstriktorischen Reflexes durch Stimulierung von Irritant-Rezeptoren des respiratorischen Epithels
- exsudative Inflammationsreaktion im Bereich der oberen Atemwege (hydrophile Reizstoffe), der Bronchien und Bronchiolen (Reizstoffe mit mittlerer Wasserlöslichkeit) oder der Bronchioli terminales plus Alveolen (lipophile Reizstoffe) führen zu ödematösen Veränderungen
- einige Reizgase verbinden sich mit Wasser zu Säuren oder Basen, (z. B. aus Chlor und Wasser entsteht die ätzende Salzsäure
- Bildung von Met-Hämoglobin (Met-Hb) und/oder Carboxyhämoglobin (CO-Hb)

- **Symptomatik/Klinik**
- Phase 1: Reizhusten, Rachenreizung, Nausea, Kopfschmerzen, retrosternale Schmerzen, Bronchospasmus
- Phase 2: Latenzphase, als »symptomfreies Intervall« bis zu 36 h
- Phase 3: Schock, Dyspnoe, Fieber, toxisches Lungenödem (blutig-schaumig), Larynxödem

- **Therapie/Maßnahmen**
- Aufrechterhaltung und Stabilisierung der Vitalfunktionen
- Lagerung: Oberkörperhochlagerung
- Oxygenierung: 6 - 10 l O_2/min über Maske, ggf. Intubation und Beatmung
- Glukokortikoide: inhalativ, wie (z. B. Beclometason-dipropionat (Junik® oder Ventolair®); ggf. Methylprednisolon (Urbason®) i. v.
- bei Bronchospasmus: inhalalative β_2-Sympathomimetika, wie Fenoterol (Berotec®), oder parenteral Reproterol (Bronchospasmin®)

> **Memo**
> Keine Gabe von Glukokortikoiden bei gleichzeitig ausgedehnten Verbrennungen (Sepsis-Gefahr)

3.8.8 Säuren- und Laugen-Verätzungen

- **Allgemeines**
- häufig im Kindesalter, bei Erwachsenen selten (versehentlich oder suizidal)
- Säuren: Ameisensäure (Methansäure, HCOOH), Essigsäure (Ethansäure, CH_3COOH), Schwefelsäure (H_2SO_4), Salzsäure (HCl)
- Laugen: Salmiakgeist (NH_3Cl), Kalilauge (KOH), Natronlauge (NaOH)
- potentiell ätzende Substanzen: Rohr- oder Abflussreiniger

- **Pathophysiologie**
- Säuren: Koagulationsnekrose (Protein-Denaturierung), oberflächliche Verätzungen, Ätzschorf mit Schutz vor Tiefenwirkung
- Laugen: Kolliquationsnekrose unter Bildung von Alkalialbuminaten, Tiefenwirkung mit Perforationsgefahr
- Ablauf: Ödembildung, Hyperämie → Ulcera → Perforation

- **Symptomatik/Klinik**
- Schmerzen im Oropharyngeal- bis Abdominalbereich
- pharyngolaryngeal: sichtbare Ätzspuren, Larynx-/Glottisödem, Heiserkeit, Stridor, Dysphagie
- kardiopulmonal: Schock, Arrhythmien bis Asystolie, Hypersalivation, Lungenödem bis ARDS
- gastrointestinal: akutes Abdomen, Nausea, Emesis, Hämatemesis
- akutes Leber- und Nierenversagen
- metabolisch: metabolische Azidose bei Säuren und metabolische Alkalose bei Laugen, Hämolyse, Gerinnungsstörungen
- bei Perforation: Mediastinitis, Pleuritis, Peritonitis

- **Therapie/Maßnahmen**
- Aufrechterhaltung und Stabilisierung der Vitalfunktionen
- Oxygenierung: O_2, ggf. Intubation und Beatmung
- Analgosedierung
- Volumensubstitution: 1 l Vollelektrolytlösung/h, keine Kolloide
- »Wasser«-Spüleffekt: kontaminierte Kleidung entfernen (Eigenschutz beachten) und anschließend Hautspülung (Spülwasser nicht über die gesunde Haut abfließen lassen), ggf. Wundabdeckung (Metalline)
- Transport in ein Zentrum mit Endoskopie und operativen Fächern

- **Besonderheiten: Flusssäure-Verätzung (Fluorwasserstoffsäure)**
- Vorkommen: zum Ätzen von Glas und Metallen, chemische Reinigung, Schädlingsbekämpfung, Lösungsmittel
- Wirkung: rasche Hautpenetration, Inhalation von Dämpfen und Nekrosenbildung, Ausbreiten »fressen« (»die Säure sucht nach Kalzium«, bis sie schließlich eine Sättigung erfährt, mit Kalzium im Gewebe entsteht die unlösliche, ätzende Kalziumfluoridsäure), systemische Effekte (Schock, hepato-, nephro-, kardiotoxisch)
- Klinik: Verätzungen von Weichteilen und/oder Atemwegen (toxisches Lungenödem), Elektrolytentgleisungen (Hypokalziämie, Hypomagnesiämie und Hyperkaliämie mit metabolischer Azidose) mit der Gefahr maligner Arrhythmien
- Maßnahmen: Eigenschutz, Kalziumglukonat-Lösung (lokale Injektion oder intraarteriell) oder Kalziumglukonat-Gel, in der Klinik: frühzeitige Nekrosenabtragung und engmaschige Elektrolytkontrollen

Tag 5

3.8.9 Alkylphosphate

- ▪ **Allgemeines**
- ▬ Synonyme: Alkylphosphate, Organophosphate (z. B. E-605®, Parathion)
- ▬ Resorption: oral, dermal (Kontaktgift, daher Eigenschutz) oder inhalativ
- ▬ Meist erfolgt die Giftaufnahme in suizidaler Absicht, selten akzidentell

- ▪ **Pathophysiologie**
- ▬ Acetylcholin (ACh) führt über die Interaktion mit n-ACh-Rezeptoren (neuronal: präganglionär sympathisch und parasympathisch; muskulär: motorische Endplatte) und m-ACh-Rezeptoren (parasympathisch: postganglionär) zu entsprechenden nikotinergen bzw. muskaringen Folgeerscheinungen.
- ▬ Die Acetylcholinesterase wird für die sofortige Hydrolyse des Neurotransmitters Acetylcholin zu Acetat und Cholin im synaptischen Spalt hauptverantwortlich gemacht (enzymatischer Umsatz: ca. 600.000 ACh-Moleküle/min).
- ▬ Alkylphosphate führen zur Phosphorylierung der Aminosäure Serin im esteratischen Zentrum der Acetylcholinesterase.
- ▬ Diese Phosphorylierung hat eine nicht-kompetitive und irreversible Inhibierung der Acetylcholinesterase und der Serumcholinesterase (Pseudocholinesterase) mit endogener Acetylcholin-Intoxikation zur Folge.

- ▪ **Symptomatik/Klinik**
- ▬ klassiche Trias: Koma, Miosis und Bronchorrhoe
- ▬ »alles läuft«: Hypersalivation (blauer Schaum), nasse Haut, Speichelsekretion, Tränenfluss
- ▬ Auge: meist Miosis, Akkomodationsstörung
- ▬ kardiovaskulär: Tachy- oder Bradykardie, Hypotonie
- ▬ pulmonal: Bronchospasmus, Bronchialsekretion, Lungenödem
- ▬ Muskel: initiale Muskelfaszikulationen/Krämpfe und Übergang in Lähmung (nikotinerg)
- ▬ gastrointestinal: Nausea, Koliken, Diarrhoe
- ▬ zentral: Bewusstseinsstörung, Kopfschmerzen, Atemstörung
- ▬ »typischer Geruch« (Knoblauch)

- ▪ **Therapie/Maßnahmen**
- ▬ Selbstschutz: Handschuhe (mindestens zwei übereinander), Schutzanzug, Zimmer lüften (!)
- ▬ Aufrechterhaltung und Stabilisierung der Vitalfunktionen
- ▬ primäre Giftelimination: Magenspülung oder perorale Gabe von Aktivkohle
- ▬ Oxgenierung: >6 - 10 l O_2/min über Maske, ggf. Intubation und Beatmung

- kontaminierte Kleidung entfernen
- Atropin (Atropinsulfat®) als kompetitiver m-ACh-Rezeptorantagonist (wirkt nicht gegen nikotinerge Symptome): eine Herzfrequenz von ~ 100/min und ein Sistieren der Hypersekretion gelten als therapeutische Zielvorgaben
- Enzymreaktivatoren oder sog. Oxime (strittig in der Präklinik), d. h. ACh-Esterase-Reaktivierung durch Dephosphorylierung: Obidoxim (Toxogonin®), Pralidoxim (nicht mehr im Handel)

Tag 5

> **>Memo**
> frühestmögliche Gabe von ACh-Esterasereaktivatoren, da die ACh-Esterase im phosphorylierten Zustand sehr schnell altert und Oxime nur nicht-gealterte Phospho-ACh-Esterase-Komplexe dephosphorylieren können

3.8.10 Blausäure

- **Allgemeines**
- Synonyme: Blausäure oder Zyanwasserstoff (HCN), Zyanide (Salze der Blausäure, CN^-)
- Vorkommen: Galvanisierbetriebe, Labor zur Analysezwecken, Faserherstellung, Bittermandel, »Rauchgas« (neben CO- und CO_2-Intoxikation), Schwelbrände bzw. Verbrennung von stickstoffhaltigen Materialien (Kunststoffe, wie Polyurethan), Nitroprussid-Natrium, Berliner-Blau Lösung
- Aufnahme-Möglichkeiten: inhalativ, peroral, transkutan, intravenös
- Blutspiegel >3mg/l gelten als letal

- **Pathophysiologie**
- CN^--Ionen gehen eine reversible Komplexbildung mit dem dreiwertigen Eisen (Fe^{3+}) der oxidativen Cytochromoxidase der inneren Mitochondrienmembran ein und führen somit zur Hemmung der Atmungskette (»innere Erstickung«, Laktatazidose).
- weitere Enzymgifte der Cytochromoxidase: Kohlenmonoxid (CO) und Schwefelwasserstoff (H_2S)

- **Symptomatik/Klinik**
- zentralnervös: Kopfschmerzen, Nausea, Krämpfe, Bewusstlosigkeit
- kardiopulmonal: Hypotonie, Bradykardie/Tachykardie, Tachypnoe
- Bittermandelgeruch (selten)

- **Therapie/Maßnahmen**
- Aufrechterhaltung und Stabilisierung der Vitalfunktionen
- Oxygenierung: 6 - 10 l O_2/min über Maske, ggf. Intubation und Beatmung
- Dimethylaminophenol (4-DMAP®) bei schweren Monointoxikationen
  - Wirkung des Met-Hb Bildners: reversible Bindung des CN^- an Met-(Fe^{3+})-Hb, d. h. 4-DMAP oxidiert einen Teil des Hb zu Met-Hb (Bildung: 30 - 40%), welches nun mit dem dreiwertigen Eisen der Cytochromoxidase konkurriert und CN^--Ionen unter Bildung von Zyan-Met-Hb befreit

Tag 5

      — 4-DMAP Reaktion: $Hb(Fe^{2+}) \rightarrow Met\text{-}(Fe^{3+})\text{-}Hb + CN^- \rightarrow$ Cyan-Met-(Fe^{3+})-Hb
      — Gefahr einer toxischen Methämoglobinämie (ab einer Met-Hb Konzentration >50%) mit Linksverschiebung der O_2-Dissoziationskurve mit erschwerter O_2-Abgabe ans Gewebe (erhöhte O_2-Affinität an Hämoglobin, sog. Bohr-Effekt) und Abnahme der Sauerstoff-Transportkapazität (Zunahme der Dyshämoglobine: Met-Hb, CO-Hb)
      — Patienten sehen nach der Injektion leicht bläulich aus.
      — Überdosierung: Methylenblau oder Toluidinblau, beschleunigen die Met-Hb Reduktase
— Natriumthiosulfat (Natriumthiosulfat 10%®) bei leichten Monointoxikationen
      – Wirkung: Kopplung des CN^- an Schwefel $\rightarrow$ Thiozyanat bzw. Rhodanid
      – $Na_2S_2O_3$ Reaktion: Cyan-Met-(Fe^{3+})-Hb + $S_2O_3 \rightarrow SCN^- + SO_3$
      – Entgiftung: Cyan-Met-(Fe^{3+})-Hb Komplex wird durch Natriumthiosulfat zu Rhodanid umgewandelt und renal eliminiert
      – Wirkeintritt: erst nach 30 min, jedoch große Entgiftungskapazität
— Alternative: Hydroxocobalamin (Cyanokit®)
      — Wirkung : irreversible Komplexbildung von Hydroxocobalamin (= Vit. B_{12a}) mit Zyanid zu Zyanocobalamin, welches renal eliminiert wird
      — anschließende Gabe von Natriumthiosulfat i. v.
      — Anwendung: Rauchgasintoxikation, Mischintoxikationen, reine Blausäure-Intoxikation
      — Nebenwirkungen: dunkelroter Urin, reversible Rotfärbung der Haut
      — Kontraindikationen: keine (nur leider teuer)

3.8.11 Methämoglobinbildner

- **Allgemeines**
— Intoxikation mit der Folge der inneren Erstickung

- **Pathophysiologie**
— oxidative Umwandlung des zweiwertigen (Fe^{2+}) in dreiwertiges (Fe^{3+}) Eisen im Hämoglobinmolekül durch Chlorate, Perchlorate, Nitrate, Nitrite, Stickoxide, Anilinderivate, Sulfonamide, Primaquin, Phenacetin oder Dapson
— aromatische Amino- und Nitroverbindungen reagieren indirekt über ihre Metabolite mit dem Hämoglobin-Molekül und wandeln dieses in braunes Ferrihämoglobin (Methämoglobin, Met-Hb, Hämiglobin) um, welches zur O_2-Bindung nicht mehr in der Lage ist

- Störungen der O_2-Bindung und des Transports resultieren in einer Linksverschiebung der O_2-Dissoziationskurve
- Bei Chloraten, welche direkt mit dem Hämoglobin reagieren, besteht aufgrund einer Hämolyse und Nierenschädigung die Gefahr der Hyperkaliämie bzw. maligner Arrhythmien.

Tag 5

- **Symptomatik/Klinik (☐ Tab. 3.5)**

☐ **Tab. 3.5** Klinik nach dem Met-Hb-Gehalt	
Met-Hb Anteil (%)	**Klinik**
1	Asymptomatisch
10-20	Kopfschmerzen, Tachykardie, Dyspnoe
20-35	Bewusstseinsstörungen, Zyanose, Paresen
35-60	Somnolenz bis Koma, Bradykardie, Ateminsuffizienz, Epilepsie, Azidose
>60	letale Folgen

- **Therapie/Maßnahmen**
- Aufrechterhaltung und Stabilisierung der Vitalfunktionen
- Oxygenierung: O_2
- Toluidinblau (Toluidinblau®) i. v.: Beschleunigung der Reduktion von Met-Hb zu Hb, alternativ: Methylenblau (Methylenblau Vitis®) i. v., höhere Dosen führen zur Hämolyse.

3.8.12 Lösungsmittel

- **Allgemeines**
- Lösungsmittel sind überwiegend Haushaltsgifte: Fußboden- oder Teppichreiniger (z. B. Alkohole), Möbelpolituren (z. B. Hexan, Benzin, Xylol, Toluol), Fettlöser, Fleckenwasser, aliphatische Kohlenwasserstoffe (z. B. Benzin, Heizöl), aromatische Kohlenwasserstoffe (z. B. Benzol), halogenierte Kohlenwasserstoffe, Farbverdünner, Einatmen von Dämpfen an Tankstellen
- Aufnahme: peroral, transkutan oder inhalativ

- **Pathophysiologie**
- zentralnervös: Schädigung zentraler und peripherer Neurone
- Atemwege: Schleimhaut-Schädigung bis hämorrhagische Pneumonitis
- nephro-/hepatotoxisch: toxische Hepatitis und Nierenschädigung (Urämie)
- kardial: Sensibilisierung des Myokards gegenüber Katecholaminen (Arrhythmien)

Tag 5

- ■ **Symptomatik/Klinik**
- ▬ zentralnervös: Kopfschmerzen, Rauschzustände, Schock, Bewusstseinsstörungen
- ▬ kardiopulmonal: Palpitationen, Dyspnoe, Husten, Aspiration

- ■ **Therapie/Maßnahmen**
- ▬ Aufrechterhaltung und Stabilisierung der Vitalfunktionen
- ▬ Oxygenierung: 6 - 10 l O_2/min über Maske, ggf. Intubation und Beatmung
- ▬ ggf. perorale Gabe von Paraffinöl
- ▬ kein Erbrechen auslösen, keine Magenspülung

- ■ **Besonderheiten: Methanol-Intoxikation**
- ▬ toxische Methylalkohol-Metabolit: Formaldehyd und Ameisensäure
- ▬ Gefahr der metabolischen Azidose und der Erblindung
- ▬ Latenzzeit der Symptome: 6 - 24 h
- ▬ Maßnahmen: Unterdrückung der Biotransformation von Methanol durch kompetitive Hemmung der Alkoholdehydrogenase durch Ethanol (Alkohol-Konzentrat 95%®) oder durch Fomepizol (Antizol®), ggf. Magenspülung oder Hämodialyse veranlassen

3.8.13 Schaumbildner

- ■ **Allgemeines**
- ▬ Detergenzien: Wasch-, Spül- und Pflegemittel

- ■ **Pathophysiologie**
- ▬ Tenside werden nicht absorbiert, sondern führen zur Schaumbildung.
- ▬ Gefahr der Schaumaspiration
- ▬ gastrointestinale Symptomatik durch ätzende Bestandteile

- ■ **Symptomatik/Klinik**
- ▬ gastrointestinal: Nausea, Emesis, abdominelle Krampfneigung, Diarrhoe
- ▬ pulmonal: Atelektasen-Entwicklung bei Aspiration, toxisches Lungenödem

- ■ **Therapie/Maßnahmen**
- ▬ Aufrechterhaltung und Stabilisierung der Vitalfunktionen
- ▬ Oxygenierung: 6 - 10 l O_2/min über Maske
- ▬ »Entschäumer« (Simethicon, Sab-Simplex®), d. h. Gase werden gebunden und somit nicht resorbiert. Kein Auslösen von Erbrechen.

3.8.14 Antidote (◻ Tab. 3.6)   Tag 5

◻ **Tab. 3.6**   Antidot-Therapie

Antidot	Indikation	Dosierung
Acetylcystein (ACC®, Fluimucil®)	Paracetamol-Intoxikation, bis max. 20 h nach Paracetamol-Einnahme (Prescott-Schema): Gesamtdosis von 300 mg/kgKG über 20 h i. v.	Initial: 150 mg/kgKG in 200 ml G 5% über 15 min Dann: 50 mg/kgKG in 500 ml Glukose 5% über 4 h Abschließend: 100 mg/kgKG in 1 l Glukose 5% über 16 h
Aktivkohle (Kohle-Pulvis®)	Universal-Antidot	Initial: 1 - 2 g/kgKG oral Alle 2 - 4 h: 0,25 - 0,5 g/kgKG oral
Atropin (Atropinsulfat®)	Alkylphosphat-Intoxikation	Initial: 1 - 50 mg i. v.. Kinder: bis 2 mg i. v.
Beclometason-dipropionat (Junik®, Ventolair®)	Reizgas-Intoxikation und gesichertes Inhalationstrauma	Gabe von 4 Hüben einmalig (1 Stoß = 100 µg), ggf. erneut 4 Hübe nach 2 h
Biperiden (Akineton®)	Neuroleptika-Intoxikation mit Extrapyramidalsymptomatik	0,04 mg/kgKG i. v.
Dantrolen (Dantrolen®)	Maligne Hyperthermie	1 - 2,5 mg/kgKG i. v.
4-Dimethylaminophenol (4-DMAP®)	Schwere Zyanid-Intoxikation	Erwachsene: 3 - 4 mg/kgKG i. v. Dann: Natriumthiosulfat (50 - 100 mg/kgKG i. v.) Kinder: 3 mg/kgKG i. v.
Ethanol (Alkohol-Konzentrat 95%®)	Methanol-/Ethylenglykol-Intoxikation	Initial: 0,5 - 0,75 g/kgKG/min i. v. in Glukose 5%-Lsg. Dann: 0,1 g/kgKG/h
Flumazenil (Anexate®)	Benzodiazepin-Intoxikation	Initial: 0,2 mg i. v. Dann: 0,1 bis 0,2 mg/min i. v.
Fomepizol (Antizol®)	Methanol-Intoxikation	Initial: 15 mg/kgKG i. v. Dann: 10 mg/kgKG alle 12 h i. v.
Glukagon (GlucaGen®)	β-Blocker- und Kalziumantago-nisten-Intoxikation	Initial: 50 - 200 µg/kgKG i. v. Dann: 70 µg/kgKG/h i. v.
Haloperidol (Haldol®)	Alkoholentzugsdelir	Erwachsene: Titration bis zu 60 mg i. v.
Hydroxocobalamin (Cyanokit®)	Rauchgasintoxikation, reine Blausäure-Intoxikation	Initial: 70 mg/kgKG i. v. Dann: Natriumthiosulfat (50 - 100 mg/kgKG i. v.)
Kalzium (Calciumglukonat®: 10 ml 10%-Lsg. enthalten 2,3 mmol Kalzium)	Flusssäure-Intoxikationen Intoxikation mit Kalziumantago-nisten	Verätzungen der Extremitäten 1 - 2 g intraarteriell, ggf. lokale Infiltration Erwachsene: 2,5 - 7 mmol i. v. Kinder: 0,022 - 0,05 mmol/kgKG i. v.
Methylenblau (Methylen-blau Vitis®)	Methämoglobin-Bildner	1 - 2 mg/kgKG i. v.
NaHCO₃ 8,4%	Arrhythmien bei Intoxikationen mit Antidepressiva/Neuroleptika	0,5 - 1 mval/kgKG i. v.
Natriumthiosulfat (Natri-umthiosulfat 10%®)	Zyanid-Intoxikation	50 - 100 mg/kgKG i. v.
Naloxon (Narcanti®)	Opiat-Intoxikation	Initial: 0,4 - 2 mg i. v. Dann: 0,4 - 2 mg alle 2 min je nach Klinik Kinder: 0,01 mg/kgKG i. v.

3

◻ Tab. 3.6 (Fortsetzung)

Antidot	Indikation	Dosierung
Paraffinöl	Intoxikation mit organischen Lösungsmitteln	3 mg/kgKG peroral
Physostigmin (Anticholium®)	Anticholinerges Syndrom bei Antidepressiva-/Neuroleptika-Intoxikation	Erwachsene: 2 mg i. v. Kinder: 0,5 mg i. v.
Sauerstoff	Atemwegs-Gifte, Rauchgasintoxikation	Je nach Klinik, ca. 4 - 10 l/min
Silibinin (Legalon®)	Amatoxin/Knollenblätterpilz-Intoxikation	Initial: 5 mg/kgKG i. v. alle 4 h über 2 h (20 mg/kgKG/d)
Simethicon (Sab-Simplex®)	Schaumbildner	1 ml/kgKG peroral
Toluidinblau (Toluidinblau®)	Methämoglobin-Bildner	2 - 4 mg/kgKG i. v.
Obidoxim (Toxogonin®)	Alkylphosphat-Intoxikation	4 - 8 mg/kgKG i. v.

3.9 Massenanfall von Verletzten und Kranken (MANV)

- **Definition**
- — Der Massenanfall von Verletzten und Erkrankten (MANV) bezeichnet eine Situation/Großschadensereignis, bei der eine große Zahl von Betroffenen versorgt werden muss.
- — Dazu zählen Unfälle (Bahn, Strassenverkehr), Feuer, Vorfälle bei Großveranstaltungen (Massenpanik, Unwetter), Lebensmittelvergiftungen etc.
- — im Gegensatz dazu Katastrophe: über das Großschadensereignis hinausgehend, von regionalen Rettungskräften nicht zu bewältigen, Hilfe von außen notwendig

- **Einteilung**
- — Wichtig: in jedem Rettungsdienstbereich ist die Einteilung der entsprechenden Einsatzstufen unterschiedlich und von den zur Verfügung stehenden Ressourcen abhängig
- — Beispiel einer möglichen Aufteilung
    - a. MANV-Stufe 1   5 - 10 Verletzte
    - b. MANV-Stufe 2   bis 50 Verletzte
    - c. MANV-Stufe 3   mehr als 50 Verletzte

- **Taktisches Ziel**
- — Eine möglichst große Zahl der Patienten soll mit den vorhandenen Ressourcen so gut wie möglich versorgt werden.
- — Am Ende wird
    - — der richtige Patient
    - — mit dem richtigen Transportmittel

— in das richtige Krankenhaus

— transportiert.

- **Aufgaben des ersteintreffenden Notarztes**
— persönliche Schutzausrüstung (PSA) anlegen
— Erkunden der Lage
— Falls weitere Kräfte erforderlich sind, ist man als ersteintreffender NA »geschäftsführender LNA« bis zum Eintreffen des LNA.
— in Absprache mit dem Einsatzleiter der Feuerwehr Verletzten-ablage und ggf. Behandlungsplatz oder erweiterte Verletzten-ablage definieren
— an Betreuung und Notfallseelsorge denken
— Verteilen der Patientenanhängekarten organisieren
— Beginn Sichtung/Triage
    — I (rot) akute vitale Bedrohung, Sofortbehandlung
    — II (gelb) Schwerverletzt/erkrankt, Aufgeschobene Behandlungsdringlichkeit, Überwachung
    — III (grün) leicht verletzt oder Betroffen, ggf. spätere Behandlung
    — IV (blau) infaust
— Übergabe an den LNA wenn dieser eintrifft
— zunächst KEINE Individualversorgung

- **Wann wird der LNA aktiviert?**
— Alarmierung des LNA, wenn seine koordinierende Führung erforderlich ist:
    — bei Schadensereignissen, bei denen die Anzahl der Verletzten oder Erkrankten oder die Schwere der gesundheitlichen Schädigung die reguläre Kapazität des Notarztdienstes übersteigt
    — bei Schadensereignissen, bei denen mit gesundheitlicher Gefährdung einer größeren Personenzahl gerechnet werden muss
    — wenn die vermutete Schwere der Verletzung/Erkrankung oder der notfallmedizinische Versorgungsumfang die reguläre Kapazität des Notfalldienstes übersteigt
    — auf Anforderung eines Notarztes oder einer Einsatzleitung

Tag 5 – Notfallmedizin und Schmerztherapie

4 Schmerztherapie

C. Mitschke, H. Wilms, C. Windhagen

S. Beckers, R. Rossaint (Hrsg.), *Anästhesie, Intensivmedizin, Notfallmedizin, Schmerztherapie ... in 5 Tagen,*
DOI 10.1007/978-3-642-16012-7_4, © Springer-Verlag Berlin Heidelberg 2014

4

4.1   Grundlagen

C. Mitschke

4.1.1   Patienteninformation und -aufklärung

Allgemeine Patienteninformation

- Eine präoperative Information des Patienten bezüglich der postoperativen Schmerzen und deren Therapieoptionen ist obligat.
- Ziel
    - Steigerung der Compliance des Patienten bezüglich der Schmerztherapie
    - Abbau von Ängsten hinsichtlich des zu erwartenden Schmerzes
    - aktive Beteiligung des Patienten am Schmerzmanagement zur Steigerung der Patientenzufriedenheit und zur Verbesserung des schmerztherapeutischen *Outcomes*
- Erläuterung der angewandten Schmerzmessung (▶ Abschn. 4.1.3, ▶ Abschn. 4.1.5) bereits präoperativ
- bei Kindern und kognitiv bzw. kommunikativ eingeschränkten Patienten Patienteninformation idealerweise in Gegenwart einer Bezugsperson
- kein Ende der Schmerztherapie mit der stationären Entlassung: Fortführung des analgetischen Konzeptes durch Informationen/Anleitung empfehlenswert

Patientenaufklärung

- Patienten müssen über schmerztherapeutische Maßnahmen aufgeklärt werden.
    - Aufklärung über Vor- und Nachteile der möglichen analgetischen Therapie
    - Möglichkeiten und Grenzen der zur Verfügung stehenden Konzepte
    - Aufklärung über Nebenwirkungen (Verkehrstauglichkeit etc.) und Risiken (Querschnittslähmung bei Spinalanästhesie etc.)
    - Berücksichtigung der Vorerkrankungen des Patienten bezüglich Möglichkeiten und Einschränkungen schmerztherapeutischer Optionen (Regionalanästhesien bei Einnahme von Antikoagulanzien etc.

4.1.2   Schmerzanamnese bei perioperativen und posttraumatischen Schmerzen

- Schmerzanamnese beinhaltet die Erfassung präoperativ bestehender Faktoren, die Einfluss auf die postoperative Schmerztherapie besitzen:
    - Ängste des Patienten
    - soziales Umfeld des Patienten

— psychischer Zustand des Patienten (Depression, somatoforme
Störungen etc.)

Tag 5

— chronische Schmerzsyndrome/präoperativ bestehende
Schmerzen
— anamnestisch bereits angewandte Schmerzkonzepte (Opioid-
Therapie, Analgetikaabusus etc.)
— Ziel ist die Optimierung und Modifizierung der anstehenden
Schmerztherapie sowie die Vermeidung der Chronifizierung von
Schmerzzuständen.

4.1.3 Schmerzmessung beim Erwachsenen

— Eine regelmäßig wiederholte, standardisierte und dokumentierte
Schmerzmessung ermöglicht eine optimale Schmerztherapie.
— Da die empfundene Schmerzintensität ein subjektives Erlebnis
ist, ist die Selbstbeurteilung des (orientierten, adäquaten) Patienten der beste Ansatz zur Quantifizierung der Schmerzstärke.
— immer Erfassung des Ruhe- und Belastungsschmerzes (Husten,
tiefe Inspiration, Mobilisation etc.) zur Vermeidung postoperativer Komplikationen (Pneumonie etc.) und Durchführung einer
adäquaten Therapie
— Schmerzskalen (Auswahl)
— **Numerische Ratingskala (NRS)** mit Werten von 0 bis 10
(0=kein Schmerz, 10=stärkster vorstellbarer Schmerz)
— **Visuelle Analogskala (VAS)**, bei der der Patient die
empfundene Schmerzstärke anhand einer grafischen Darstellung angibt
— **Verbale Ratingskala (VRS)** mit der Beschreibung der
Schmerzintensität in fünf Stufen (kein Schmerz, leichte,
mittelstarke, starke und stärkste vorstellbare Schmerzen)

4.1.4 Schmerzmessung beim Kind

— sofern möglich, sollten Kinder ihre Schmerzen selbst einschätzen
— hierfür eignen sich folgende Ratingskalen (Auswahl)
— **Smiley-Skala** (sog. *Faces Pain Skala*) ab 3 - 4 Jahren
(Selbsteinschätzung)
— **Kindliche Unbehagens- und Schmerzskala (KUSS)** erfasst
Weinen, Gesichtsausdruck, Rumpfhaltung, Beinhaltung und
motorische Unruhe (Fremdeinschätzung).
— Ab dem Schulalter eignen sich meist bereits sonst für Erwach-
sene eingesetzte Ratingskalen (VAS, VRS).

4.1.5 Schmerzmessung bei älteren und kognitiv und/oder kommunikativ eingeschränkten Patienten

- Fremdbeurteilung anhand nonverbaler Schmerzäußerung und Beobachtungsskalen
- erhöhtes Risiko einer inadäquaten bzw. insuffizienten Schmerztherapie
- Wegfall schmerztherapeutischer Optionen mit komplexer Einbindung in die Schmerztherapie (*Patient-Controlled Analgesia*: PCA etc.)
- Beurteilungsskalen (Auswahl)
  - Beurteilung von Schmerzen bei Demenz Skala (BESDS) erfasst Gesichtsausdruck, Körpersprache, Trost, Atmung und negative Lautäußerung
  - NRS und VRS bei leichten kognitiven Einschränkungen

4.1.6 Erfassung und schriftliche Dokumentation der auftretenden Nebenwirkungen

- zur Reduktion bzw. Behebung von Nebenwirkungen
- Nicht-Opioid-Analgetika
  - Nicht-steroidale Antirheumatika (NSAR) (Ibuprofen, Diclofenac etc.)
    - Nebenwirkungen: Magenulzera, Thrombozytenaggregationshemmung, Diureseminderung bis hin zum akuten Nierenversagen, Bronchokonstriktion
    - selektive COX-2 Hemmer (Parecoxib) mit weniger gastrointestinalen Nebenwirkungen, jedoch vermehrt kardiovaskulären Ereignissen
  - Pyrazolderivate (Metamizol)
    - Nebenwirkungen: Blutdruckabfälle (vor allem bei schneller i. v.-Gabe), Agranulozytose (selten)
  - Anilinderivate (Paracetamol)
    - Nebenwirkungen: hepato- und nephrotoxisch; (weniger gastrointestinale Nebenwirkungen als NSAR)
- Opioid-Analgetika
  - Nebenwirkungen: Postoperative Übelkeit (PONV), sedierend, atemdepressiv, Obstipation, Abhängigkeitspotenzial, Pruritus, Miktionsstörungen
- Regionalanästhesien
  - Nebenwirkungen: Blutungen, Infektionen, akzidentelle i. v.-Applikation des Lokalanästhetikums (Herzrhythmusstörungen bis hin zum Herzstillstand, Krampfanfälle), Verletzungen von Nachbarstrukturen (Pneumothorax, Gefäßpunktionen etc.), transiente und permanente Nervenschädigungen,

Blutdruckabfälle (rückenmarksnahe Regionalanästhesien), Miktionsstörungen etc.
- Neben der Dokumentation ist eine neurologisch-konsiliarische Beurteilung empfehlenswert.

Tag 5

4.1.7 Dokumentation perioperativer und posttraumatischer Schmerzen

- Im Sinne eines Qualitätsmanagements ist die Dokumentation der durchgeführten Schmerztherapie, deren Indikation sowie deren Ergebnis erforderlich.
- Hierzu zählen
  - regelmäßige Dokumentation der **Schmerzmessung** (NRS, VAS etc.)
  - Dokumentation der **Schmerztherapie** (Laufraten bei Regionalanästhesien mit Kathetern, Zusatzmedikation etc.)
  - Dokumentation des **Ergebnisses** (Schmerzintensität nach Analgetikagabe etc.)

> **>Memo**
> Einheitliche Schmerzmessung und standardisierte Behandlungsschemata innerhalb eines Krankenhauses verbessern die Ergebnisqualität.

4.2 Stufenschema WHO

H. Wilms

4.2.1 Hintergrund

Anwendung
- WHO-Stufenschema ist eine Hilfestellung zur Behandlung von Tumorschmerzen
- kann auch zur Behandlung anderer *chronischer* Schmerzen angewendet werden

Effektivität
- Effektivität in großen Untersuchungen bestätigt
- Nachweis einer Schmerzreduktion von bis zu 80%

Prinzip
- folgendes Vorgehen wird von der WHO empfohlen:
  - möglichst orale Gabe (»durch den Mund«)
  - Bedarfsmedikation nach festem Schema (»nach der Uhr«)
  - Orientierung an Stufenschema
  - individuelle Anpassung an den Bedürfnissen des Patienten
- WHO-Stufenschema ist kein starres Schema, es bedarf vielmehr der regelmäßigen Überprüfung der Effektivität und ggf. behandlungsbedürftiger Nebenwirkungen

4

Multimodales Konzept
- WHO-Stufenschema dient einer symptomatischen Therapie
- Kausale Therapieoptionen (Operation, Bestrahlung, Chemotherapie, usw.) müssen berücksichtigt werden, um ggf. behebbare Schmerzursachen (z. B. Nervenkompression durch Tumor) zu beseitigen.
- interdisziplinäre Zusammenarbeit aller beteiligten Fachdisziplinen (Onkologen, Chirurge, Nuklearmediziner, Schmerztherapeuten, Psychotherapeuten usw.) ist gefordert

4.2.2 Schmerzanalyse

Schmerzursachen
- Einteilung der Schmerzursachen
  - tumorbedingt, z. B. Knochenmetastasen → Knochenschmerzen, Hirnödem → Kopfschmerzen
  - therapiebedingt z. B. Operation → Wundschmerz, Bestrahlung → Mukositis, Chemotherapie → Neuropathie
  - tumor-/therapieunabhängig z. B. Migräne, Spannungskopfschmerz, Arthritis usw.
- Ermittlung der Schmerzursache wichtig, da bestimmte (Ko)Analgetika für bestimmte Ursachen besonders geeignet sind
- Beispiel: Bisphosphonate bei Metastasen-bedingten Knochenschmerzen
- Ggf. können Schmerzursachen durch eine kausale Therapie behoben werden.
- Beispiel: operative Sanierung eines schmerzhaften Ileus bei Kolonkarzinom

Schmerzarten
- Einteilung der Schmerzarten
  - nozizeptiv
  - somatisch
    - Haut, Bindegewebe, Muskeln, Periost
    - spitz, stechend, gut lokalisierbar
    - z. B. Schnitt mit dem Skalpell, Knochenmetastasen
  - viszeral
    - sympathisch inervierte Organe (Thorax, Abdomen, Becken usw.)
    - dumpf, kolikartig, schlecht abgrenzbar, ggf. vegetative Begleitsymptomatik
    - z. B. Angina pectoris
  - neuropathisch
    - sensomotorischer Nervenstrukturen
    - stechend, brennend, elektrisierend, dauerhaft/einschießend
    - z. B. Phantomschmerz nach Amputation

- Verschiedene Schmerzarten können nebeneinander oder nacheinander auftreten, was eine Anpassung der Schmerzmedikation erfordert.
- Erfassung der Schmerzqualität (z. B. stechend, spitz, dumpf, kolikartig) ermöglicht Rückschlüsse auf Schmerzart
- Beispiel: Fragebogen McGill Pain Questionaire

Tag 5

Psychische Faktoren

- haben wesentlichen Einfluss auf das Schmerzempfinden
- Das durch psychische Faktoren beeinflusste Schmerzempfinden ist i. d. R. nicht durch herkömmliche Analgetika wesentlich zu lindern.
- Geeignete psychotherapeutische Methoden sollten in das mutlimodale Konzept integriert werden.

> **>Memo**
> Depressive Verstimmungen oder Angststörungen wirken pro-nozizeptiv.

4.2.3 Medikamente

Anwendung

- Unterscheidung
  - Basismedikation
    - Senkung der dauerhaften Schmerzintensität
    - langwirksam
    - retardiert
    - Gabe nach festem Schema (Zeitplan = wann?, Dosierung = wie viel?)
    - keine Kombination von Medikamenten mit dem gleichen Wirkprinzip (z. B. NSAID wie Ibuprofen und Diclofenac) oder niederpotenten mit hochpotenten Opioiden
  - Bedarfsmedikation
    - Behandlung von Durchbruchschmerzen
    - schnellwirksam
    - unretardiert
    - Gabe bei Bedarf

Applikation

- primär nicht-invasive Gabe, d. h. oral, transdermal, sublingual
  - damit soll u. a. die Selbstständigkeit des Patienten erhalten bleiben
- Basismedikation nach *festem Schema* (Zeitpunkt und Dosierung)
  - Dadurch kommt es zu einer effektiveren Analgesie und geringeren Analgetikabedarf mit gleichzeitig geringeren Nebenwirkungen.
- Bedarfsmedikation bei *Durchbruchschmerzen* z. B. im Rahmen von Mobilisierung

Tag 5

	Tab. 4.1 Stufenschema		
Stufe	Medikamente		
I	Nicht-Opioide		± Adjuvanzien / Koanalgetika
II		+ niederpotente Opioide	
III		+ hochpotente Opioide	
(IV)	+ invasive Techniken		

Stufenschema (◘ Tab. 4.1)

- Beginn
  - i. d. R. auf der niedrigsten Stufe
  - Entscheidend für die Auswahl der initialen Stufe sind die Schmerzintensität und der bisherige Analgetikabedarf.
- Therapieänderung bei unzureichender Wirkung
  - Dosisanpassung
    - Erhöhung der Dosis der Nicht-Opioide und niederpotenten Opioide bis zur maximalen Tageshöchstdosis
    - Hochpotente Opioide (außer Buprenorphin) unterliegen nicht dem Ceiling-Effekt und können ggf. weiter gesteigert werden, wobei auch hier eine Zunahme der Nebenwirkungen zu berücksichtigen ist.
  - Analgetikawechsel
    - Wechsel des Analgetikums bei unzureichender Wirkung oder Änderung der Schmerzart; Beispiel: Metamizol statt Paracetamol bei kolikartigen Schmerzen
  - Stufenwechsel
    - Wenn eine Dosisanpassung oder ein Anageltikawechsel nicht ausreichend sind, dann sollte ein Stufenwechsel erfolgen.
- balancierte Analgesie = Kombination von Nicht-Opioiden mit Opioiden
  - Dadurch ist ggf. eine Dosisreduktion der Opioiden mit entsprechend geringeren Opioid-bedingten Nebenwirkungen (z. B. Obstipation) möglich
  - Opioid-Dosisreduktion durch Kombination mit:
    - Paracetamol → bis zu 50%
    - Metamizol   → bis zu 60%
    - NSAID   → bis zu 50%
- Befindet man sich bereits auf der Stufe III, so sollte das Opioid, das in der Basismedikation in retardierter Form gegeben wird, auch als unretardierte Form zur Behandlung der Durchbruchschmerzen verabreicht werden.
- bei unzureichender Wirkung der Stufe III oder bei therapierefraktären Nebenwirkungen können Methoden der Stufe IV (invasive Techniken) erforderlich sein bzw. versucht werden

! Cave
Zunahme der Nebenwirkungen

- Nervenblockaden
- Beispiel: Plexus coeliacus-Blockade bei schmerzhaftem Pankreaskopfkarzinom
- Neurolysen
- Beispiel: S4/5-Neurolyse bei perianal begrenztem Rektumkarzinom

Substanzgruppen

- Nicht-Opioide
  - Acetylsalicylsäure
    - Bemerkung: Standardsubstanz der Stufe I laut WHO
    - Vorteil: zusätzlich antiphlogistisch
    - Nachteil: erhöhte Blutungsneigung, gastrointestinale Störungen (Magenulzera)
    - Wechselwirkung: bei Kombination von Ibuprofen und Acetylsalicylsäure muss bei kardiovaskulären Risikopatienten Ibuprofen 2 h vor ASS gegeben werden, da Ibuprofen die irreversible Hemmung der thrombozytären Cyclooxygenase-1 (COX-1) durch Acetylsalicylsäure und damit deren kardiovaskulär-protektiven Effekt verhindert
  - Paracetamol
    - Vorteil: gute Verträglichkeit, zusätzlich antipyretisch
    - Nachteil: deutliche geringere analgetische Wirkung als Metamizol und NSAID, erhöhte Lebertoxizität ab 8 - 10 g/d bzw. 150 mg/kgKG/d, bei Leberinsuffizienz bereits früher
  - Metamizol
    - Vorteil: höchste analgetische Potenz der Nicht-Opioide, antipyretisch und spasmolytisch (v. a. für kolikartige Schmerzen geeignet)
    - Nachteil: Hypovolämie und schneller i. v.-Gabe ausgeprägte hypotensive Wirkung bis hin zum Schock, Gefahr der Agranulozytose, erhöhtes Risiko für Schweden
  - NSAID (Non Steroidal Anti-Inflammatory Drugs)
    - Substanzen: Ibuprofen, Naproxen, Diclofenac
    - Vorteil: zusätzlich antiphlogistisch (v. a. bei Weichteil- und Knochenschmerzen wirksam)
    - Nachteil: abhängig von der bevorzugten COX-Hemmung (1/2)
    - COX-1
    a. gastrointestinal → Magenulzera
    b. thrombozytär → erhöhte Blutungsneigung
    - COX-2
    a. renal → akutes Nierenversagen, Niereninsuffizienz
    b. Kardiovaskulär → Herzinsuffizienz
    c. Sonderform: selektive COX-2-Hemmer (Coxibe)
    d. Substanzen: Celecoxib, Eterocoxib, Valdecoxib

Tag 5

! Cave
Heiserkeit, Angina tonsillaris, Rachenulzera und Fieber

e. Vorteil: der fehlenden COX-1-Hemmung deutlich geringere gastrointestinale (Magenulzera) und thrombozytäre (Blutungen)
f. Nachteil: vermehrt kardiovaskuläre (Herzinsuffizienz) Nebenwirkungen

- niederpotente Opioide
  - Substanzen: Codein, Dihydrocodein, Tramadol, Tilidin-Naloxon
  - Standard laut WHO: Codein
  - Standard in Deutschland: Dihydrocodein
  - Verschreibung: unterliegen nicht der Betäubungsmittelver-schreibungsverordnung (BtmVV)
  - Dosierung: aufgrund des *Ceiling*-(Sättigungs-)Effektes führt eine Gabe von mehr als der empfohlenen Maximaldosis nicht zu einer stärkeren Analgesie
- hochpontente Opioide
  - Substanzen: Morphin, Buprenorphin, Fentanyl, Oxycodon, Hydromorphon
  - Referenzsubstanz: Morphin mit einer definierten analgetischen Potenz von 1
  - Sonderfall: Buprenorphin ist ein Partialantagonist mit der höchsten Affinität zum μ-Rezeptor und unterliegt wie nieder-potente Opioide dem Ceiling-Effekt, jedoch ist eine Antagoni-sierung mit Naloxon nicht möglich
  - Verschreibung: unterliegen der BtmVV
  - Bemerkung: in äquipotenter Dosierung gibt es keine relevanten Wirkunterschiede zwischen den hochpotenten Opioiden
  - Applikation: i. d. R. oral, je nach Substanz auch transdermal/sublingual/intravenös möglich (z. B. Fentanyl)
- Adjuvanzien
  - Anwendung: dienen der Prophylaxe und Therapie von Analgetika-induzierten Nebenwirkungen
  - Auswahl: Laxanzien
  - Indikation: v. a. zur Behandlung Opioid-induzierter Obstipation
  - Bemerkung: Obstipation ist die häufigste und wichtigste Nebenwirkung der Opioide
- Antiemetika
  - Indikation: v. a. zur Behandlung Opioid-induzierter Übelkeit und Erbrechen
  - Bemerkung: Übelkeit und Erbrechen lassen im Gegensatz zur Obstipation mit zunehmender Dauer der Opioid-Gabe nach.
- Ulkus-Prophyaktika
  - Indikation: v. a. zur Behandlung NSAID-induzierter Ulcera
  - Bemerkung: sollten insb. besonders bei gleichzeitiger Ein-nahme von NSAID und Glukokortikoiden verabreicht werden
  - Mittel der Wahl: Protonen-Pumpen-Inhibitoren (PPI)

- Koanalgetika
  - Bemerkung: keine »klassischen« Analgetika, jedoch bei speziellen Schmerzarten (z. B. neuropathisch) analgetisch wirksam
  - Auswahl: Trizyklische Antidepressiva
  - Indikation: v. a. bei neuropathischen (»brennenden«) Schmerzen indiziert
  - Substanzen: Amitryptilin, Doxepin, Clomipramin, Imipramin
  - Anwendung: niedrigere Dosierung als zur Behandlung von depressiven Störungen
- Antikonvulsiva
  - Indikation: v. a. bei neuropathischen (»einschießenden«) Schmerzen indiziert
  - Substanzen: Pregabalin, Gabaentin, Clonazepam, Carbamazepin, Phenytoin
- Glukokortikoide
  - Indikation: v. a. bei Nervenkompressionssyndromen
  - Wirkung: antiödematös, antiphlogistisch, appetitsteigernd, stimmungsaufhellend
  - Substanz: Dexamethason
- Bisphosphonate
  - Indikation: v. a. bei Metastasen-bedingten Knochenschmerzen/Hyperkalziämie
  - Bemerkung: aufgrund erhöhter Rate an Osteonekrosen des Kiefers ist eine zahnärztliche Sanierung vor Therapiebeginn erforderlich
  - Substanzen: Clondornat, Ibandronat, Pamidronat, Zoledronat

Tag 5

4.3 Postoperative Schmerztherapie

C. Windhagen

4.3.1 Systemische Schmerztherapie

Systemisch applizierbare Analgetika
- Opioide
- analgetische Wirkung über Opioidrezeptor-Stimulation
  - μ-Rezeptor: Analgesie, Atemdepression
  - κ-Rezeptor: Analgesie, Sedierung Dysphorie
  - δ-Rezeptor: Analgesie, Toleranzentwicklung, Abhängigkeit
- unerwünschte Nebenwirkungen
  - Atemdepression
  - Übelkeit/Erbrechen, insbesondere zu Therapiebeginn
  - Obstipation
  - Toleranzentwicklung
  - Juckreiz (insbesondere Sufentanil, ▶ Abschn. 4.3.2)

Tag 5

◘ Tab. 4.2 Relative Wirkstärke von Opioiden

Opioid	Relative Wirkstärke
Tramadolor p. o.	0,2
Tramadolor i. v.	0,3
Tilidin/Naloxon p. o.	0,2
Morphin p.o. (Referenzsubstanz)	**1**
Morphin i. v.	3
Piritramid i. v.	2
Oxycodon p. o.	2
Hydromorphon p. o.	7,5 - 8
Hydromorphon i. v.	20

— Unterteilung in schwache und starke Opioide (◘ Tab. 4.2)
  — schwache Opioide (WHO Stufe II), unterliegen nicht der BtmVV
    – Tramadol (Tramal®): Racemat, Tageshöchstdosis (THD) 600 mg, reiner Opioidagonist sowie Serotonin- und Noradrenalin- Wiederaufnahme-Hemmer, retardierte und nicht-retardierte Form, oral, sowie i. v. applizierbar
    – Tilidin/Naloxon (Valoron N®): THD 600 mg, höhere Dosierungen aufgrund Ceiling-Effektes nicht sinnvoll
  — starke Opioide (WHO Stufe III), unterliegen der BtmVV
    – Morphin: Referenzsubstanz, Wirkstärke 1, oral als Tablette (retardiert/unretardiert), Kapsel (retardiert), Granulat (retardiert!) und Lösung (unretardiert) und i. v./s. c. (unretardiert) verfügbar; niedrige Kosten
    – Piritramid (Dipidolor®): in Deutschland am häufigsten eingesetztes Opioid in der postoperativen Schmerztherapie, im angelsächsischen Raum nahezu unbekannt. Vorteil: hohe Kreislaufneutralität, Nachteil: stärkere Euphorisierung als Morphin
    – Oxycodon (z. B. Oxygesic®): auch in Kombination mit Naloxon erhältlich (Targin N®), soll opiatinduzierte Obstipation vermindern, unterliegt trotzdem der BtmVV
    – Hydromorphon (z. B. Palladon®): v. a. in der Therapie chronischer (Tumor-)schmerzen

■ **Paracetamol**
— Wirkmechanismus nicht vollständig geklärt (COX-Hemmung, spinale Wirkung über NMDA-Rezeptoren)
— Wirkung: analgetisch, antipyretisch, jedoch nicht antiphlogistisch

- unerwünschte Nebenwirkungen: Hepatotoxizität, Nephrotoxizität, hämolytische Anämie bei Glukose-6-Phosphat-Dehydrogenase-Mangel (Kontraindikation)
- Darreichungsformen: oral, rektal, intravenös (bei Gabe von 1 g als KI <15 min gute Wirksamkeit durch schnelle Anflutung)
- Einzeldosis: 10 - 15 mg/kg, THD 50 mg/kg, bzw. max. 4 g/die
- Zulassung bereits im Säuglingsalter

Tag 5

- **Metamizol (Novalgin®)**
- Wirkung über reversible Hemmung der Cyclooxygenase
- Wirkung: analgetisch, antipyretisch, spasmolytisch, schwach antiphlogistisch
- unerwünschte Nebenwirkungen: Hypotonie bei zu rascher i. v.-Gabe, Anaphylaxie, Leukopenie, sehr selten Agranulocytose
  - kontraindiziert bei vorbestehender Leukopenie und Störungen der Hämatopoese
  - Dosisanpassung bei Niereninsuffizienz
- Darreichungsformen: oral, rektal, intravenös
- Einzeldosis: 8 - 16 mg/kg, THD 70 mg/kg, bzw. max. 4 g/die
- Zulassung ab 3 Monaten bzw. 5 kg

- **Nicht-steroidale Antirheumatika (NSAR)**
- Wirkung über nicht-selektive Hemmung der Cyclooxygenase-1 und -2
- Wirkung: antiphlogistisch, analgetisch, antipyretisch
- unerwünschte Nebenwirkungen:
  - gastrointestinal (Übelkeit, Erbrechen, Ulcera, Blutungen)
  - Verschlechterung einer bereits eingeschränkten Nieren-funktion
  - strenge Indikationsstellung bei Niereninsuffizienz
  - Blutdruckerhöhung
  - Thrombozytenfunktionsstörung (insbesondere ASS)
  - »NSAR-Asthma«
- Medikamente (Auswahl)
  - Acetysalicylsäure (ASS)
    - Darreichungsformen: oral, intravenös
    - Einzeldosis: (Erwachsene) 500 - 1000 mg, THD 3000 mg
    - kontraindiziert bei Kindern <12 Jahren
  - Diclofenac
    - Darreichungsformen: oral, rektal
    - Einzeldosis: 50 mg, THD 150 mg, Kinder 2 mg/kg/d
    - Zulassung ab 9 Jahre/35 kg
  - Ibuprofen
    - Darreichungsformen: oral, rektal
    - Einzeldosis: 200 - 400 mg, THD 2400 mg, Kinder 10 - 15 mg/kg/d
    - Zulassung ab 6 Monaten

! Cave
Reye-Syndrom

Tag 5

- **COX-2-Inhibitoren**
- selektive Hemmung der COX-2, dadurch nur selten gastrointestinale Nebenwirkungen
- keine Thrombozytenaggregationshemmung
- unerwünschte Nebenwirkungen
  - Gefahr des Blutdruckanstiegs über Natrium- und Wasserretention, insbesondere bei vorbestehender Hypertonie
  - vermehrt kardiovaskuläre Ereignisse, daher bei kardial vorerkrankten Patienten kontraindiziert
  - weitere Kontraindikationen: aktive gastroduodenale Blutung, schwere Leber- oder Nierenfunktionsstörung
- Medikamente
  - Parecoxib (Dynastat®): einziger Vertreter der Stoffgruppe mit Zulassung für postoperative Schmerzen, nur intravenöse Gabe
  - Celecoxib (Celebrex®): nur orale Darreichungsform, Indikationen: RA, Arthritis
  - Etoricoxib (Arcoxia®): nur orale Darreichungsform, Indikationen: RA, (Gicht-)Arthritis

- **Adjuvantien**
- keine eigene analgetische Wirkung, können aber Bedarf »klassischer« Schmerzmedikamente senken
- Medikamente
  - Clonidin (Catapresan®)
  - Lidocain: als perioperative Infusion, jedoch *off-label-use*
  - Antikonvulsiva
    - neuropathische Schmerzen, insbesondere einschießend, elektrisierend
    - Gabapentin (Neurontin®), Pregabalin (Lyrica®), Carbamazepin (Tegretal®)
  - Antidepressiva
    - neuropathische Schmerzen, insbesondere brennend
    - Amitriptylin (Saroten®), Doxepin (Aponal®), Mirtazapin(Remergil®)
  - zentrale Muskelrelaxantien
    - Tetrazepam (Musaril®), Baclofen (Lioresal®)
  - Glukokortikoide
    - abschwellend (Nervenkompression), stimmungsaufhellend, appetitanregend
    - Dexamethason
  - Bisphosphonate
    - metastasenbedingte Knochenschmerzen
    - Clodronat, Ibandronat, Zoledronat u. a.
  - Cannabinoide
    - derzeit keine Empfehlung in der postoperativen Schmerztherapie

Applikationstechniken

- oral
  - retardierte Formen zur Dauertherapie »nach der Uhr«
  - nicht retardierte Formen als schnell wirksame Bedarfs-medikation
  - 1/6 der retardierten Tagesgesamtdosis als Einzeldosis
- rektal
- parenteral
  - intravenös: vorzugsweise als Kurzinfusion
  - subcutan: seltener, einfachere Applikation, langsamerer Wirkeintritt
  - intramuskulär: keine Empfehlung
- transdermal
  - Pflastersysteme, z. B. Fentanyl (Durogesic®) oder Buprenorphin (Transtec®, Norspan®)
  - nicht zur Therapie postoperativer Schmerzen zugelassen
- buccal/sublingual

Tag 5

4.3.2 Regionale Schmerztherapie

Lokoregional applizierbare Analgetika

- Lokalanästhetika
- örtlich begrenzte Wirkung
- über Natrium-Kanal-Blockade Hemmung der Depolarisation
- Vorliegen im Gewebe als dissoziiertes, wasserlösliches Kation (Nervenblockade) sowie als nichtdissoziierte, lipidlösliche Base (keine Wirkung, aber Vordringen zum Nerv)
  - Konzentration des dissoziierten Anteils bestimmt die Blockade
  - in saurem Gewebe hoher Anteil dissoziierten LA → schlechter Transport zum Nerven → schlechte Blockade
  - zentralnervöse Nebenwirkungen durch nichtdissoziierten Anteil (ZNS-Gängigkeit)
- unerwünschte Nebenwirkungen
  - ZNS: metallischer Geschmack, generalisierte Krampfanfälle, Atemlähmung, Koma
  - Herz-Kreislauf-System: negative Inotropie, Chronotropie und Dromotropie bis zum AV-Block III°, Asystolie, Vasodilatation
  - allergische Reaktionen: insbesondere Aminoester
- Medikamente
  - Aminoester: Procain, Tetracain
  - kurzwirksame Aminoamide
    - Lidocain: häufig verwendetes kurzwirksames Lokalanäs-thetikum, neben Prilocain Bestandteil der EMLA®-Creme
    - Prilocain
  - langwirksame Aminoamide: Bupivacain, Levobupivacain, Ropivacain

! Cave
bei Prilocain Methämoglobin-Bildung

Tag 5

- nur geringe Unterschiede hinsichtlich Potenz, Differential-block und Anschlagszeit
- therapeutische Breite: Ropivacain > Levobupivacain > Bupivacain

- ▪ **Opioide**
- ▬ Verlängerung des analgetischen Effektes der Lokalanästhetika
- ▬ Zulassung epidural derzeit nur für Sufentanil
- ▬ keine Wirkung bei peripheren Blockade (keine Opioid-rezeptoren)

- ▪ **Adjuvantien**
- ▬ Clonidin: Reduktion und Wirkverlängerung des Lokalanästhetikums

! Cave

in Endstromgebieten und in der geburtshilflichen Regional-anästhesie

- ▬ Adrenalin (1:200.000): Wirkverlängerung durch Vasokonstriktion
- ▬ Neostigmin: in Deutschland nicht zugelassen
- ▬ Ketamin: noch experimentell

Periphere Verfahren

- ▬ prinzipiell jedes Verfahren sowohl als *single-shot* als auch Katheter-Verfahren möglich
- ▬ höhere Effektivität als intravenöse Schmerztherapie
- ▬ Aufsuchen des Punktionsortes über Nervenstimulation und/oder visuell per Ultraschall
- ▬ Kontraindikationen
  - ▬ Infektion im Punktionsgebiet, Bakteriämie
  - ▬ Gerinnungsstörungen, therapeutische Antikoagulation (s. u.)
  - ▬ Ablehnung durch den Patienten
  - ▬ strenge Indikationsstellung bei Kommunikationsdefiziten (Sprachbarrieren, kognitive Einschränkungen, Kinder)

! Cave

bei anatomischen Besonder-heiten, Punktion ggf. ultraschall-gestützt

  - ▬ vorbestehende neurologische Schäden (bei guter Dokumentation relative KI)
- ▬ Plexus brachialis
  - ▬ verschiedene Zugangswege: interskalenär, infraclaviculär und axillär
  - ▬ je nach Zugang Ausbreitung eher proximal oder distal
  - ▬ Komplikationen
    - allgemein: Versagen der Methode (!), Nervenschäden, Infektion, Blutung, akzidentelle spinale oder intravasale Injektion, Katheterdislokation
    - speziell: Horner-Syndrom, Heiserkeit, Phrenikusparese, Bezold-Jarisch-Reflex (interscalenär), Pneumothorax (infraclaviculär)
- ▬ Einzelnervblockaden der oberen Extremität
- ▬ N. femoralis, häufig in Kombination mit N. ischiadicus
  - ▬ Komplikationen: allgemein s. o., keine speziellen
- ▬ Psoaskompartmentblock

Rückenmarksnahe Verfahren

Tag 5

- im engeren Sinne nur Periduralanalgesie (PDA) und Spinalanalgesie (SPA), im weiteren Sinne alle paravertebralen Analgesie-
  verfahren einschließlich der Psoaskompartmentblockade
- Überlegenheit gegenüber intravenöser Schmerztherapie

- **Thorakale/Lumbale Periduralanalgesie**
- thorakale PDA, z. B. bei abdominalchirurgischen Eingriffen,
  lumbale PDA v. a. in der Geburtshilfe, aber auch bei Hüft-TEPs
  möglich
- Kontraindikationen: s. a. periphere Verfahren, ▶ Abschn. 4.3.2
  - unbehandelte Hypovolämie
  - erhöhter intrakranieller Druck (Herniation bei akzidenteller
    Duraperforation)
  - Voroperationen der Wirbelsäule im entsprechend Segment,
    M. Bechterew (relative KI)
  - kardiale Vorerkrankungen (relative KI)
- Vorteile
  - bessere Analgesie
  - schnellere Mobilisation der Patienten
  - über Opiateinsparungen hier geringere Nebenwirkungen
    (Übelkeit, Obstipation, Müdigkeit)
  - schnelleres Weaning, bessere pulmonale Funktion (nur thorakal)
  - reduzierte postoperative Myokardinfarktrate (nur thorakal)
  - bessere Darmfunktion (nur thorakal)
- Komplikationen (s. a. allgemeine Komplikationen peripherer
  Blockaden)
  - Rückenmarksnahe neurologische Schädigung bis hin zum
    Querschnitt (1:20.000 - 1: 50.000)
  - epiduraler Abszess
  - Lagerungsschäden bei sensorischer Blockade (alle regionalen
    Verfahren)
  - Hypotonie (insbesondere bei Anlage) durch Sympathikolyse,
    v. a. in Kombination mit Hypovolämie
  - Harnverhalt
  - post-punktioneller Kopfschmerz (PPKS): s. SPA

- **Spinalanalgesie**
- intrathekale Gabe von Lokalanästhetika und Opioiden
  (Kombination effektiver als Einzelgabe)
- i. d. R *single shot*, selten Katheterverfahren (hohe Komplikations-
  rate)
- Punktion nicht höher als L3 (L4 beim Kind) → Gefahr der
  Rückenmarksläsion
- Kombination von SPA mit gleichzeitiger PDK-Anlage möglich
  (*combined spinal epidural analgesia*, CSE)
- Einsatz zur Sectio caeserea, Hüftgelenksersatz, Eingriffe am
  Urogenitaltrakt

Tag 5

- Kontraindikationen: s. o.
- Vorteile: sicherere und schnellere Wirkung als PDA, geringere LA-Dosierung
- Nachteile: ausgeprägte motorische Blockade, keine kontinuierliche Applikation, stärkere Sympatholyse
- Komplikationen: s. a. periphere Blockaden und PDA
  - Post-punktioneller Kopfschmerz (PPKS)
    - bds. frontaler/okzipitaler Kopfschmerz nach Duraperforation (auch akzidentell bei PDA)
    - Verschlechterung bei Aufsetzen, Besserung bei flacher Lagerung
    - Beginn 3 - 7 Tage nach Punktion, spontane Rückbildung häufig nach 14 Tagen
    - Therapieresistenz gegenüber klassischen Analgetika (NSAR, Opioide)
    - medikamentöse Therapie: Hydratation, NSAR (mäßige Effektivität) Coffein (Wirkung nicht belegt)
    - Therapie der Wahl: epiduraler *blood patch*

Lokoregionale Applikationstechniken

- Lokale Wundinfiltration (intraoperativ/perioperativ/postoperativ), z. B. bei Cholecystektomie, Beckenkammentnehme
- intraartikuläre Injektion (v. a. intraoperativ), z. B. bei Arthroskopien
- PCEA (patient controlled epidural analgesia)
  - v. a. in der Geburtshilfe zusätzlich/anstelle kontinuierlicher Basalrate
  - Einsatz insbesondere in der thorakalen PDA selten (Bolusgabe durch geschultes Personal)
  - Vorteile: Reduktion des Lokalanästhetikaverbrauchs möglich
  - Nachteile: Hohe Aufklärungsfähigkeit & Compliance des Patienten nötig

Infektionen bei Regionalanalgesieverfahren

- generell seltene Komplikation (schwankende Inzidenz von 1:5.000 bis 1:500.000)
- strenge Asepsis bei Anlage und Pflege der Katheterverfahren (vgl. ZVK-Anlage)
  - sterile Handschuhe, Kittel, Mundschutz, Haube bei Anlage, sorgfältige Desinfektion
  - Vermeidung unnötiger Diskonnektionen
  - regelmäßige Inspektion der Einstichstellen
  - Infektionshäufigkeit korreliert mit Liegedauer der Katheter → kürzest mögliche Verweildauer
- erhöhte Infektionsrate bei Immunsupprimierten Patienten, Diabetikern sowie bei Patienten unter Chemotherapie

— bei Infektionsverdacht (Rötung der Einstichstelle, eitriges Sekret) sofortige Katheterentfernung !, engmaschige neurologische Kontrollen, bei neu auftretenden Defiziten sofortige Diagnostik (MRT), ggf. operative Sanierung

Tag 5

Regionale Analgesie und Antikoagulation

— insbesondere therapeutische Antikoagulation erhöht das Risiko relevanter Hämatome

— Nervenkompression bis zur irreversiblen Nervenschädigung, Paraplegie, z. T. letaler Ausgang
  — Risiko erhöht sich weiter bei Mehrfachpunktion, ggf. Abbruch bei schwieriger Anlage

— Anlage (auch *single shot*), Manipulation sowie Entfernung von Katheterverfahren nur nach definierten Intervallen, ggf. Rücksprache mit Operateur/Kardiologe nötig ob Antikoagulation pausiert werden kann (z. B. Thrombosen/Embolien, VHF, Z. n. Stent, Klappenersatz etc.)

— Risikoabwägung im Einzelfall: Infektion vs. Blutung, postoperative Analgesiequalität durch PDA vs. Risiko einer Thrombose etc.

— Empfehlung zu Pausenintervallen nur nach klinischer Erfahrung, keine gesicherte Datenlage bei fehlenden Studien (▶ Tab. 1.10)

! Cave
Antikoagulation

! Cave
Keine Empfehlung/Zulassung aller Antikoagulantien in Verbindung mit Regionalanästhesieverfahren

4.3.3 Patienten-kontrollierte Analgesie

— Applikation der Schmerzmedikation direkt durch den Patienten nach Einschätzung der eigenen Schmerzstärke zeitlich unabhängig vom Pflegepersonal

— Applikationsformen: meist i. v. (PCIA – *patient controlled intravenous analgesia*), selten epidural (PEA, s. o.), transdermale Systeme derzeit vom Markt (Ionsys®), transnasale sowie buccale Darreichungsformen (z. B. Fentanyl) ohne Zulassung zur postoperativen Schmerztherapie

— bei starken Schmerzen in der frühen postoperativen Phase bessere Schmerzreduktion als durch konventionelle Verfahren (Gabe durch ärztliches oder pflegerisches Personal)

— Kenngrößen
  — Basalrate: kontinuierliche Infusion, nicht vom Patienten beeinflussbar. Bei PCEA Standard (s. o.), bei PCIA nicht empfohlen (Atemdepression)
  — Bolus: durch den Patienten applizierbare Zusatzdosis
  — Sperrzeit (*lockout time*): Zeitintervall, nach welchem erneute Bolusgabe möglich ist
  — 4 h- oder 8 h-Dosislimit: weitere Begrenzung der Maximaldosen in vier bzw. acht Stunden

- individuelle Einstellung der PCIA erforderlich (Alter, Gewicht, individuelle Schmerzstärke, Opiatnaive vs. -gewohnte Patienten, Vorerkrankungen), keine Standardschemata
  - in Deutschland meist Piritramid, häufig Morphin, prinzipiell aber auch andere starke Opiate oder Tramadol möglich
  - vor Beginn einer PCA sollte ein für den Patienten akzeptables Schmerzniveau erreicht werden (ggf. durch ärztliche Opioidtitration), da die geringen Dosen der PCA i. d. R. nur zur Aufrechterhaltung der Analgesie ausreichen
- gute Information und Einweisung sowie hohe Kooperationsfähigkeit des Patienten nötig
- Eine PCA ist bereits bei Kindern möglich (ab ca. vier Jahren).
- keine Bedienung der PCA durch Eltern, Angehörige oder Pflegepersonal (akzidentelle Überdosierung)

4.3.4 Nicht-medikamentöse Verfahren

Psychologische Verfahren

- Verhaltenstherapeutische Maßnahmen haben sich v. a. in der Therapie chronischer Schmerzen als effektiv erwiesen; mittlerweile auch perioperativer Einsatz
- bei OP in Regionalanästhesie z. T. auch intraoperativer Einsatz möglich und sinnvoll
- Methoden
  - kognitiv-verhaltenstherapeutische Verfahren: Ablenkungsstrategien, kognitive Umbewertung (Schmerzbewertung) und positive Visualisierung
  - kognitiv-behaviorale Techniken: Copingstrategien
  - Entspannungsübungen mit/ohne Musik, Imagination, Hypnose, Relaxationsübungen
- Durchführung erfordert i. d. R. Einbindung eines Psychologen
  - Einsatz v. a. bei chronischen Schmerzpatienten oder Patienten mit Substanzabusus sinnvoll

Physiotherapie

- Sollte in der postoperativen Therapie zu den Standardverfahren gehören.
- neben unmittelbarer Therapie durch Physiotherapeuten auch Anleitung des Patienten, diese z. T. selbstständig durchzuführen
- Methoden
  - Mobilisation: aktiv/passiv, Bett/Bettkante/Flur
  - Atemtherapie: auch vom Patienten eigenstädig durchführbar
  - manuelle Techniken, Massage, Fango
  - Lymphdrainage

Tag 5

- Vorteile
  - mögliche Einsparung von Analgetika
  - frühzeitige Mobilisierung mit günstigem Einfluss auf perioperative Komplikationen (z. B. Thrombose, Pneumonie, Muskelabbau) sowie auf die Verweildauer im Krankenhaus
  - Prophylaxe von Funktionseinschränkungen durch Immobilität
  - Koordination zwischen Physiotherapeut und Schmerztherapeut ermöglich effektive Ausschöpfung beider Verfahren (ggf. Anpassung der Schmerztherapie vor Mobilisation etc.)
- Nachteile
  - hohe Patientencompliance erforderlich, insbesondere bei eigenständig durchzuführenden Maßnahmen
  - Gefahr der Beschwerdeverschlechterung durch zu frühe/hohe Belastung, daher Indikationsstellung beachten

Physikalische Maßnahmen

- Kältetherapie
  - Vorteile
    - Analgetikaeinsparung
    - abschwellende Wirkung
    - kostengünstig
    - durch den Patienten nach Bedarf selbst durchführbar
  - Kontraindikationen
    - schlecht eingestellter Hypertonus
    - Hypersensitive Patienten
    - Minderdurchblutete Körperregionen
    - kognitiv eingeschränkte Patienten

Transkutane elektrische Nervenstimulation (TENS)

- Reizstromtherapie (niedrigfrequenter Wechselstrom) über Klebeelektroden
- über Reizung afferenter Nervenbahnen Unterbrechung der Schmerzweiterleitung
- günstige Beeinflussung postoperativer Schmerzen für verschiedene operative Eingriffe nachgewiesen, sowie bei neuropathischen und chronischen Schmerzen
- z. T. Kassenleistung
- Kontraindikation: VDD- und DDD-Schrittmacher

Akupunktur

- keine einheitliche Empfehlung bei unklarer Datenlage
- i. d. R. keine Kassenleistung in der postoperativen Schmerztherapie
- Wirkung einer Akupunktur in Bezug auf PONV in Studien belegt

Serviceteil

S. Beckers, R. Rossaint (Hrsg.), *Anästhesie, Intensivmedizin, Notfallmedizin, Schmerztherapie….in 5 Tagen*,
DOI 10.1007/978-3-642-16012-7, © Springer-Verlag Berlin Heidelberg 2014

Stichwortverzeichnis

Printed in the United States
by Baker & Taylor Publisher Services